DIE TUBERKULOSE UND IHRE GRENZGEBIETE
IN EINZELDARSTELLUNGEN
BEIHEFTE ZU DEN BEITRÄGEN ZUR KLINIK DER TUBERKULOSE UND
SPEZIFISCHEN TUBERKULOSEFORSCHUNG
HERAUSGEGEBEN VON
L. BRAUER-HAMBURG UND **H. ULRICI**-SOMMERFELD
BAND 1

DIE ALLGEMEINEN PATHOMORPHOLOGISCHEN GRUNDLAGEN DER TUBERKULOSE

VON

DR. W. PAGEL

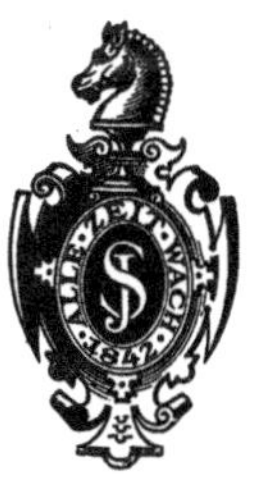

BERLIN
VERLAG VON JULIUS SPRINGER
1927

ISBN-13: 978-3-642-88944-8 e-ISBN-13: 978-3-642-90799-9
DOI: 10.1007/978-3-642-90799-9

PROFESSOR AD. GOTTSTEIN

IN DANKBARKEIT UND VEREHRUNG

Aus dem Tuberkulosekrankenhaus der Stadt Berlin,
Waldhaus Charlottenburg
(Ärztlicher Direktor: Dr. H. ULRICI)

„'Εμοὶ δοκεῖ αρχή μεν οὐδεμία εἶναι τοῦ σώματος, αλλὰ πάντα ὁμοίως ἀρχὴ καὶ ὁμοίως τελευτή, κύκλον γὰρ γραφέντος ἀρχή οὐχ εὑρέθη."

(Mihi videtur principium nullum esse in corpore, sed omnia simul principium et simul finis; circulum enim scribenti principium haud invenitur.) Hippocrates, de locis in homine.

Εὐμετάβλητον ἡμῶν τὸ σῶμα καὶ ῥαδίως ἀλλοιούμενον οὐχ ὑπὸ τῶν ἔξωθεν αἰτιῶν μόνον ἀλλὰ καί ἐξ ἑαυτοῦ."

(Mutabile corpus et facile convertendum non ab externis tantum causis, sed etiam ex se ipso.)

„Καθ' ἕτερον μὲν λόγον ἐστὶ νόσημα, καθ' ἕτερον δὲ αἰτία νοσήματος."

(Ex una ratione morbus est, ex alia causa morbi.)

Galenos, de caus. morb. II, de diff. morb. I.

Vorrede.

Die vorliegende Darstellung zeitgemäßer Fragen der Tuberkuloseforschung und des Materials, das zu ihrer Klärung zusammengetragen wurde, möchte so anspruchslos wie möglich auftreten. Niederschlag im Tuberkulosekrankenhaus der Stadt Berlin geleisteter wissenschaftlicher Arbeit, weiß sich die Abhandlung von Vollständigkeit des beigebrachten stofflichen Inhalts wie von Letztgültigkeit der gegebenen Ordnungen, Erklärungen und Begründungen entfernt. Was erreicht werden sollte, war die gedankliche Erfassung des Tatsachenmaterials, in der Absicht, den vor den Gegenständen gelegenen, wenn auch von ihnen untrennbaren, ihre Rangordnung allererst begründenden Sinn des Geschehens herauszustellen. Daß mit alledem nur ein tastender Versuch gegeben sein kann, liegt in der Natur der Sache und der Rückständigkeit unserer Erkenntnis.

Dennoch glaubte ich, mit diesem Versuch hervortreten zu sollen, da eine Darstellung des Status causae et controversae der Tuberkulosemorphologie schon als solche eine Lücke im Schrifttum ausfüllen dürfte.

Vielfältiges Mißfallen meinem Versuch gegenüber wird nicht ausbleiben — besonders von seiten derjenigen Forscher, die den krankhaften Vorgängen den Sinn und die über das rein Stoffliche und Mechanische hinausweisenden *immanenten* Verknüpfungen absprechen.

Letztere scheinen mir am treffendsten durch das gekennzeichnet, was der unsterbliche Arztphilosoph Joh. Chr. Reil in dem Kapitel seiner allgemeinen Pathologie: „Von der Wechselwirkung zwischen einer respektiven Organisation und dem, was sie nicht ist, überhaupt" ausgeführt hat: „*Kausalität* gibt den Grund der Sukzession im Mannigfaltigen, ist die Kategorie der Relation, durch welche die objektive Folge der Metamorphosen bedingt ist. Vermöge des Kausalitätsverhältnisses muß ein Reales, als Ursache, einem anderen Realen, als Wirkung, in der Zeit notwendig vorangehen; es gibt eine unendliche Reihe von Bestimmungen des einen durch das andere, in abwärts laufender Progression. Jedes erscheint durch ein anderes, nichts ist durch sich selbst bestimmt. Nach dem Kausalitätsverhältnis kann man nur von A auf B, aber nicht von B auf A zurückkommen. Wo hingegen *Wechselwirkung* ist, wird man, von welchem Teile man auch ausgehen mag, immer von dem einen auf das andere und von diesem wieder auf jenes zurückgetrieben. In der Wechselwirkung ist jedes bestimmbar und selbst bestimmend, percipierend und reagierend, Ursache und Wirkung zugleich. Die beiden im Konflikt stehenden Objekte setzen gegenseitig Bestimmungen ineinander. Als Ursache ist jedes Substanz, als Wirkung Akzidenz; durch die Wechselwirkung sind Substanz und Akzidenz synthetisch vereint. Was entsteht und vergeht, ist nur Bestimmung des Beharrenden; die Substanz beharrt, während die Akzidenzen wechseln, der Raum ruht, während die Zeit verfließt."

Ich war bemüht, den mechanischen Momenten die ihnen gebührende wichtige Stellung einzuräumen. Doch mit ihnen die Forschung und Darstellung abzuschließen, vermochte ich nicht.

Dank der von K. E. RANKE gewiesenen Richtlinien — wie sie sinnvoll aus dem Geschehen selbst abzunehmen, und dieses auch wiederum ordnen und in unseren Augen gestalten — schwebt ein Versuch wie der vorliegende keineswegs in der Luft. Die RANKEsche Lehre erweist von Tag zu Tag mehr ihren wirklichkeitsnahen Wahrheitsgehalt: sie bedarf ebenso wenig der Verteidigung wie die bescheidenen gegen sie erhobenen Einwendungen der Abwehr. Dennoch war ich bestrebt, diese letzteren — soweit es im Rahmen der geschichtlich orientierten Darstellung lag — zu entkräften.

RANKEs Lehre bedeutet uns nicht einen Glaubensartikel, sondern diskursiv erkannte Wahrheit, nicht Dogma pseudowissenschaftlicher Orthodoxie, sondern die Versöhnung des Geistes mit dem empirischen Geschehen, universalistischer Normierung mit historistischer Individuation. Im Erlebnis des Einzelfalles und der ihm als solchem innewohnenden entwicklungsgeschichtlichen Fakten sind wir „nicht nur zur logischen Einsicht, sondern zur unmittelbaren Sicherheit der Anschauung" periodisch-rhythmischer Abläufe im Krankheitsgeschehen vorgedrungen. —

Der unermüdlichen und stets opferfreudigen Mitarbeit von Dr. MAGDA PAGEL-KOLL danke ich die verhältnismäßig rasche Abfassung von Handschrift und Druckbogen vorliegender Broschüre.

Sommerfeld (Osthavelland) und Tübingen, im Oktober 1926.

W. PAGEL.

Inhaltsverzeichnis.

Seite

Einführung 1

Begriff und Aufgabe; Begründung und Begrenzung der Untersuchung.

I. **Die allgemeinen morphologisch erfaßbaren Reizantworten des Gewebes auf Eindringen des Virus** 2

1. Allgemeines 2

Spezifizität und Nichtspezifizität der Gewebsreaktion (S. 2). — Die Wirkungsbreite des Virus, erkennbar an der Gewebsreizantwort (S. 2). — Geschichtlicher Überblick über die allgemeine Wertung tuberkulöser Prozesse mit besonderer Berücksichtigung ihrer Stellung zur Entzündung (S. 3). — Elementare und sekundäre Veränderungen im Bereich der Tuberkulose als entzündliche Krankheit (S. 3).

2. Die elementare Gewebsreaktion in ihren drei Momenten. 5

Gründe des Wechsels und Wiederkehrens der drei elementaren Erscheinungsweisen (S. 5). — Gestaltung des Infektes durch biologische und mechanische Einstellung des Gewebes; seine Funktionsbeziehung zur Reaktionsart des Organismus (S. 7).

3. Die elementaren Reizantworten im einzelnen 9

Die Gewebsschädigung (S. 9). — Die Ausschwitzung flüssiger oder zelliger Blutbestandteile (S. 11). — Natur, Herkunft und Geschichte der tuberkulösen Exsudatzelle (S. 11). — Die Gewebswucherung (S. 15). — Das „plastische Exsudat" (S. 16). — Der Tuberkel (S. 16). — Die BAUMGARTENsche Lehre im Lichte neuerer Untersuchungen (S. 17). — Struktur und Herkunft, Sitz der Tuberkelzelle (S. 18).

4. Die sekundären Reizantworten 29

Das Schicksal der primär geschädigten Teile des tuberkulösen Exsudats und des Tuberkels (S. 29). — Verkäsung (S. 29). — Geschichtlicher Exkurs über die Erkenntnis des Verkäsungsprozesses im Rahmen einer Geschichte der pathologischen Anatomie der Tuberkulose überhaupt: Der anatomische Begriff der „Phthise" vom Altertum bis BOERHAAVE (S. 29). — Käse als „spezifisches" und nicht-spezifisches Produkt (S. 37). — Die Verkäsung bei ROKITANSKY und VIRCHOW (S. 38). — Rolle der „Fettmetamorphose" (S. 39). — Die Lipoidstoffe im und am tuberkulösen Gewebe (S. 40). — Der eigentliche Verkäsungsvorgang: Morphologie und Chemie, Vorstellungen vom Wesen der Verkäsung (S. 42). — Ihre Stellung in allgemein pathologischem Zusammenhange (S. 44). — Schicksal verkästen Gewebes: Erweichung, Eindickung, Verkalkung, Verknöcherung (S. 45). — Bindegewebsbildung und Gewebsschrumpfung (S. 48). — Die Intercellularsubstanz und ihre faserige Umprägung (S. 49). — Beziehungen der Tuberkelzellen zur Bindegewebsdifferenzierung. — Das „tuberkulöse Bindegewebe" (S. 49). — Die Rolle des Reticulums bei Bildung und Umwandlung tuberkulösen Gewebes (S. 51). — Die Bedingungen der Bindegewebsbildung am und im tuberkulösen Herd (S. 51). — Die tuberkulösen Organsklerosen (S. 52).

5. Das tuberkulöse Gewebe als nosologische Gegebenheit und Individualität 54

Der Tuberkel als Ganzes und seine Entstehung durch Abwechslung bestimmter Strukturphasen (S. 54). — Fremdkörper- und Giftwirkung des Virus (S. 57). — Die tuberkulöse Gewebsreaktion als Folge von Stoffwechselbeanspruchung und Ausdruck von Stoffwechselleistung des Mesenchyms (S. 60). — Die perifokale Entzündung als Gradmesser der Giftempfindlichkeit (S. 61). — Die Rolle

Seite

der Virusausscheidung (S. 62). — Die Beziehungen tuberkulösen Gewebes zu Gefäßen (S. 63). — Überblick über die Heilungsvorgänge (S. 66).

II. **Die allgemeinen pathomorphologischen Grundlagen des Ablaufs der Tuberkulose als infektiöser Gesamthandlung** 68

1. Einleitung 68

Die nosologischen Gemeinsamkeiten der verschiedenen Veränderungen. Das Virus (S. 69). — Die Ganzheitsbeziehung des Infekts, gemessen an der „Reaktionsart" des Organismus. Geschichtliches (S. 69). — Der KOCHsche Grundversuch (S. 69). — Das Werk RÖMERS (S. 70). — Die Versuche HAMBURGERS (S. 72). — Allgemeine Grundzüge, Wesen und Bedeutung der RANKEschen Lehre (S. 75).

2. Die einzelnen Phasen des Ablaufs der tuberkulösen Gesamthandlung 79

Die Allergien und ihre Correlate, die Ausbreitungsweisen und Cäsuren im Gesamtprozeß.

a) Primärkomplex 79

Typizität (S. 80). — Genese (S. 80). — Exkurs über die Infektionswege (S. 81). — Häufigkeit, Lage und Struktur des GHONschen Herdes (S. 86). — Der experimentelle Primärkomplex in seinen Gemeinsamkeiten und Unterschieden gegenüber dem menschlichen (S. 88). — Die regressiven und repa. rativen Vorgänge als Ausdruck der „sklerotisierenden Allergie" (S. 90). — Der Lymphknoten des Primärkomplexes (S. 91). — Abweichende Befunde (S. 93). — Differentialdiagnose (S. 97).

b) Generalisationsperiode 100

Häufigkeit (S. 110). — Zugehörige Allergie mit ihren Gradmessern, der perifokalen Entzündung und der Gefäßwandveränderungen (S. 102). — Die „flüchtigen Infiltrierungen" (S. 103). — Die einzelnen Ablaufsformen in Gemeinsamkeiten und Unterschieden (S. 107). — Sepsis acutissima und Miliartuberkulose als die Extreme einer Reihe biologisch abstufbarer Formen (S. 111). — Die protahierter verlaufenden Vertreter der Übergangsperiode zum Tertiärstadium (Pseudotertiäre Formen; progressive Durchseuchung) als Gegenspieler (S. 125). — Die klinische Gruppierung im Sekundärstadium (S. 129).

c) Periode der relativen Immunität (Tertiärphase) 130

Verhältnis zu den übrigen Abläufen (S. 130). — „Pubertätsphthise". Sogenannte und echte „Reinfektion" und ihre Rolle bei Entstehung des Tertiärstadiums (S. 133). — Metastase und exogene Superinfektion: Der „Reinfektionsherd" der Freiburger Schule: Seine Morphologie, Entstehung, Typizität und Wertung (S. 134). — Befunde und Argumente für die exogene Superinfektion als vorzügliche Entstehungsbasis der tertiären Phthise (S. 136). — Das infraclaviculare Infiltrat und seine Stellung zur „Pubertätsphthise" (S. 137). — Ein „viertes Stadium" im Tuberkuloseablauf (S. 137). — Befunde und Argumente für die Metastase als vorzügliche Grundlage der Phthise (S. 141). — Die „endogene lymphoglanduläre Reinfektion" (S. 141). — Die Reaktivierung veralteter Herde (S. 141). — Harmonie im Widerstreit der Meinungen (S. 145). — Die Einzelzüge der tertiären Lungenphthise (S. 145). — Die ASCHOFF-NICOLschen Erhebungen und Aufstellungen, ihre Bedeutung für die Klinik unserer Zeit (Qualitätsdiagnose) (S. 145). — Rolle des mechanischen und dispositionellen Moments (TENDELOOS „Studien über die Ursachen der Lungenkrankheiten") (S. 148). — Formen und Einteilungen der Lungentuberkulose (S. 150). — TENDELOOS Kritik an der Einseitigkeit bisheriger Gruppierungsversuche (S. 150). — Ausblick und Forderungen für die zukünftige morphologisch-biologische Bewertung des Einzelfalles (S. 151).

Literatur 163

Einführung.

Die pathomorphologischen Grundlagen der Tuberkulose zerfallen in drei natürliche Hauptabschnitte:

1. Die allgemeinen Gewebsreaktionen auf Eindringen und Ansammlung des Virus;

2. die morphologischen Substrate der Tuberkulose als Allgemeinerkrankung, ihres Gesamtablaufes und ihrer biologischen Möglichkeiten im Organismus;

3. die spezielle Pathologie der einzelnen tuberkulösen Organveränderungen, die hier nicht behandelt wird.

Sind erster rein allgemeiner und letzter rein spezieller Teil ohne weiteres aus sich heraus notwendig und verständlich, so ergibt sich für den mittleren sowohl allgemeinen wie speziellen Teil Berechtigung und darüber hinaus zwingende Notwendigkeit aus der grundlegenden Erkenntnis, daß die Phasen im Gesamtablauf der menschlichen Tuberkulose nicht dasselbe bedeuten, sondern — in der Erscheinungsform denkbar verschieden — von Faktoren abhängen, die gewiß auch mit den Eigenschaften des Virus vor und bei Eintritt in den Organismus gegeben, vor allem aber in diesem Organismus selbst und dem Grade seiner Affinität zum Virus begründet sind. Diese zeigt sich ihrerseits weitgehend bestimmt durch ein genetisches und ein zuständliches Moment. Ein genetisches nämlich, das die Abhängigkeit der Affinität zum Virus von vorausgegangenen oder nicht vorausgegangenen Berührungen zwischen Parasit und Wirt aufweist, und ein zuständliches, das als Ergebnis dieser vorgeschichtlichen Beziehungen nun wieder in der Art der eigentlichen Erkrankung zutage tritt und je nachdem ganz verschiedenen morphologischen Ausdruck findet. Nennen wir das genetische Moment Durchseuchung und das zuständliche Empfindlichkeit, so sind damit schon die wesentlichen Punkte dieses mittleren Abschnittes gegeben.

Wie überall fällt auch hier dem Morphologen die Aufgabe zu, das Wesen dieser Vorgänge in den fertigen Phänomenen zu erfassen, rückschauend und vorausschauend die Beziehungen herauszustellen, die — Virus und Organismus verbindend — zu bestimmten nur so und nicht anders ablaufenden Prozessen und abgeschlossenen Krankheitsprodukten führen. Ziel dieser Aufgabe ist die Erreichung möglichst objektiv gezeichneter Bilder und damit die Formulierung der regelmäßig wiederkehrenden Gestaltung. Mit „Ganzheitsbeziehungen", Begriffen wie Organismus, gesunder und kranker Mensch operierend, ähnlich der Heilkunst und -kunde, aus der allein sie ihre geschichtlich gewordene Berechtigung und Bedeutung empfängt, bemüht sich die Morphologie dennoch, formal und inhaltlich Exaktheit zu erreichen, indem sie sich vorkommender und als Hilfsmittel verwendeter Gleichnisse, Vorwegnahmen und Deutungen πρὸς ἡμᾶς bewußt wird und sie als solche erkennt. In diesem Sinne darf sie — dauernd korrigierend und prüfend — auch zu systematisierenden Tatsachenzusammenfassungen und Lehrgebäuden nach Art programmatischer Richtlinien der Einzelforschung schreiten, an denen die Tatsachen und umgekehrt jene an diesen abzuwägen sind. Auf unserem Gebiete wird in solcher Art die von RANKE geschaffene Periodenlehre der Tuberkulose auch fernerhin die Führung behalten.

I. Die allgemeinen morphologisch erfaßbaren Reizantworten des Gewebes auf Eindringen des Virus.

1. Allgemeines.

Die gestaltlich erfaßbaren Reizantworten des Gewebes auf Eindringen und Ansammlung von Tuberkelbacillen können denkbar verschieden in Erscheinung treten. Eine einfache Nekrose, ein „unspezifisch" erscheinendes Granulationsgewebe, eine banal aussehende Eiterung erweisen sich bei eingehender, auf die Ursache gerichteter Erforschung als tuberkulös, d. h. durch den Tuberkelbacillus oder unter seiner bestimmenden Mithilfe hervorgerufen. Ein bekanntes Beispiel hierfür ist die „tuberculose non folliculaire" GOUGEROTS, zu der u. a. die katarrhalischen und lentikulären Kehlkopfgeschwüre gehören, deren am Bacillengehalt bewahrheitete ätiologische Zugehörigkeit zum tuberkulösen Erkrankungskomplex E. FRÄNKEL klar erkannt hat, ferner die PONCETsche „tuberculose inflammatoire", für die ein abgeschwächtes Virus in Anspruch genommen wird (Rheumatismus und andere ganz heterogene Erkrankungen) und vieles andere mehr.

Bedenken wir ferner, daß *Invasion* (ORTH) von Tuberkelbacillen noch lange nicht gleichbedeutend mit *Infektion* ist, daß also die latente Anwesenheit von virulenten Tuberkelbacillen in anatomisch unverändertem Gewebe Gemeingut unseres Wissens ist (BARTEL, BEHRING, BAUMGARTEN, ORTH, RABINOWITSCH, WEICHSELBAUM und viele andere mehr), so ergibt sich, daß eine Stufenleiter von der geweblichen Indifferenz über die morphologisch unspezifischen Veränderungen bis zu den typischen tuberkulösen, und vielleicht auch eine Vertretbarkeit dieser Reaktionsgruppen untereinander unter bestimmten biologischen Bedingungen möglich ist.

Diese Verhältnisse bringen auch die weitgehend wechselnde Formgestaltung tuberkulösen Gewebes mit sich. Die gewiß kennzeichnende Form des Tuberkels ist ja durchaus nicht immer verwirklicht. Wir erinnern in diesem Zusammenhange nur an die bacillenarmen, riesenzellreichen, tumorartigen Formen der Tuberkulose, wie sie besonders für die oberen Luftwege (NAGER, GUYOT, MANASSE u. a. m.), den Darm (besonders die Ileocöcalgegend: TOMITA) und die Lymphknoten charakteristisch sind, aber auch an ganz atypischen Gegenden beobachtet werden (Pseudoneoplastische Tuberkulose im geraden Bauchmuskel in der Nabelgegend — ZANCAN; vgl. auch die Fälle ASKANAZYS, STEINBACHS, W. FISCHERS und ESSERS). Nach ihrem Gehalt an Bindegewebe oder frisch entzündlicher Infiltration zerfallen sie nach MANASSE in die Fibro- und Granulotuberkulome, zu denen für den Kehlkopf noch die pachydermischen Geschwülste mit stärkster atypischer Epithelwucherung hinzukommen. Endlich sei auf die „rein eitrigen" (lymphocytären) tuberkulösen Gelenkergüsse verwiesen.

Dennoch sind wir gewöhnt, einen morphologisch bestimmt gekennzeichneten Komplex von Gewebsveränderungen als „spezifisch" für Tuberkulose anzusehen, weil er erfahrungsgemäß überwiegend häufig unter den gewöhnlichen Bedingungen des tuberkulösen Infektes zur Beobachtung kommt. Und wenn wir in diesem Komplex von Veränderungen elementare und sekundäre Prozesse unterscheiden, so soll nicht nur eine rein zeitliche Trennung der Vorgänge gegeben sein, vielmehr wollen wir damit auch einen im Wesen dieser Vorgänge selbst gegründeten Unterschied betonen. Dieser liegt in dem systematischen Moment der verschiedenen Gewebsempfindlichkeit, die bald dem einen, bald dem anderen der Vorgänge das Übergewicht gibt. Denn die gewöhnliche zeitliche Reihenfolge elementarer und sekundärer Veränderungen wird bei Variierung der Entstehungsbedingungen gar nicht so selten einmal durchbrochen. Besonders die Verhältnisse des Tierversuchs erlauben dahingehörige Beobachtungen, wie z. B. primäre herdäquivalente Bindegewebswucherungen, direkte Verkäsung ohne vorgängige epitheloide Umwandlungen des präexistenten Gewebes, unmittelbare hyaline Gewebsumsetzungen unter dem ursächlich maßgebenden Einfluß des Virus und anderes mehr.

Ursprünglich hat man wohl von jeher die tuberkulösen Erkrankungsprodukte von den entzündlichen schlechthin getrennt. Die *φύματα ἐν πλεύμονι* der *Hippokratiker,* aus deren Ulceration Phthisis entstehe, nahmen eine Sonderstellung gegenüber der Pleuritis und Pneumonie ein, später sind es die *ὄγκοι παρὰ φύσιν*, in deren Bereich die Tubercula gehören und insofern sie Ansammlung faulender Säfte bedeuten, auch entzündlichen Charakter darbieten. Phyma als soches heißt ja Absceß, besonders der Drüsen. Noch Starck und Lobstein leugnen ausdrücklich die entzündliche Natur der Tubercula im Gegensatz zu ihrer unmittelbaren Umgebung, die entzündlich verändert werde und Fieber hervorrufe. Kennzeichnend und erwähnenswert ist der Standpunkt, den Morton (1689) in dieser Frage eingenommen hat. Bei ihm heißt es: „Tubercula ista pulmonaria (sicuti tumores scrophulosi in ceteris partibus) sunt vel cruda et phlegmatica, atque inde non omnino in inflammationem et maturationem disposita: vel calidiora, quae vel serius vel citius inflammationem conceptura sunt secundum praesentem sanguinis diathesim et variam materiae in cystide contentae indolem. Aliquando enim, ubi materia scilicet in gypseam, steatomatosam vel Meliceridum naturam concoquitur (quod fit ut plurimum), inflammatio et exulceratio inde nata non tantum sera est, verum etiam admodum tarda, chronica et fere insensibilis. Quoties autem sanguinis, et in cystide contenta materia contrario sese habent (quod etiam aliquando licet rarius evenit) tumores in inflammationem et exulcerationem valde proni sunt. Atque hinc oritur scrophulosae phthiseos differentia."

Die Worte Mortons bedürfen keines Kommentars und erklären sich ohne weiteres aus dem damaligen Entzündungsbegriff, der ein grob semiotischer sein mußte.

Virchow handelt bekanntlich die Tuberkulose ausführlich in seinem Geschwulstwerk ab und unterscheidet ausdrücklich das „Entzündliche" von dem „Tuberkulösen". Unsere genauere Kenntnis der Pathogenese und Ätiologie hat diese Stellung der tuberkulösen Krankheitsprodukte von Grund aus verschoben. Daß die Einreihung der Tuberkulose in die entzündlichen Krankheiten bereits von Broussais und Andral vorgenommen wurde, beruht wohl großenteils auf den allgemeinen Grundvorstellungen dieser Klassiker. Aber auch bei Reinhardt, Henle und Rokitansky ist diese Gruppierung der Tuberkulose unter die Entzündungen breit angelegt, zum Teil in bewußtem Gegensatz zu Laennec. Diesem bedeuteten Phthisis und Tuberkulose, gemessen an ihren Hauptprodukten, dem käsigen Gewebe, das gleiche Besondere, von sonstigen Entzündungsvorgängen und -produkten Heterogene.

Der großen Gruppe des Entzündungsvorgangs zugehörig, zeigt naturgemäß auch der tuberkulöse Erkrankungskomplex alle Züge, die diesem zukommen, in erster Linie seine grundlegenden Komponenten: Die Gewebsschädigung, die Gewebswucherung und endlich die Ausschwitzung flüssigen und zelligen Materials aus den Blutgefäßen. Da mit der Verbindung dieser drei Elemente das Wesen tuberkulöser Gewebsveränderungen gegeben ist, erscheint es nicht angängig, *einer* derselben den Vorrang zuzusprechen, vielmehr stehen alle drei Vorgänge gleichberechtigt nebeneinander da, sowohl in bezug auf die zeitliche

1*

Reihenfolge, mit der sie an der Zusammensetzung der tuberkulösen Gewebsveränderung beteiligt sind, als auch in bezug auf das Wesen des Prozesses selbst, das weder mit der einen, noch mit der anderen elementaren Gewebsreaktion allein eindeutig bestimmt ist.

LAENNEC hatte ja diese Zusammengehörigkeit der Gewebsreaktionen zu einem einzigen nosologischen Begriff: der Phthise klar erkannt. Er unterscheidet dabei sehr wohl zwischen den geweblich differenten Formen der tuberkulösen Infiltration, etwa unserer heutigen käsigen Pneumonie, und der tuberkulösen Granulation, unserem heutigen Miliartuberkel. So trennte ja auch schon BAILLIE den circumscripten Tuberkel der Lunge von der Infiltrierung derselben durch eine festweiche, elastische Masse, ähnlich der skrofulösen Materie vor der Erweichung und hob dabei die unscharfen Grenzen und die Neigung zum Zusammenfließen der Infiltration besonders hervor. Die so getrennten Begriffe wurden von ROKITANSKY und seiner Schule unter dem Namen Tuberkel zusammengeworfen und im Kapitel Lungentuberkel gemeinsam besprochen. Hinzukam die schwere Verwirrung, die die mißbräuchliche bei PORTAL beginnende, schon von VETTER korrigierte Identifizierung von Verkäsung und Tuberkulose geschaffen hatte. Insofern und für seine Zeit bedeutete VIRCHOWs in der Bekämpfung dieser morphologischen Unklarheit konzipierte Dualitätslehre eine pathologisch-anatomische Großtat, da sie die reinliche Scheidung zweier geweblich zunächst völlig verschiedener Prozesse, der gelatinös-käsigen Pneumonie und des Tuberkels scharf durchführte. Die käsige Metamorphose, die allerdings VIRCHOW zur Unterscheidung beider Vorgänge jedenfalls mehr heranzog als den exsudativen und proliferativen Herdcharakter, bedeutete ihm lediglich eine mit Fettdegeneration einhergehende Form der Eitereindickung und Nekrose — weit davon entfernt, den Charakter einer ätiologisch-genetischen Gemeinsamkeit einzuschließen. Demgegenüber hatte ROKITANSKY — und darin folgten ihm die LEBERT, BUHL, RINDFLEISCH u. a. — vielmehr den allgemeinen nosologischen Grundzug des Erkrankungskomplexes im Auge, mit dem für sie etwas Konstitutionelles und Infektiöses verknüpft war. Damit war der gedankliche Gehalt der Forscherarbeit der VILLEMIN, COHNHEIM, ROBERT KOCH unmittelbar verhaftet. Daß und inwieweit VIRCHOW in der Identifizierung exsudativer und käsiger Prozesse zu weit ging, ist weiter unten noch zu zeigen.

Nun ist natürlich im Einzelfall das Mengenverhältnis in den Bestandteilen der elementaren Gewebsreaktion gänzlich verschieden. Wir finden einmal reine Gewebsschädigungen in Form von Nekrosen, am entschiedensten und eindeutigsten bei der Sepsis tuberculosa acutissima, bei der ausgesprochen wenig exsudative und nur minime produktive Einschläge vorhanden sind, oder aber wir haben z. B. die Veränderungen der glatten Pneumonie[1]) vor uns, bei der ein zähes, eiweiß- und plasmareiches, gelatinöses Exsudat die Lungenbläschen erfüllt, das stellenweise völlig frei von cellularer Beimischung oder von Absterbevorgängen im Gewebe ist. Endlich nehmen wir häufig genug das Knötchen wahr, das aus Wucherung ortständiger Zellen entstanden, zunächst und ohne

[1]) Es mutet heutzutage eigenartig an, daß es eine Zeit gab, in der man allen Ernstes dem Tuberkelbacillus die Fähigkeit absprach, exsudative Gewebsreaktion auszulösen. Mischansteckung sollte den exsudativen Veränderungen bei Tuberkulose zugrunde liegen (ORTNER, SATA), wobei allerdings diese auch sekundärer Tuberkulisation anheimfallen könnten. Daß natürlich die Veränderung etwa der glatten Pneumonie, wie sie für Tuberkulose kennzeichnend ist, auch bei nichttuberkulösen Lungenerkrankungen verwirklicht sein kann (z. B. bei Pyämie, TENDELOO), ist ebenso selbstverständlich, wie der gelegentliche Befund von Mikrokokken in tuberkulösen-exsudativen Herden, der Innenwand von Kavernen bzw. dem tuberkulösen Auswurf. Die Tierversuche zahlreicher Autoren, die exsudativen Einschläge bei produktiven und alterativen Reizantworten des Gewebes auf Eindringen von Tuberkelbacillen, vielfältige klinische und pathologisch-anatomische Erfahrungen besonders im Stadium der Generalisation haben eindeutig und zur Genüge den rein exsudativen tuberkulösen Prozeß kennen gelehrt. Inwieweit überhaupt Mischansteckung eine Rolle spielen kann, steht dahin.

weiteres nichts von Gewebstod oder Beimengung von Blutbestandteilen erkennen läßt.

2. Die elementare Gewebsreaktion in ihren drei Grundmomenten.

Damit sind die drei Grundformen, die drei den elementaren Entzündungsvorgängen entsprechenden Gewebsreaktionen umschrieben, die uns gewöhnlich in tuberkulösen Krankheitsprodukten entgegentreten. Es sind: die direkte Nekrose, die exsudative Reaktion und der Tuberkel, die nunmehr im einzelnen besprochen werden müssen.

Aber vorher sind noch die Fragen aufzuwerfen: Warum sind die Reizantworten des Gewebes auf Eindringen und Ansiedlung des Virus gestaltlich und damit auch biologisch oder umgekehrt nicht einheitlich und welche Momente sind es, die solche Verschiedenheiten bedingen und beherrschen?

Die Antwort auf diese Fragen ist auch hier mit dem Hinweis darauf gegeben, daß das Erkrankungsprodukt eines Infekts zwar letztlich etwas Eigenes und Eigentümliches, aber zunächst doch das Resultat der Tätigkeit einer Summe von Einzelfaktoren darstellt, aus der es uns naturgemäß nur gelingt, einige zu nennen und nur wenige, wenn überhaupt irgendeinen restlos zu erfassen. Diese Einzelfaktoren sind für uns gegeben einmal mit den Eigenschaften des Virus und auf der anderen Seite denen des Organismus und Gewebes, das den Erregerangriff irgendwie aktiv entgegennimmt. Die Relation Virus-Organismus ist es also, der wir die Antworten auf eben formulierte Fragen entnehmen müssen, und sie muß verschieden ausfallen, je nachdem wir geneigt sind, das erste oder das zweite Glied in dem Verhältnis zu verändern.

Schwache Infektion, d. h. schwache Erkrankung, bedeutet jedoch nach allen Erfahrungen starke Abwehr seitens des Organismus und umgekehrt starke Erkrankung unterliegenden Widerstand des Körpers. Auf der anderen Seite steht die gewebliche Indifferenz auf Eindringen von Bacillen mit unterschwelliger Virulenz besonders in Lymphknoten, die lymphoide Latenz BARTELS, der u. a. bei einem Kaninchen 104 Tage nach der Fütterung mit Tuberkelbacillen dieselben in den auch histologisch unveränderten Lymphknoten nachweisen konnte.

Denn das Gewebe ist es, das den Infekt gestaltet, formt, abändert und die Ansammlung des Parasiten erst zum Infekt macht. Von einseitiger Einstellung auf das Virus abgekommen, richten wir viel intensiver unsere Fragestellung auf das Gewebe und das vor allem, weil wir wissen, daß die Beherbergung desselben Virus, der ein großer Teil der Menschheit Zeit ihres Lebens ausgesetzt ist, gänzlich verschieden, wenn überhaupt in Form bestimmter Erkrankungsphasen beantwortet wird, bei denen das Virus der ruhende Pol in der Erscheinungen Flucht ist. Auch die von Frankreich (ARLOING u. a.) neuerdings lebhaft bearbeitete Frage des kryptantigenen, unsichtbaren und filtrierbaren Tuberkulosevirus kann daran grundsätzlich nichts ändern. Sollte die Lehre vom unsichtbaren Tuberkulosevirus exakter Nachprüfung standhalten — eine hier nicht zu erörternde und kaum spruchreife Angelegenheit — so würde sie eine bedeutsame Erweiterung unserer Kenntnis von den cellularen und geweblichen Reflexen des Organismus auf das Virus darstellen. Und das gilt vor allem für das gestaltlich Erfaßbare dieser Reflexe, wie es z. B. in dem zeitweisen Verschwinden des Tuberkelbacillus und seinem Wiederauftreten in veränderter Form im frisch infizierten Gewebe (Töppich, Gromelski) hervortritt. Die Unsichtbarkeit des Virus trotz seines vorauszusetzenden Vorhandenseins bedeutet hier eine Etappe auf dem Wege zur Einstellung des Gewebes zum Erreger, vom Stadium des stürmischen, vorwiegend mit den Waffen großartiger intra- und extracellularer Verdauung geführten Großkampfes zum Kleinkrieg mit seinen um eine mittlere Gleichgewichtslage schwankenden Exkursionen. Ähnlich wie hier liegt es ja hinsichtlich der Menge und Suspensionsform des eingedrungenen Virus. Auch diese Faktoren werden letzten Endes zu Variablen der jeweiligen Gewebszustände, wenn sich auch im Tierversuch anfänglich gewebliche Unterschiede bei Verwendung verschiedener Bacillenquanten zeigen lassen (z. B. Fehlen der Alteration und Hervortreten reiner Proliferation bei Benutzung kleiner Virusmasse in den Versuchen Kageyamas.) Vor allem aber sind Lewandowskys klassische Versuche hier bahnbrechend gewesen. Sie ergaben das Aufschießen echter bacillenarmer Tuberkel in der Haut bei Reinfektion, also der Reizantwort umgestimmten Gewebes, während die Erstinfektion des jungfräulichen Organismus nur uncharakteristische bacillenreiche exsudative Infiltrate in der Haut hervorrief. Wir werden unten auf diese bedeutungsvollen Ergebnisse noch zurückkommen. Wir versuchen also vielmehr die Art des Infektes aus der Reizantwort des Gewebes abzunehmen, als aus dem Reize selbst. Die Frage: Wie nimmt ein Gewebe irgendeinen Reiz entgegen, ist uns viel wesentlicher geworden als die Frage nach der Natur dieses reizenden Agens. Das Gewebe oder der Organismus gestaltet jeden Infekt, d. h. ist in der Lage, aus einem ceteris paribus schwachen einen starken und umgekehrt zu machen. Auf die Tuberkulose und den Tuberkelbacillus angewandt heißt das: Die verschiedenen elementaren Reizantworten des Gewebes auf Eindringen des Tuberkelbacillus erklären sich aus differenten Zuständen des Gewebes, in denen der Erregerangriff entgegengenommen wird. Es gilt, diese Gewebszustände näher zu bestimmen, wovon später ausführlich die Rede sein wird. Hier sei nur dieses gesagt: Ist der Bacillus in der Lage, giftige Wirkungen auf das Gewebe in größerem Maße auszustrahlen, so wird das Gewebe gemeinhin nicht mit Proliferation, sondern je nach Stärke der zur Wirkung kommenden Gifte mit restlosem Tod und Selbstauflösung oder aber mit dem exsudativen Geschehen antworten. Letzteres stellt, um ein Bild von Beitzke zu gebrauchen, die rasch mobilisierbaren Abwehrkräfte dar, die selbst viel zu schwach, den Erregerangriff wirksam zu bekämpfen und zu beschränken, nur dazu bestimmt sind, unter Selbstaufopferung den Feind aufzuhalten. Die produktive Gewebsreaktion dagegen, schwer mobilisierbar und zu wirksamer Blockade des Angreifers fähig, tritt nur dann in Erscheinung, wenn die giftige Wirkung hinter der relativ milden Reizwirkung des Bacillus als spezifischen Fremdkörpers (K. E. Ranke) zurücktritt. Die grundsätzlichen biologischen Unterschiede der beiden wesentlichen Gewebsreaktionen, der exsudativen und produktiven, sind — wie Huebschmann, Beitzke und letzthin besonders eindrucksvoll Schmincke hervorgehoben haben — am Zeitfaktor unmittelbar abzulesen. Finden wir bei den perakut verlaufenden Fällen in der Lunge reine Exsudationsvorgänge (Huebschmann und Arnold), in den Hirnhäuten direkte Nekrose oder ein eitriges Exsudat (Beitzke), in den akuten und subakuten dagegen mehr oder weniger zellreiche Ausschwitzungen und zu den subchronischen Fällen hin allmähliches Vorwiegen proliferativer Vorgänge durch Ausbildung epitheloider Zonen an den primär exsudativen Herden der Lunge bzw. Hervortreten des echten Tuberkels in den Hirnhäuten, so ergibt sich daraus der Hinweis auf das Kräfteverhältnis von Organismus und Virus als Erklärung der verschiedenartigen Gewebsreaktion. Akuter Verlauf bedeutet starke Auswirkung des toxischen Erregerangriffs, das Unterliegen des Körpers, ausgedrückt und bestätigt in nekrotisierenden und exsudativen Vorgängen, gegenüber dem protrahierten Verlauf mit Zurücktreten der Giftwirkung zugunsten der spezifischen Fremdkörperwirkung, dem Übergewicht der Abwehrkräfte des Organismus, abnehmbar aus der mächtig einsetzenden Blockade des Bacillus in Form lebhafter Proliferationen von Zellen und Fasern. Damit soll jedoch auch der Fremdkörperwirkung in keiner Weise eine toxische Komponente abgesprochen werden. Sie ist nur quantitativ von der feinen Toxinwirkung unterscheidbar, wenn sie auch letztlich dieser gegenüber etwas Eigenes darstellt.

Ein zweiter wichtiger, seit HUEBSCHMANN und SCHMINCKE in seiner Bedeutung immer mehr erkannter Faktor ist das Organgefüge, das beim Eintreten einer der beiden Gewebsreaktionen den Ausschlag gibt und damit auch wieder der mechanischen gegenüber der rein biologischen Betrachtungsweise zu ihrem Rechte verhilft. Auch der spezifischen Empfindlichkeit der verschiedenen Organe und Gewebe — man denke nur an den Unterschied etwa von Lunge und Schleimhäuten — möchte ich eine hier anzuführende wichtige und wenig gewürdigte Rolle zusprechen. Daß die Bläschen der Lunge vorwiegend und leichthin exsudatives Geschehen erkennen lassen ebenso wie Gelenkhöhlen, die Räume des Mittelohres, der Subarachnoidalraum und andere Hohlorgane, das kompakte Gefüge der großen Parenchyme (Leber, Milz), dagegen vorwiegend produktive Reaktion in Form von Tuberkeln, granulierender Entzündung und ähnlichem darbieten, ist zur Zeit keiner anderen als der rein mechanischen Deutung zugänglich. Besonders bei der Meerschweinchentuberkulose tritt dies deutlich hervor. Die Lunge des Meerschweinchens zeigt überhaupt keine der produktiven Lungentuberkulose des Menschen nahestehenden Veränderungen, was mit der kurzen Dauer des Ablaufs der gewöhnlichen Meerschweinchentuberkulose zusammenhängen mag. Aber auch bei protrahiertem Verlauf fehlt die „produktive Tuberkulose". Es besteht dann vielmehr eine Cirrhose, die genau der entspricht, wie sie beim Menschen im Anschluß und in der Umgebung käsigpneumonischer Prozesse zu entstehen pflegt mit den typischen Formen spezifischer und unspezifischer, sich innerhalb der Alveolengrenzen haltenden Karnifikation und der von den lymphatisch-bindegewebigen Scheiden der größeren Hilusgebilde ausgehenden Verdichtungen. Gewöhnlich weicht sie aber von dem Bilde der in Cirrhose übergehenden produktiven Lungenherde des Menschen stark ab. Ferner: Begegnen wir in der Leber von Mensch und Versuchstier häufig der primären Nekrose, so zeigen Milz und Lymphknoten und andere lymphadenoide Organe starkes Zurücktreten der primären Gewebsschädigung zugunsten der Zellproliferation. Und umgekehrt sehen wir in der tuberkulösen Infiltration in dem straffen Gefüge etwa der Kehlkopfschleimhaut ausgesprochen exsudative Vorgänge betätigt in Bildung grobmaschigen, feinmaschigen und parenchymatösen (d. h. Zellen und Fasern betreffenden) Ödems (MANASSE). Die unmittelbare Voraussetzung für das exsudative Geschehen bildet also nicht das Vorhandensein vorgebildeter Hohlräume, wie ja auch z. B. die Phlegmone den Typus der interstitiellen exsudativen Entzündung schlechtweg darstellt. Diese Beispiele ließen sich noch weiterhin vermehren. Dennoch ergeben sich auch hier parallel dem allgemeinen biologischen Verhalten des Organismus in der jeweiligen Struktur der tuberkulösen Bildungen Unterschiede, die vor allem die initialen Veränderungen betreffen, worauf wir noch näher einzugehen haben (s. u.).

JESIONEK hat vor einiger Zeit den einschlägigen Vorgängen eine biologische Theorie zugrunde gelegt, zu der er auf Grund von Versuchen mit Extrakten von Tuberkelbacillenkulturen, der keimfrei filtrierten Kulturflüssigkeit, dem keimfreien Extrakt der durch Kochen getöteten Bacillenleiber und den gekochten Bacillenleibern selbst gekommen ist. Danach kommt beim Entstehen des tuberkulösen Krankheitsherdes alles auf die Affinität der Gewebsflüssigkeit und der Gewebszellen zu den Agenzien an. In dem durch eine aktive Noxe bewirkten Zelltod tritt uns ein hoher, in der gleichzeitigen Auflösung der Zellen der höchste Grad chemischer Affinität zu einer Noxe entgegen. Niedrigere Affinität bewirkt partielle Zellschädigung und germinative Betätigung der Zellen, d. h. die produktive Gewebsreaktion. Diese niedrigere Affinität der Zellen setzt auch eine niedrigere Affinität der Gewebsflüssigkeit voraus, da bei hoher Affinität derselben die Noxe so weitgehend von ihr gebunden wird, daß sie nicht einmal an die Zelle herankommt. Besonders bei Arbeiten mit den bloßen Bacillenleibern, die nicht rasch und vollkommen genug von der Gewebsflüssigkeit aufgelöst werden können, tritt die produktive Reaktion hervor. Sie wird ihrerseits ausgelöst von dem aus den Bacillenleibern allmählich freiwerdenden Agens „Endo-X", das zunächst von den Zellen rasch gebunden zu Tod und Auflösung derselben führt. Mit dieser Reaktion gegebene Endprodukte sind es nun, die die eigentliche Gewebswucherung in der Nähe veranlassen, indem sie ihre eigene Indifferenz gegen das toxische Agens auf die Zellen der Umgebung übertragen und nur partielle Schädigung der Zelle zulassen (Endo-X-Refraktärstoffe), die in der Wucherung der Zellen Ausdruck findet.

Es bleibt hier noch ein Wort über den Begriff „Tuberkel" einzufügen. Ganz allgemein ließe sich unter ihm ein durch bestimmende Wirksamkeit des Tuberkelbacillus hervorgerufenes Knötchen verstehen, gleichgültig ob dieses vorwiegend alterative, proliferative oder exsudative Veränderungen erkennen läßt. Indessen haben wir uns doch gewöhnt, den Begriff Tuberkel viel enger und schärfer zu begrenzen.

Wir fassen damit den Begriff aller gefäßarmen, aus bestimmten, wenn man so will „spezifischen" Zellen, nämlich Epithelioid-Riesenzellen und Lymphocyten, aufgebauten Knötchen zusammen, die der Verkäsung anheimfallen. Damit ist nichts anderes umschrieben als die produktive Gewebsreaktion; diese braucht natürlich ihrerseits keineswegs herdförmig zu sein, also in Form des Tuberkels Wirklichkeit zu werden. Wir erinnern nur an die tuberkulösen Schleimhautinfiltrationen. Da die Tuberkelzellen nach TENDELOO Bindegewebszellen entsprechen, ist für ihn mit dem Tuberkel ein Bindegewebsknötchen gegeben, wodurch auch wieder ein Unterschied gegenüber den exsudativen und primär nekrotisierenden Veränderungen gegeben ist. Indessen geht es unseres Erachtens nicht an, Tuberkelzelle mit Bindegewebszelle zu identifizieren. Jede fixe Gewebszelle scheint sich an der Tuberkelbildung beteiligen zu können. (Näheres s. u. im Abschnitt: Produktive tuberkulöse Gewebsreaktion.)

Betrachten wir nunmehr im einzelnen die drei elementaren Reaktionen, so werden wir finden, daß man tatsächlich versucht hat, jeder die Bedeutung der Ausgangsveränderung im tuberkulösen Erkrankungsprozesse beizulegen und sie für die Tuberkelbildung verantwortlich zu machen. Obschon es klar sein muß, daß das Wesen des Knötchens, des Tuberculums, nur in der Neubildung gesucht werden darf (ex definitione), mag es auch mit nicht produktiven

Veränderungen seinen Anfang nehmen und zeitweise mit ihnen gemischt auftreten.

3. Die elementaren Reizantworten im einzelnen.

Daß zunächst die unmittelbare *Gewebsschädigung* beim Einwirken des Tuberkelbacillus eine große Rolle spielen kann, ist wohl hauptsächlich und zuerst von K. WEIGERT gewürdigt worden. In Konsequenz seiner Leugnung direkter formativer Reize, die das Gewebe von seiten der Mikroorganismen treffen, mußte er auch für die Tuberkulose eine primäre Gewebsschädigung nachweisen, die durch funktionelle Reizung die Gewebszellen zu einer sekundären Wucherung bringen sollte. Die einschlägigen Experimente von WEIGERTS Schüler, WECHSBERG, der die primären Gewebsläsionen im Tierversuch bereits sechs Stunden nach intravaskulärer Applikation von Bacillen in Form von Schädigungen der elastischen Gefäßlamellen aufzeigte, wurden von BAUMGARTEN als irreführend bezeichnet, da WECHSBERG offenbar mit so großen Suspensionen gearbeitet habe, daß Gefäßwandschädigungen durch die großen Bacillenklümpchen entstanden seien. Bei Arbeiten mit ganz feinen (homogenen) Bacillensuspensionen blieben die primären Gewebsschädigungen völlig aus. Andere Befunde primärer Gewebsschädigungen wie z. B. die KOCKELS und PILLIETS hat man ähnlich auf dem Umwege über anämische Nekrosen durch Gefäßverstopfung erklärt. Die Befunde HERXHEIMERS von primärer Schädigung von Zellen und vor allem von elastischen Fasern nach intratrachealer und intravenöser Bacillenapplikation beim Versuchstier hat neuerdings TÖPPICH nicht bestätigen können. Die elastischen Fasern werden nur auseinandergedrängt und bleiben lange Zeit erhalten. Jüngst haben nun HUEBSCHMANN und sein Schüler SCHLEUSSING wieder den zeitlichen und wesentlichen Primat der Gewebsalteration bei der tuberkulösen Erkrankung betont. Dabei bleibt festzuhalten, daß die hier behandelte primäre Gewebsschädigung nicht ohne weiteres der eigenartigen Sekundärnekrose, der Verkäsung gleichzustellen ist, wie TENDELOO will. SCHLEUSSING hat die Histiogenese des „Lebertuberkels" zum Gegenstande seiner Untersuchung gemacht, und zwar vorwiegend an Lebern bei schwerer Darmphthise und bei Miliarnekrose. Dabei ließen sich Bilder primärer Gewebsschädigungen jeden Grades von der eben erst nachweisbaren Alteration der Parenchymzellen bis zur Nekrose zeigen. Zunächst bleibt die normale Leberstruktur in den Herdchen noch in Umrissen und mit unverändertem Gitterfasernetz erhalten, nur die schlechtere Färbbarkeit der Elemente hebt sie aus ihrer Umgebung heraus. Am Gefäßbindegewebsapparat finden sich außer einer Neigung der Endothelzellen zur Abrundung keine Veränderungen. Im weiteren Verlauf folgt Alteration von Plasma und Kern, wobei erstere diesem vorausgeht, hierauf degenerative Fettinfiltration, Verwischung der Zellgrenzen und schließlich auch Zerstörung des Gitterfasergerüstes. Ähnliche Schädigungen lassen sich an den Gefäßwandzellen nachweisen. Ferner entstehen — auch das ist ein Hinweis auf primäre Gewebsschädigung — nach BAKACZ die Riesenzellen durch vorgängige Gewebsalteration, auf die erst eine Wucherung folgt. Ebenso wird Gewebsalteration als Grundlage der Tuberkelbildung endlich von der GRAWITZschen Schule, insbesondere ROBBERS vorausgesetzt. Sie leiten den Ursprung der Tuberkelzellen nicht sowohl von der mitotischen und amitotischen Teilung vorgebildeter Gewebszellen und der Auswanderung von Blutelementen, als vielmehr von zelligem Abbau primär geschädigter, kollagenfaseriger und elastischer Zwischensubstanz her. Diese These ergibt sich für sie besonders aus Bildern bei Tuberkulose faserreicher Teile (Haut, Rachenschleimhaut) mit Hilfe der Fuchselin-Safraninfärbung, aus dem unmittelbaren Übergange von Faseranteilen in Kernsubstanz, stäbchen- und fadenförmige Kerne, besonders bei Ausbildung der Riesenzellen und der Randlymphocyten des Tuberkels. Die neu unter Schwund der Grundsubstanz entstandenen Kernformen zeigen dann Wucherungserscheinungen. Für die Tuberkelzellen schlechthin und die Lymphocyten des Herdrandes wird man ROBBERS ohne weiteres ihren Ursprung im Gewebe zugeben können. Inwieweit jedoch der Abbau der Fasern, das sog. Reticulum des Tuberkels, bei ihrer und der übrigen Tuberkelentstehung von Bedeutung ist, steht natürlich dahin.

Nach alledem kann ein Zweifel an der großen Bedeutung primärer Gewebsläsionen durch Einwirkung des Tuberkelbacillus kaum bestehen. Das Auftreten der miliaren Nekrosen bei den Fällen von Sepsis acutissima, die reinen Nekrosen, die die tuberkulösen Leberherde nach den soeben wiedergegebenen Befunden darstellen (vgl. COUNT), die direkte Nekrose, wie sie z. B. von TENDELOO in der menschlichen Lunge auf Grund hämatogener Ausbreitung gesehen wurde, vom gleichen Autor nach Einspritzung von Kaverneninhalt in die Kaninchenlunge sowie durch Einspritzung von alten pasteurisierten Reinkulturen in Glycerinbouillon (innerhalb von 36 Stunden ähnlich den Nekrosen nach Injektion von $AgNO_3$, Ameisensäure und Perubalsam entstanden), vom Verfasser in der Meerschweinchenlunge beschrieben ist, und vieles andere mehr zeigen deutlich die Wichtigkeit dieser Komponente im tuberkulösen Reaktionskomplex.

Indessen bleibt fraglich, ob die primäre Alteration notwendige Voraussetzung für die tuberkulöse Herdausbildung überhaupt ist. Wo sie beobachtet wird, liegen ganz bestimmt umrissene, eigenartige Gewebszustände und meist bestimmte Orte (parenchymatöse Organe) vor, die ihr dominierendes Auftreten verständlich machen. Überall in den aufgeführten Beispielen haben wir es offenbar mit starker Herabsetzung der Gewebsresistenz gegenüber dem Bacillus zu tun, die eben so weit geht, daß es zu einer richtigen Herdbildung gar nicht erst kommt. Es bleibt überhaupt bei den Nekrosen, und deswegen ist der Beweis noch nicht erbracht, ob diese übrigens in keiner Weise mit Verkäsung zusammenhängenden Alterationen die Grundlage des tuberkulösen Herdes schlechthin bilden. Die Sepsis acutissima, zu der Miliarnekrosen gehören, kann sich zu einer solchen ausbilden, weil sie einen wehrlosen Organismus trifft. Die von SCHLEUSSING untersuchten Spättuberkel der Leber sind einem Organismus entnommen, der am Ende des auszehrenden Leidens, dem von uns so genannten vierten Stadium der Erkrankung steht, in dem auch der sonstige Organbefund einen völligen Zusammenbruch des Organismus deutlich vor Augen führt und das sich — wie RANKE es einmal (mündlich) ausgesprochen hat — zum dritten Stadium verhält wie die Plünderung Magdeburgs zur Belagerung. Ähnliches gilt für die direkte Nekrose TENDELOOS und für die einschlägigen Befunde im Tierversuch. Natürlich lassen sich auch bei Entstehung des experimentellen Lebertuberkels Nekrosen aufzeigen, die ich als Schrittmacher des von der Peripherie in den Acinus vorrückenden tuberkulösen Zellinfiltrates bezeichnet habe. Daß aber diesem adventitiellen Zellinfiltrat, das als erste Manifestation der

Tuberkulose anzusehen war, auch alterative Prozesse zugrunde lagen, ließ sich keineswegs nachweisen.

Was hier von der primären Gewebsalteration bei Tuberkulose gesagt wurde, gilt naturgemäß nur von den *uns sichtbaren* primären Veränderungen und unbeschadet der immer mehr Anerkennung findenden Lehre von der Steuerung formativer Reize durch notwendig vorausgehende funktionelle, Regenerationsreizen entsprechende Umsetzungen. Wo also Gewebswucherung statthat, liege ihr danach primär eine nicht mechanisch (im Sinne WEIGERTS), sondern physikalisch-chemisch zu denkende Gewebsdissimilation (BORST) zugrunde. Doch sind unseres Erachtens die unsichtbaren Gewebsschädigungen bei der tuberkulösen Gewebsreaktion nicht ohne weiteres mit den sichtbaren groben tuberkulösen Nekrosen auf eine Stufe zu stellen.

So stehen der Verallgemeinerung einer beherrschenden Stellung der Gewebsalteration für Entstehung und Wesen der tuberkulösen Erkrankung große Schwierigkeiten gegenüber, die uns ihre unzweifelhaft große Bedeutung oft zu Unrecht vergessen und vernachlässigen lassen.

Der primär *exsudative* Veränderungskomplex gestaltet sich naturgemäß verschieden je nach dem Verhältnis der flüssigen und zelligen Bestandteile des Exsudats. Gewöhnlich — und das ist bis zu einem gewissen Grade für tuberkulöse Exsudate kennzeichnend — wiegen Blutfaserstoff und jene eigenartigen, großzellig makrophagocytären Elemente vor („große Exsudatzellen"), wie sie besonders von den Anfangsstadien der käsigen, sog. Desquamativpneumonie her bekannt sind. Aber es gibt zweifellos auch rein seröse Exsudate, sodann ein entzündliches Ödem tuberkulös infiltrierter Schleimhäute, ferner solche, die plasmareich sind, ohne viel Fibrin zu enthalten, solche, die fast nur aus Zellen zu bestehen scheinen, wobei die Zellen keineswegs einheitlichen Charakter zu haben brauchen, sondern z. B. zahlreiche Granulocyten darstellen können und andere Spielarten mehr. Der tuberkulöse exsudative Prozeß ist — wie man auf Grund seiner Prädilektionssorte: Hirnhaut, Lunge, Gelenke und Mittelohr vermuten könnte — keineswegs auf solche Stellen des Organismus beschränkt, in denen präformierte Hohlräume einen wäßrigen Erguß möglich machen — darin liegt ja auch ganz allgemein nicht Wesen und Hauptbedingung des exsudativen Vorganges. — Vielmehr lassen sich allenthalben wo überhaupt tuberkulöse Gewebsreaktionen statthaben in mehr oder weniger großem Umfange — und auch häufig primär (BENDA) — exsudative Vorgänge feststellen, als deren geringsten Ausdruck wir die flüchtigen Leukocytenansammlungen betrachten müssen, wie sie unter anderem den Vorgang der Tuberkelbildung einleiten (primäre Leukocytenimmigration von KOSTENITSCH und WOLKOW). Wir sehen hier ab von den oft massiven sekundären exsudativen Erscheinungen, wie sie der Zustand der Verkäsung und Erweichung mit sich bringt, Dinge, auf die unten ausführlich einzugehen ist.

Hinsichtlich der Herkunft und Bedeutung der *flüssigen Bestandteile* im Exsudat kann nur eine Meinung bestehen. Schädigung der Gefäßwände durch die Endotoxine der Tuberkelbacillen, Verminderung des Quellungsvermögens der Bluteiweiße bei Verschiebung ihres Verhältnisses, Änderung des osmotischen Zustandes im Blutplasma, oft auch mehr flüchtige vasomotorische Einwirkungen, die im wesentlichen in Veränderungen des endocapillaren Drucks ihren

Ausdruck finden, Übersäuerungen des Gewebes — all das sind auch bei den tuberkulösen Exsudaten die uns gegebenen Erklärungsmöglichkeiten der Ausschwitzung von flüssigen Bestandteilen des Blutes.

Erheblich mehr umstritten ist die Herkunft der *Zellen* tuberkulöser Exsudate. Hinsichtlich der Granulocyten darf heute nicht mehr unbefangen summarisch die Auswanderung aus dem Blutstrom verfochten werden. Wir kennen sehr wohl — besonders eosinophil gekörnte — Gewebsleukocyten, und neuerdings hat v. MOELLENDORFF die Umwandlung gereizter Fibrocyten des lockeren Bindegewebes in lochkernige Granulocyten dargetan, nachdem schon seit Jahren die Granulocytenbildung von Endothelien und Adventitialzellen über große basophile Zwischenstufen erhärtet ist (HERZOG, OELLER, KUCZYNSKI, SIEGMUND u. a.). Für alle Organe des Meerschweinchens gerade unter dem Einfluß des tuberkulösen Virus habe ich diesen örtlichen Ursprung von Granulocyten gezeigt; für die Meerschweinchenmilz war es bereits seit langem bekannt (DOMINICI, WEILL u. a.). Inwieweit direkte Umsetzung etwa von Endothelien in Lochkernzellen und Granulocyten (TÖPPICH: als erste Gewebsreaktion auf aerogene und hämatogene Viruszufuhr zur Lunge) wirklich vorkommt, steht dahin. GERLACH und FINKELDEY haben es kürzlich energisch geleugnet und als das Trugbild flüchtiger Eindrücke hingestellt. Im allgemeinen läßt sich für die Granulocyten im tuberkulösen Exsudat ebenso wie für den Eiter festhalten, daß das Gros der neutrophilen Zellen dem Blutstrom entstammen dürfte. Aber von jeher bestritten ist die Herkunft der großzelligen Elemente, der Makrophagocyten, besonders in der Lunge bei käsiger Pneumonie. Es sind das die kugeligen, ziemlich blaß färbbaren Zelleiber, die den Leukocyten um etwa das 4—5fache an Größe übertreffen, häufig ein Septenwerk im Innern und einen meist exzentrischen, oft bläschenförmigen, oft auch länglich-ovalen oder auch nierenförmig eingebuchteten Kern zeigen, der mäßig reichlich Chromatin und meist 1—3 Kernkörperchen enthält. Oft zeigt die Zelle fremde gefressene Einschlüsse: Trümmer von Blutkörperchen, Vakuolen, Kernreste, Pigment und anderes mehr; nicht selten begegnet man pseudopodienartigen Fortsätzen an der Zelle, die Trümmer resorbieren. Die Oxydasereaktion fällt des öfteren positiv aus — ein Zeichen erhöhter Aktivität des Zellstoffwechsels, oft der Hinweis auf beginnende degenerative Fettinfiltration. Letztere kann alle mit den bisherigen Mitteln der histochemischen Methodik darstellbaren Fettstoffe umfassen. Mit besonderer Vorliebe finden sich aber in den Zellen Cholestearinestergemische, teils mit echten phosphor- und stickstoffhaltigen Lipoiden (diese finden sich auch rein, besonders bei Fällen gleichzeitiger Zuckerkrankheit), teils mit Fettsäuren, Seifen und Neutralfett. Glykogen enthalten die Zellen nicht oder wenigstens nur ganz ausnahmsweise. Die Darstellungsmethoden der feineren Plasma- und Zellstrukturen, der primitiven Zellorgane, die Färbung der Chondriosomen nach ALTMANN-SCHRIDDE, des Netz- und Binnenapparates nach GOLGI und der Sphären und Centrosomen nach HEIDENHAIN ergibt oft überraschend große Ausbeute, wenn die Zellen noch nicht zu sehr der Nekrose anheimgefallen sind und geeignetes frisch konserviertes Material vorliegt. Gewöhnlich können wir zwei oder auch mehrere durch Centrodesmosen verbundene Zentralkörper mit perizentrischer Plasmadifferenzierung, ein Cytoreticulum, den Binnenapparat und ein Netz runder Chondriosomen wahrnehmen.

Bekanntlich hat nun für diese Zellen in der Lunge BAUMGARTEN mit großer Bestimmtheit die schon von ROKITANSKY begründete Herkunft vom Alveolarepithel vertreten, und ASCHOFF hält mit seiner Schule (WESTHUES, SEEMANN, KAGEYAMA) auch heute an dieser BAUMGARTENschen Auffassung fest. Für letzteren war das Fehlen von Übergängen zwischen den Lymphocyten und Leukocyten des Interstitiums und den großen Zellen bestimmend, ferner die Abwesenheit von Kernteilungsfiguren in diesen, endlich das Vorhandensein von Lücken im Deckzellenbelag des Lungenbläschens, aus denen die großen Zellen hervorgegangen seien. TENDELOO hat auf Messungen gestützt die gleiche Ansicht vertreten. Demgegenüber betonte ORTH, daß gerade umgekehrt der Saum der Deckzellen lückenlos sei, Kernteilungsfiguren in den Alveolarepithelien fehlten, dagegen der gefäßführende Bindegewebsapparat genau die gleichen Zellen enthalte, wie sie in den Alveolarräumen vorhanden seien. Die Makrophagen entsprächen mithin großen Lymphocyten. BUHL bereits hatte als Matrix der großen Exsudatzellen die Lymphgefäßendothelien der Umgebung des alveolären Capillarnetzes angesehen, die er kurz als Alveolarepithel bezeichnet. Dieser Ansicht schloß sich unter anderem FIEANDT an, der in den Zellen, Polyblasten, d. h. lymphocytär-bindegewebige Elemente sah. Auch nach KIYONO, SAKAMATO und MURATA [1]) waren es Histiocyten, die nach experimenteller Trachealinjektion von Tuberkelbacillen bei Kaninchen in die Alveolarlumina auswanderten. Ebenso speichern bei trachealer Carmininjektion die Histiocyten, ohne daß die Alveolarepithelien richtige Granula zeigen. Die gequollenen Alveolarepithelien gehen ohne Wucherungserscheinungen allmählich zugrunde, während die Histiocyten sich rasch vermehren und Riesenzellen bilden. Bei der Carmininjektion per tracheam färbt sich der Inhalt der Alveolen, nicht aber das Alveolarepithel. Nach MASHIMA [1]) treten bei verschiedenen experimentellen Pneumonien erst polynukleäre, dann lymphocytär-histiocytäre, schließlich hauptsächlich histiocytäre Zellen aus. Riesenzellen sind vom Ende des zweiten bis zum dritten Stadium anzutreffen. Ebenso stammen nach GILBERT und JOMIER [1]), SLAVJANSKY, GRAVEL und TCHISTOWITSCH die Staubzellen aus dem Blute. Nach HAYTHORN, FOOT und PERMAR entstammen sie teils Endothelien der Lungengefäße, teils eingewanderten Endothelien aus Milz und Leber. Indessen zeigten nun wieder die Untersuchungen von WESTHUES an vital mit Farbstoffen gespeicherten Tieren die große Rolle der Alveolarepithelien auf bei vielerlei akuten entzündlichen Prozessen, insbesondere solchen, die durch Injektion reizender Flüssigkeiten erzeugt waren. Und SEEMANN hat ebenfalls die Lungenphagocyten der Maus bei Versuchen mit Trypanblau durch die Art der ausgesprochen feinen Granula als Reizformen des Alveolarepithels den grobe Körner speichernden Histiocyten gegenübergestellt. Auf intravenösem Wege zugeführter Eisenzucker wurde niemals gespeichert, während bei Zufuhr durch die Trachea stets Speicherung erzielt wurde. Diese erfolgt nach ASCHOFF so rasch und schlagartig, daß nur mit Beanspruchung der Alveolardeckzellen, nicht aber interstitieller oder gar hämatogener Zellen gerechnet werden kann. Ebenso zeigte SACK die Aufnahme von intratracheal zugeführtem Lipoid durch die Alveolarepithelien. Zu ähnlichen Ergebnissen gelangt neuerdings FR. GROSS. Überhaupt wird von ASCHOFF und seinen Schülern, aber auch von SIEGMUND

[1]) Zitiert KAGEYAMA.

die verhältnismäßig geringe Aktivität der Lungencapillarwandzellen betont, eine Tatsache, die ich auf Grund von Chokversuchen mit Tuschespeicherung durchaus bestätigen kann. Untersuchungen der ganzen Frage mit Hilfe der *Gewebsauspflanzung* ergaben bisher widersprechende Resultate: Nach TIMOFEJEWSKI und BENEWOLENSKAJA entwickeln sich die großen bacillenfressenden Wanderzellen, die positiv chemotaktisch von den Tuberkelbacillen angezogen werden und in den infizierten Lungenkulturen gehäuft zur Beobachtung kommen, aus den Zellen des Lungenepithels; als solche kennzeichnet sie auch ihr lange beibehaltener epithelialer Habitus. Im übrigen entsprechen sie auch durch das Vermögen der Phagocytose von Tuberkelbacillen den epithelioiden Zellen des Tuberkels. Nur zum kleineren Teil entstammen die großen Wanderzellen mononuklearen Leukocyten und möglicherweise dem Endothel der Gefäße; eindeutige Bilder des Entstehens der Wanderzellen aus Fibroblasten haben TIMOFEJEWSKI und BENEWOLENSKAJA nicht gesehen. Bei Explantationsversuchen von weißen Blutkörperchen mit Tuberkelbacillen zeigten die Granulocyten keine besondere Aktivitätsresistenz im Kampfe mit den Bacillen — im Gegensatz zu den Agranulocyten, welch letztere die Bacillen lebhaft phagocytieren und ebenfalls völlig den Epithelioidzellen des Tuberkels an die Seite zu stellen sind.

Im Gegensatz zu diesen Thesen stehen die Ergebnisse der Arbeiten F. I. LANGS unter MAXIMOW und die Untersuchungen des letzteren selbst. Danach sind als die eigentlich aktiven Elemente die Septumzellen anzusehen und die aus den Septen auswandernden Alveolarphagocyten oder Staubzellen. Letztere sind die mit den großen Exsudatzellen recht eigentlich identischen Elemente. Es sind bindegewebige, mobilisierte Reticulumzellen bzw. den Polyblasten MAXIMOWS entsprechende Zellen, die aus den Septumzellen entstehen. Letztere werden von LANG trotz gewöhnlich verwirklichter epithelialer Lage und Anordnung als Bindegewebszellen mit embryonalen Entwicklungsfähigkeiten im Rahmen des Retikuloendothels[1]) angesehen, besonders auch mit Rücksicht

---

[1]) Unter den Begriff des *Retikuloendothels* hat ASCHOFF vor etwa 15 Jahren den Inbegriff der funktionell durch aufsaugende, speichernde, auf- und abbauende Tätigkeit, morphologisch durch das Vermögen vitaler Farbstoffaufnahme gemeinsam gekennzeichneten Mesenchymzellen zusammengefaßt. Nach der Intensität der vitalen Carminspeicherung — einer vorher von WALDENBURG zuerst angewendeten, von PONFICK, RIBBERT, GOLDMANN näher kennen gelehrten Untersuchungsmethode — unterschied ASCHOFF die schwer und nur feinst färbbaren Blut- und Lymphgefäßendothelien, die leichter, aber auch nur feinkörnig speichernden Fibrocyten, ferner die Reticulumzellen der Milzpulpa und Lymphknotenmarkstränge, sodann die intensiv speichernden Retikuloendothelien der Lymphsinus, der BILLROTHschen Milzsinus, der Leber-, Knochenmarks-, Nebennieren-, Hypophysencapillaren, ferner die Histiocyten und die zu ihnen gehörigen nicht fibrocytären Bindegewebszellen (Clasmatocyten, Adventitialzellen), endlich die von Histiocyten und Retikuloendothelien abstammenden Spheno- und Monocyten. Daß die genannten Elemente, insbesondere das intensiv vital färbbare Retikuloendothel im engeren Sinne nicht nur im Experiment saure Farbstoffe von gewisser Dispersität sichtbar granulär verarbeiten, sondern vor allem unter den Verhältnissen der Infektion ihre große Rolle für die Arbeit des Organismus zur Virusabwehr durch die Speicherung von Bakterien, Lipoiden, Bluteisen und anderen amphoteren Neutralkolloiden mit nach dem Medium wechselnder Reaktion und anodischer Einstellung im alkalischen Gewebssaft, auch morphologisch faßbar in Erscheinung treten lassen, ist bekannt. Ich erinnere nur noch an die zahlreichen Versuche zur Hemmung der Antikörperbildung, des anaphylaktischen Choks u. ä. durch vorgängige Belastung des Retikuloendothels mit Speicherstoffen.

darauf, daß sie in reichlicher Menge adventitiell von Gefäßen und Bronchen anzutreffen sind. Die Zellen sind meist inaktiv. Farbstoffe können sie gewöhnlich nur schwach speichern, da diese nur schwer an sie herankommen. Von Farbstoff umgeben — wie z. B. in Plasmakultur mit Carminzusatz — speichern sie in charakteristischer Weise. Ein eigentliches Alveolarwandepithel gibt es, abgesehen von den aus den Bronchen herübergleitenden kernlosen Platten, überhaupt nicht. Die früher für Epithelien gehaltenen kubischen körnigen Zellen sind keine Epithelien, sondern für den Bedarf der Abwehrleistung in Bereitschaft stehende bindegewebige histiocytäre Zellen. Durch ihre Lage in Nischen täuschen sie Alveolarepithelien vor. Ebenso hat sich TÖPPICH bei Versuchen mit intratrachealer Bacilleninjektion im Gegensatz zu WATANABE und HERXHEIMER gegen eine Beteiligung der Alveolarepithelien an den ersten Abwehrvorgängen ausgesprochen. Er nimmt wie auch früher schon BORREL die Capillarendothelien bzw. Gefäßwandzellen überhaupt in Anspruch. Auch LEWIS und WILLIS leiten die „Epithelioidzellen" der tuberkulösen Kaninchenlunge in später noch zu besprechenden Untersuchungen von interstitiellen, letztlich hämatogenen Clasmatocyten und Monocyten ab[1]). Nach alledem darf die ganze Frage nach der Herkunft der Makrophagen des tuberkulösen Exsudats als in keiner Weise eindeutig geklärt angesehen werden. *Eigene* Untersuchungen, die zu dieser Frage auf Grund färberischer und histochemischer Methoden vorgenommen wurden, ergaben uns folgendes Bild: Wie der Makrophagocyt überhaupt, sind auch die großen Exsudatzellen schwer geschädigte Zellen, die das eigentliche Vermögen der feinen Speicherung, wie wir es an gesunden Zellen sehen, eingebüßt haben. Grobe Partikel können sich immer noch ihrem weichen Plasmaleibe imprägnieren. Diesem schwer geschädigten Gewebselement läßt sich natürlich nur sehr bedingt eine einheitliche Entstehungsweise zusprechen. Nach den feineren Zellstrukturen in Schnittpräparaten von menschlichem Material — beim Meerschweinchen liegen die Verhältnisse wohl etwas anders — bestehen vielmehr Beziehungen der großen Exsudatzellen zu den adventitiellen Zellen innerhalb der Septen als zu dem eigentlichen Deckzellenbelag des Lungenbläschens, mag derselbe nun epithelialer oder nicht epithelialer Natur sein. Indessen scheint es doch überhaupt so, als ob ganz heterogene Elemente auf Grund gleicher Stoffwechselbeanspruchung und nekrobiotischer Phase (Quellung) unter einheitlicher Form erscheinen können. Wahrscheinlich entsprechen sie nicht nur gestaltlich, sondern auch darin den Epithelioidzellen des Tuberkels, daß ihre Matrix in verschiedenartigen Zentren, wahrscheinlich auch Deckzellen neben den Abarten der Bindegewebszellen, in denen auch das Retikuloendothel aufgeht, zu suchen ist; eine Auffassung, die denn auch bei TIMOFEJEWSKI zum Ausdruck kommt.

Nun trägt das tuberkulöse Exsudat auch proliferative Züge. Nach BUDAY und MEINERTZ finden in ihm Wucherungen und Verschmelzungen statt von Zellen aller Art; insbesondere sind es die großen Exsudatzellen, die zweifellos an Ort und Stelle, an den Alveolarwänden, den Gefäßwandungen, der Synovialmembran usw. bevor sie zur Abschuppung kommen, neugebildet werden und aus

[1]) Dabei ist übrigens festzuhalten, daß zwischen Monocyten und Clasmato-Histiocyten feine Unterschiede bestehen, die sich auf die Verhältnisse bei der Supravitalfärbung (Neutralrot) und die Mitochondrien beziehen. Nach SIMPSON, MASUGI u. a. enthalten Histiocyten grobe, Monocyten feine, rosettenförmig angeordnete Neutralrot- (Segregations) Granula, erstere kaum deutliche, letztere gut ausgeprägte Mitochondrien.

Syncytien Riesenzellen formen[1]). Wie BUHL schon richtig sah, ist das Exsudat der Desquamativpneumonie ein plastisches; eine Tatsache, die auch vor allem von BAUMGARTEN, zumal mit Rücksicht auf die experimentellen Verhältnisse, betont worden ist, bei denen reichlich Mitosen am Alveolarepithel nachgewiesen wurden. Hier liegen also Neubildungen, Produktionen von Gewebe vor, und diese Vorgänge sind es, die zur produktiven tuberkulösen Gewebsreaktion schlechthin, zur Tuberkelbildung überleiten. Solange der Vorschlag von ASCHOFF, unter „Produktion" nur die Neubildung von Bindegewebe zu verstehen und alle anderen Neubildungen von Zellen usw. als proliferative Vorgänge zu bezeichnen noch nicht allgemeine Anerkennung und Geltung gefunden hat, sehen wir uns berechtigt, alle Wucherungen und Neubildungen im Gewebe unter dem Begriff der produktiven, plastischen Gewebsreaktion zusammenzufassen und damit einen guten Teil innerhalb des exsudativen und produktiven Reaktionskomplexes zur Deckung zu bringen. In diesem Sinne sind z. B. in der Lunge produktive Reaktionen keineswegs an den Gefäß-Bindegewebsapparat und exsudative an das Alveolarlumen gebunden. Dem Tuberkel verleiht unseres Erachtens nicht sein Vermögen der sekundären Bindegewebsbildung die kennzeichnende Note — denn der exsudative Prozeß vermag auch erhebliche Bindegewebsbildungen in seiner Umgebung auszulösen —, sondern die Wucherung der Zellen bedingt erstlich das Tuberculum und bleibt lange Zeit der allein charakteristische Grundzug der ganzen Bildung. Mögen die Uranfänge der Tuberkelbildung auch diesem Grundzug fremd sein, mag es die primäre Gewebsschädigung sein, die alles weitere bedingt und auslöst, mag der exsudative Prozeß der primären Leukocytenimmigration von KOSTENITSCH und WOLKOW, in der Lunge eine kleine Pneumonie (BAUMGARTEN, BENDA, HUEBSCHMANN) die Ausgangsplattform der Zellwucherung abgeben — stets ist es doch diese letztere, die Wesen und systematische Stellung des Tuberkels, solange er ein solcher ist, bestimmt, eine vor allem von VIRCHOW gegenüber dem Versuche begründete Auffassung, in der käsigen Metamorphose das Wesentliche des Tuberkels zu sehen. Selbstverständlich behält damit die Frage nach dem frühesten Stadium des Tuberkels, jenes gefäßarmen Knötchens, das der Verkäsung anheimfällt und im Mittelpunkt der tuberkulösen Gewebsreaktion steht, seine grundlegende Wichtigkeit. BAUMGARTEN hat bekanntlich auf Grund seiner fundamentalen Versuche an der vorderen Augenkammer und den übrigen Organen des Kaninchens die durch die Lehren von VIRCHOW und RINDFLEISCH eingebürgerte Auffassung vertreten, daß der Beginn des Tuberkels tatsächlich auch stets und überall mit Mitosen in den fixen Gewebszellen, d. h. also proliferativen Vorgängen gegeben ist. Diese Auffassung wird sich in dieser ausschließlichen Form kaum noch aufrechterhalten lassen, aber auch ihre zunehmend geübte Vernachlässigung ist entschieden abzulehnen. Vielmehr kann für bestimmte Versuchsbedingungen kein Zweifel an ihrer wenigstens beschränkt gültigen Richtigkeit sein. Die Verhältnisse beim Meerschweinchen, besonders an nicht primären Herden, erzwingen Zustimmung zu dem Grundgehalt der BAUMGARTENschen Lehre. Ja, sogar für die ersten Veränderungen in der Lunge nach intratrachealer Zufuhr von Bacillen, also einen *Primärherd,* hat neuerdings

[1]) Ich erinnere an die Riesenzellpneumonie, wie ich sie im Verlauf der Meerschweinchentuberkulose in der Umgebung älterer Herde beobachten konnte, ferner die monocytären Syncytienbildungen, die von BORREL, DEMBINSKI, TÖPPICH beschrieben werden.

TÖPPICH Entsprechendes zu zeigen versucht. Die erste Veränderung bestand in Schwellung der Capillarendothelien, Umwandlung in große mononukleäre und Übergangszellen, Durchwanderung ins Alveolarlumen (nach einer Stunde), dann Verwandlung in an Ort und Stelle entstehende, bacillenfressende, reichlich vorhandene Leukocyten (nach zwei Stunden), Neuproduktion von großen Mononukleären und epithelähnlichen Zellen — die sich wenig an der Bacillenphagocytose beteiligen — in und an den zahlreichen Septen, womit ein langsames Zugrundegehen der Leukocyten verbunden ist (bei intratrachealer Reinfektion tuberkulöser Tiere nach 36 Stunden). Dabei sind an den erst- und reinfizierten Tieren die Vorgänge inhaltlich die gleichen; sie laufen nur bei den reinfizierten Tieren zeitlich schneller und qualitativ intensiver ab. Das Wesen der geschilderten Lungenveränderung entspräche nun im ganzen einem produktiven Entzündungsprozeß, ausgehend von starker Proliferation der Capillarendothelien. Die Anschauung TÖPPICHs bedeutet jedenfalls eine weitere Stütze der BAUMGARTENschen Lehre für die ersten Lungenveränderungen, allerdings unter Bedingungen, die vom Physiologischen ganz und gar abweichen. Auch sonst sind eine Reihe von Einwänden gegen die Aufstellungen TÖPPICHs möglich. Schwellungen der Capillarendothelien ebenso wie Leukocytendurchsetzungen begegnet man auch in „normalen" Meerschweinchenlungen. Ob die Leukocyten seiner Beobachtungen in der Tat endotheliale Leukocyten im Sinne von HERZOG sind, bedarf auch noch eines anderen Beweises als der Anführung der Tatsache, die Capillaren seien infolge Quellung der Endothelien undurchgängig gewesen. Die Unterscheidung ferner von örtlich aktivierten Endothelien gegenüber angeschwemmten Makrophagen und ebenso die von ausgewanderten und lokal gebildeten Leukocyten ist schwer und häufig irreführend. Die Capillarendothelien der Lunge endlich sind vom Blut her besonders wenig beanspruchbar (vgl. ASCHOFF, SIEGMUND). Im übrigen handelt es sich nach TÖPPICH um einen zunächst proliferativen Prozeß, der *innerhalb* der Lungenbläschen statthat; er geht also in den Begriff der parenchymatösen Alveolitis (Pneumonie) ein, ohne doch cellular-morphologisch ein exsudativer Vorgang zu sein oder einen exsudativen Einschlag zu zeigen. Ich glaube deswegen, daß es von Wichtigkeit ist, immer wieder die Tatsache zu betonen, daß der produktive oder exsudative Charakter eines tuberkulösen Entzündungsprozesses unabhängig vom Ort seiner Entstehung — Interstitium oder Alveolen — zu beurteilen ist.

Besonders für menschliche Verhältnisse wird jedoch die BAUMGARTENsche These vom proliferativen Beginn des Tuberkels, soweit sie etwas ausnahmslos Gesetzmäßiges besagen will, angezweifelt. Vielleicht liegt das Richtige in der Mitte, vielleicht gibt es auch beim Menschen Tuberkel, die von vorneherein mit Zellwucherung beginnen, bei denen alterative und exsudative Vorgänge zu Anfang und später auf ein zu vernachlässigendes Minimum beschränkt sind oder überhaupt fehlen; vielleicht hängt ebenso wie die *Art* der Gewebsreaktion *im ganzen* auch ihr *Beginn* vom jeweiligen immunisatorischen Zustand des Gewebes (Organgewebes), und der Stärke der Erregerangriffe ab, die ebenso wechseln wie der morphologische Ausdruck der Reizantwort. Dafür scheinen vor allem KAGEYAMAs unter ASCHOFF vorgenommene Versuche zu sprechen. Dieser erzielte bei Anwendung verschiedener Dosen boviner Bacillen, die intraperitoneal der Maus zugeführt wurden, verschiedenartige Reaktionsfolgen. Bei stärkerer Dosis (10 mg) tritt bereits nach 24 Stunden leukocytäre Phagocytose ein. Die Leukocyten ersetzen dabei die bald zugrunde gehenden Histiocyten. Im Gegensatz zu dieser primären leukocytären Phagocytose bei Anwendung starker Dosen fehlt eine solche so gut wie völlig bei Benutzung geringer Bacillenmengen (0,1 mg). Die vorgebildeten Histiocyten gehen dabei nicht unter, sondern schützen den Organismus auch weiterhin gegen den Übertritt des Virus. Der Phagocytenleukocytose folgt im allgemeinen die histiocytäre Phagocytose. Diese dauert bis über 9 Wochen an. Jedenfalls zeigt sich der Verlauf der Zellkurven weitgehend von Menge und Virulenz der Bacillen abhängig[1]). Im einzelnen geht der Prozeß so vor sich, daß die frei und nicht in Zellen transportierten Bacillen schon nach 15 Minuten in die Sinusendothelien aufgenommen werden. Wenn diese zugrunde gehen, kommen auf Grund unspezifischen Reizes Leukocyten zu Hilfe (nach 18 Stunden). Nach 48 Stunden gehen die Leukocyten zugrunde, Wucherung der Reticulumzellen setzt ein. Nach 3 Tagen zerfallen diese gewucherten Endothelzellen wieder der Nekrose, und das abwechselnde Spiel der Leukocyten beginnt von neuem. Bei Anwendung ganz schwacher Dosen entwickelt sich ein reines Bild retikuloendothelialer Wucherung. Bei diesen Versuchen erscheinen die Bacillen ebenfalls nach 15 Minuten in den Endothelien der Randsinus. Nach 30 Minuten bis einer Stunde beginnt in den Sinusendothelien bei immer deutlicherem Hervortreten der Bacillen in ihnen die Kernteilung. Nach 6 Stunden ist Vermehrung der Sinusendothelzellen eingetreten. In diesem Stadium erfolgt Einwanderung der Leukocyten. Nach 12—18 Stunden kommt die Phagocytose in den Sinusendothelien immer lebhafter zum Vorschein. Bei fortschreitendem Leukocytenzerfall wuchern die Reticulumzellen im Follikel. Nach 24—28 Stunden haben sich die Bacillen in den Sinusendothelien stark vermehrt. Sinus- und Reticulumzellen quellen auf und wuchern. Nach 3 Tagen ist die Bacillenzahl in dem gewucherten Gewebe stark vermindert. Die Bacillen sind teils körnig zerfallen, teils bis zur Unfärbbarkeit verdaut. Nach 5—6 Tagen haben sich alle Follikel der der Bauchhöhle regionären, retrosternalen Lymphknoten in großzellige Epithelioidzellentuberkel verwandelt. Bacillen sind nur schwer färbbar. Auswanderung von Leukocyten bleibt gering. Nach 7—8 Tagen erfolgt Regeneration der Sinusendothelien bei Fortschreiten der Reticulumzellwucherung.

In der Leber, wohin bei seinen Versuchen die Bacillen nach 6 Stunden

[1]) Es sei an dieser Stelle nochmals (s. o. S. 5) eindringlich darauf hingewiesen, daß die Bacillenzahl als solche zwar *einen* deutlich verfolgbaren und variierbaren entstehungsgeschichtlichen Faktor, nicht jedoch *das* entscheidende Moment für Histiogenese und Ausbreitung der Tuberkulose bedeutet. Man vergleiche hierfür die höchst beachtenswerten Untersuchungen von Corper und Lurie, nach denen zwar bei empfindlichen Tieren wie Affe und Meerschwein im allgemeinen ein Parallelismus zwischen Stärke der Organtuberkulose und Menge der zur Wirkung gelangenden Bacillen besteht, bei resistenteren Tieren dagegen nicht. In der Kaninchenleber, die mehr Bacillen abfängt als Lunge und Niere, entwickeln sich weniger Tuberkel als in diesen Organen, die Hundemilz bleibt trotz starken Bacillengehalts von makroskopischen Veränderungen frei. Aber auch bei Meerschwein und Affe geht die Mächtigkeit der Herdentwicklung nicht der Bacillenzahl parallel. — Ich selbst habe darauf aufmerksam gemacht, daß sich die Unterschiede in der anatomischen Art der Organerkrankung bei Meerschweinchentuberkulose, besonders der Lymphknoten — kompaktkäsige Adenitis der Primärkomplexdrüse, derbe Cirrhose später erkrankender Lymphknoten — in keiner Weise auf Differenzen der Bacillenzahl eindeutig zurückführen lassen. Im allergischen Organismus folgt ja auch gemeinhin neuer Viruszufuhr nicht dauernde Verstärkung des Gewebstodes, sondern Erhöhung der Abwehr.

gelangten, konnte KAGEYAMA Leukocytenauswanderung in den Anfangsstadien der Bacillenansiedlung nur in geringem Ausmaße beobachten. Fehlen derselben ist auf die Geringfügigkeit der Bacillenmengen zurückzuführen. Auch in der Lunge werden sofort nach Eintritt der Bacillen in die Alveolardeckzellen (nach 18 Stunden) lebhafte Wucherungen an diesen sichtbar. Im allgemeinen reagiert die Lunge träge, was auf die schlechte Ansprechbarkeit ihrer Capillarendothelien zurückzuführen ist. Für den Übertritt der Bacillen aus den Gefäßen in die Interstitien lassen sich beweisende Bilder nicht erbringen. Das erste, was man sieht, sind die Reaktionen an den Alveolardeckzellen. Doch gehen diesen noch eigentümliche Kollapsvorgänge der Lungenbläschen voraus. Es liegen also keine gewöhnlichen exsudativ-alveolären, sondern Mischformen von intra- und interalveolären Prozessen von vorzüglich proliferativem Charakter vor.

Jedenfalls können wir für die erste Entstehung eines Teils der Tuberkel exsudative Prozesse annehmen, die unter anderem mit flüchtigen Ansammlungen von Leukocyten, in der Lunge besonders deutlich mit kleinen Pneumonien gegeben sind. Erstere entsprechen der primären leukocytären Reaktion von KOSTENITSCH und WOLKOW, die für den intraarteriell erzeugten Nierentuberkel von BUDAY, für die hämatogenen Lebertuberkel von MILLER, den Hornhauttuberkel von SCHIECK usw., wahrscheinlich gemacht ist. Diese „phase de leucocytose polynucléaire primitive“ ist aber offenbar eine unspezifische Fremdkörperreaktion auf Eindringen der Bacillen und von MILLER 6 Stunden, von BORREL bereits 10 Minuten nach der Injektion in die Kaninchenlunge beobachtet worden. Sie ist an der Leber besonders deutlich (BOWMANN, WINTERNITZ und EVANS, OPPENHEIMER, WALLGREN).

Auch auf die zuerst von FALK (unter LUBARSCH) und AQUILAR (unter BAUMGARTEN) untersuchte Fibrinausschwitzung im Tuberkel, besonders der Meerschweinchenmilz, und eine eigenartige Mucinbildung (FODOR), als exsudative Komponente bei der Tuberkelbildung sei hier hingewiesen, obschon sie wohl mehr den sekundären Reizantworten zugehört.

Auf die Gefäßtheorie der Tuberkelentstehung von RICKER und GOERDELER wird ebenso wie auf die Entwicklung „produktiver“ Lungenherde auf dem Boden exsudativer Prozesse (BENDA, HUEBSCHMANN und ARNOLD) unten noch ausführlich einzugehen sein.

Der primären Leukocytenimmigration folgt die mächtige Histiocytenreaktion, die in der Bildung der Epithelioidzelle, des Urbildes der Tuberkelzelle ihren Gipfel findet. Zweifellos nehmen alle fixen Gewebszellen, auch die Epithelien, an dieser Reaktion teil; indessen ist sie wohl wesentlich eine Funktion des Mesenchyms, kurz gesagt des Bindegewebes. Dieses umfaßt für unsere Betrachtung auch jenen intermediären Stoffwechselapparat der Uferzellen zwischen Gewebe und Saftbahn, das retikuloendotheliale System; einer solchen gemeinsamen Betrachtung liegen die Anschauungen v. MOELLENDORFFS zugrunde, der die große Synthese im Reiche der mesenchymalen Elemente vollzogen hat. Ihm bedeutet das Retikuloendothel nur die eine Seite des einheitlich reagierenden mesenchymalen Systems. Dem Fibrocyten des lockeren Bindegewebes kommen danach gleiche Eigenschaften wie der Uferzelle zu, so die Vitalspeicherung, Reizung, granulocytäre Umwandlung. Nur *eine* Art grundsätzlich stets wiederkehrender Zellen, nämlich die Fibrocyten und ihre Reizungsformen treten uns im Ruhezustand und bei Stoffwechselbeanspruchung entgegen, nicht aber mannigfaltige und heterogene Elemente wie ruhende Wanderzellen, Adventitialzellen, Polyblasten, Clasmatocyten und viele andere mehr. So ist der Fibrocyt nicht nur eine spezialisierte, zur Faserbildung befähigte Zellform, sondern ein in den verschiedensten Abwandlungen und Umformungen zu Histiocyten und Makrophagen wiederkehrendes Grundelement, das ebenso wie die eigentlichen Uferzellen die wichtigen Leistungen im intermediären Zell- und Gewebsstoffwechsel zu erfüllen hat. Und Stoffwechselbedingungen sind es, welche die Ausdifferenzierung der ursprünglich einheitlichen Elemente nach der einen oder anderen Seite steuern und beherrschen (Ausbildung von Lymphknoten, Knochenmark aus dem indifferenten Mesenchym u. a. m.).

Das so in seinem Wesen umrissene Grundgewebe mesenchymatischer Herkunft ist nun die wichtigste Brutstätte der den Tuberkel strukturell und in seinem weiteren Schicksal bestimmenden Elemente, der Epithelioidzellen. Sie stellen sich als relativ große, plasmareiche Elemente mit blassem, schlecht färbbarem, im ganzen relativ chromatinarmem, meist bläschenförmigen Kern dar, der mindestens ein, oft aber zwei bis drei Kernkörperchen enthält. Meist eng aneinander liegend — aus dieser ihrer epithelähnlichen Anordnung leitet sich vorzüglich ihr Name her — haben sie polygonale Formen. Freiliegend zeigen sie durch protoplasmatische Fortsätze verbundene ovoide Gestalten. Die feineren — in letzter Zeit besonders von CASTRÉN studierten — Protoplasmastrukturen bestehen aus einer wohl ausgebildeten, das Mikrozentrum umgebenden, perizentrischen Plasmadifferenzierung (dem im Gegensatz zum dunklen, basophilen Außenplasma hellen Innenplasma CASTRÉNS); dieses schließt seinerseits in einer dunkleren sphärischen Plasmapartie (dem Zentroplasma CASTRÉNS) den Zentralapparat in sich. Der Kern umgreift gewöhnlich das die mittleren Partien der Zelle einnehmende Innenplasma, ein gut entwickeltes Zellnetzwerk mit kleinen Knotenpunkten, ferner ausgeprägte, nach GOLGI imprägnierbare Binnenapparate, sowie endlich meist körnchenförmige, nur sehr selten stäbchen- und fadenförmige Chondriosomen — letztere besonders deutlich im Außenplasma — lassen sich ohne Mühe in den Zellen sichtbar machen. Endlich sind sie besonders in etwas älteren Tuberkeln Träger aller möglichen Fettsubstanzen, die hauptsächlich die Grenze von Außen- und Innenplasma einnehmen — meist ist es Neutralfett —; auch Glykogen scheint hin und wieder in ihnen enthalten zu sein, doch wechselt der Gehalt an diesen Stoffen sowohl nach Menge wie Art in weiten Grenzen, abhängig wohl in der Hauptsache von der regressiven und reparativen Phase, in der sich der Tuberkel befindet; zweifellos aber auch abhängig von dem Orte der Tuberkelbildung und den Veränderungen seiner Umgebung — alles Dinge, die bei den sekundären tuberkulösen Gewebsveränderungen weiter zu besprechen sein werden.

Für ihre funktionelle Rolle und Stellung, abgesehen von ihrer Fähigkeit der Speicherung besonders saurer Farbstoffe, die vor allem von EDWIN GOLDMANN erkannt und betont worden ist, (vgl. neuerdings auch JAFFÉ), geben uns die zwei Gewebsumsetzungen der Epithelioidzellen einige Anhaltspunkte, die gleichsam die Pole ihrer Betätigung abgeben: die Bildung von Riesenzellen und die von Bindegewebe. Nur erstere ist im Rahmen der primären elementaren Gewebsreaktionen an dieser Stelle abzuhandeln.

Unter den Riesenzellen unterscheiden wir die jugendlichen und die ausgereiften echten sogenannten LANGHANSschen Riesenzellen. Erstere stellen eigentlich nichts anderes als ein- bis dreikernige Epithelioidzellen dar. Wie sie in der verschiedensten Größe beobachtet werden, so ist auch ihre Form denkbar verschieden und proteusartig. Charakteristisch auch für sie sind Plasmafortsätze, die sie untereinander verbinden. Die vielen Kerne — erheblich chromatinreicher als die der Epithelioidzellen — hängen auch oft noch durch Einschnürungen miteinander zusammen und deuten damit auf bevorzugte amitotische Teilung hin. Mitosen dagegen gehören — wie wir auch bei CASTRÉN bestätigt finden — zu den größten Seltenheiten. Die Kerne umgeben gewöhnlich in regelmäßiger, kreisbogenförmiger Anordnung das anscheinend homogene strukturlose protoplasmatische Zentrum. Nur selten bestehen ausschließlich mittelständige Kerne (BAKÁCZ). Diese Beschaffenheit gab WEIGERT Veranlassung, in den Riesenzellen Elemente zu erblicken, die sich in partiellem Gewebstod befänden. Die Lehre WEIGERTs wurde unbeschadet des selteneren Vorhandenseins tatsächlicher Nekrosen durch die Feststellung WALLGRENs, WAKABAYASHIs, HERXHEIMERs, ROTHs und vieler anderer erschüttert, nach der gerade in dem anscheinend nekrotischen Zentrum die funktionell wichtigsten Zellorgane ihren Sitz haben, nämlich die Mikrozentren mit Innenplasma ohne wesentliche Ausdifferenzierung, die Binnenapparate und nach der Peripherie zu die Chondroisomen. HERXHEIMER und ROTH unterscheiden unter den Zentriolen der Riesenzellen einen zentral gelegenen Hauptschwarm und mehrere periphere Nebenschwärme. Meist allerdings liegt nach WAKABAYASHI nur ein zentrales Mikrozentrum in jeder Riesenzelle. CASTRÉN bringt zerstreute Lage von Mikrozentren mit Teilungserscheinungen in den Kernen in Verbindung. Neuerdings werden nun die Zentriolen von BAKACZ mit Rücksicht auf ihre Darstellbarkeit an spät fixiertem Material für pyknotische Kernschatten angesehen. HERXHEIMER fand endlich noch in den Riesenzellen schon 1890 von GOLDMANN dargestellte und später von VAN DER STRICHT für hypertrophische Centrosomen, von RIBBERT für Schimmelpilze gehaltene Krystallbildungen innerhalb von vakuolenartigen Gebilden. Sie sprachen auf Orcein und WEIGERTs Elastica, nicht dagegen auf die eigentlichen Fettfarbstoffe an. Nach FISCHLER und SMITH-DIETRICH färbte sich an ihnen nur ein zentrales Korn. Nach VOGEL und LETULLE als Umwandlungsprodukte elastischer Fasern anzusehen, bedeuten sie nach HERXHEIMER den pflanzlichen Proteinkrystallen und den REINKE-LUBARSCHschen Krystalloiden in Hodenzellen vergleichbare Krystallisationszentren, jedenfalls keine Degenerationsprodukte der Sphären. Eisenpigment in Riesenzellen hat WELCKER beschrieben.

Fragen wir nun nach Ort und Art der Epithelioidzellentstehung, so finden wir schon bei VIRCHOW, RINDFLEISCH u. a. diese Frage eng verknüpft mit der nach Entstehung des Tuberkels überhaupt. Für VIRCHOW sind die Tuberkel bindegewebige Elemente schlechthin; der Tuberkel ist ein lymphoides Gebilde, das nach den es konstituierenden Elementen den Lymphknoten ähnelt, während ROKITANSKY entsprechend den Thesen von REINHARDT noch offen läßt, ob sich der Tuberkel auf dem Boden von Infiltraten wie der gallertigen Pneumonie, dem Exsudat bei Meningitis u. a. m., also einem Blastem extracellulär entwickeln könne; eine entschiedene Rückkehr zu den Anschauungen der MAGENDIE und ANDRAL. Als allgemeines Paradigma gilt RINDFLEISCH der miliare Tuberkel der Pia mater, der im HISschen Raume, jenem äußeren perivasculären Lymphspalt, von einer Wucherung der dortigen Endothelzellen seinen Ausgang nehmen soll; eine Auffassung, die von der Mehrzahl der Autoren seiner Zeit geteilt wird (z. B. WEDL, KOLBERG, FOERSTER, VIRCHOW, E. L. WAGNER). Beträchtliche Vermehrung des Plasmarestes, welcher die Kerne umgibt, Vervielfältigung der Kerne durch Teilung, Umwandlung in kugelige, stark glänzende und homogene Körper, Verdichtung des perinukleären Protoplasmas sind die Phasen des Bildungsganges der Epithelioidzellen. Sind erst wenige derartige Zellen gebildet, so sieht man sie durch breite protoplasmatische Brücken verbunden; bei näherer Berührung platten die Zellen einander ab, die Plasmodesmen verschwinden. Die Zellen liegen in einem durch Auspinseln darstellbaren Maschenwerk, dem Reticulum des Tuberkels, das nackte Kerne enthalten soll. So gleicht die ganze Bildung dem retikulären Bau der Lymphknoten. Indessen sei die Identität nur mehr eine äußerliche, da der Tuberkel in seiner Bildung nicht an perivasculäre Lymphscheiden gebunden ist, sondern nur an irgendwelche Endothelien, vasculäre oder seröse. Sein Prädilektionssitz am Gefäßrohr erklärt sich aus der Fülle der hier befindlichen circumvasculären Lymphgefäßendothelien. Nach COHNHEIM, SAMUEL, SCHÜPPEL, BILLROTH, ARNOLD, ZIEGLER u. a. sind es vor allem Eiterkörperchen, ausgewanderte weiße Blutzellen, die den Tuberkel zusammensetzen.

BUHL endlich, den wir an dieser Stelle noch unter den Altmeistern der histologischen Tuberkuloseforschung nennen wollen, gab ebenfalls den Sitz des Tuberkels in den adventitiellen Lymphscheiden, seine Gefäßlosigkeit, den lymphoiden Gesamtbau als für den Tuberkel kennzeichnend an. An Tuberkelfasern unterschied er erstens die peripheren Bindegewebszüge und das innere kernlose Reticulum, das er von den Tuberkelzellen ableitete; an letzteren beschrieb er die cytoiden Körper (anscheinend unsere Lymphocyten und Fibroplasten) vorzugsweise im peripheren Gürtel, zweitens LANGHANSsche Riesenzellen, deren ästige Plasmafortsätze hervorgehoben werden, und die oft wie Mutterzellen des Tuberkels aussehen, drittens als Übergänge von den cytoiden Körperchen zu den Riesenzellen genetisch mit letzteren übereinstimmende Elemente epithelialen Charakters. Ursprung der Riesenzellen und damit der Tuberkelzellen überhaupt sind die Bindegewebskörperchen, die nicht nur Vorläufer der Fibrillen, sondern auch unentwickelte Endothelzellen sind, also jedenfalls örtliche, fixe Gewebszellen.

Der gewaltige Fortschritt, den die Entdeckung des Tuberkelbacillus durch ROBERT KOCH und BAUMGARTEN und die damit gegebene Revolution der Denkart in der uns interessierenden Frage gebracht hatte, tritt am besten in der klassischen Untersuchung BAUMGARTENs zur Histiogenese des experimentellen Tuberkels beim Kaninchen nach Infektion der vorderen Augenkammer hervor. Derselbe Autor war es, der die grundlegende Wichtigkeit klar erkannte, die darin liegt, daß die Versuchsbedingungen möglichst rein und den Verhältnissen der gewöhnlichen menschlichen Infektion angenähert gewählt werden, kurz es galt möglichst geringe Bacillenmengen in feiner Verteilung auf das Gewebe einwirken zu lassen, damit störende Massen- und Fremdkörperwirkungen ausgeschaltet werden.

Diese grundlegende Erkenntnis, die auch heute noch nicht Gemeingut aller Experimentatoren geworden ist, hat BAUMGARTEN immer wieder auch zur Begründung von Abweichungen gegenüber anderen Autoren betont, und sie ist in neuerer Zeit wohl am entschiedensten von B. HEYMANN und B. LANGE ausgesprochen worden. BAUMGARTEN wählte in dieser Erkenntnis als Infektionsmaterial Teilchen frischer Impftuberkel von Kaninchen und Meerschweinchen, als Infektionsort nach dem Vorgange von COHNHEIM und SALOMONSEN die vordere Augenkammer und als Untersuchunsgmethode den Zeit-Reihenversuch. Es ergab sich zunächst das Eindringen freier, d. h. nicht in Wanderzellen eingeschlossener Tuberkelbacillen in die Gewebe (Cornea und Iris), die zugehörigen Lymphdrüsen und sodann in die übrigen Organe des Körpers. Dem Transport der Bacillen durch die Saftbahnen steht gegenüber ihr örtliches Fortschreiten durch Wachstum. *Die erste örtliche Veränderung, die nun nach Eindringen der Bacillen erfolgt, ist die Kernteilung innerhalb der fixen Gewebszellen,* und zwar sowohl in Bindegewebszellen wie Gefäßendothelien und Epithelien, solchen mit Bacillen und solchen ohne diese. Und aus dieser sich teilenden und schwellenden fixen Gewebszelle entstehen die ersten Tuberkelzellen, die Epithelioidzellen. Diese bilden zunächst weiter wachsend, schließlich in ihrer Entwicklung stillstehend den Tuberkel um einen bacillären Brutstock herum, oder aber Zügen und Schwärmen von Bacillen folgend das diffuse tuberkulöse Infiltrat. Die Formen der tuberkulösen Gewebswucherung sind dabei weitgehend von der Konsistenz der anliegenden Gewebe abhängig. Die Riesenzellen sind Zeichen des allmählichen Aufhörens der Wachstumsperiode des Tuberkels, ein Zeichen sinkender Lebenskraft der tuberkulösen Zellwucherung und die mittelbaren Vorläufer der Verkäsung; sie folgt auf die lymphocytäre Phase des Tuberkels, die zunächst nur periphere, später auch zentrale Ansammlung von hämatogenen Lymphocyten und von Fibrin. Der Ausbildung des Tuberkels und seiner sekundären Veränderungen, insbesondere der Verkäsung, folgt am Orte der Primärinfektion, im Falle BAUMGARTENs also der Vorderkammer, ein massiger exsudativer Prozeß mit Fibrinbildung, der schließlich zur Phthisis bulbi führt. Die grundsätzlich gleichen Vorgänge spielen sich in den örtlichen Lymphdrüsen und den Lungen ab, in denen das Zusammenfließen der anfangs getrennten Knötchen und die massige Verkäsung mit eventueller Kavernenbildung schon drei Monate nach der Infektion das Bild beherrschen, während es in den übrigen Organen mehr dem der disseminierten Miliartuberkulose entspricht.

Völlig analog verläuft der ganze Prozeß bei Einführung der Impfstückchen in die Subcutis oder in die Bauchhöhle von Kaninchen, während intraparenchymatöse, intratracheale und intravasculäre Infektionen örtlich bedingte Unterschiede mit sich bringen. Wesentlichere Unterschiede verursachen Menge und Virulenz der Bacillen, Größen, die sich gegenseitig vertreten können. Geringe Mengen stark virulenter haben unter Umständen die gleiche Wirkung wie große Mengen wenig virulenter Bacillen. Aber an dem histogenetischen Prinzip der Tuberkelbildung, der primären Zellproliferation, ändern auch diese Variablen nichts, obwohl bei hoher Virulenz und massiger Infektion dieses erste Stadium so kurz sein kann, daß es sich der Wahrnehmung entzieht.

BAUMGARTEN traten, was den großen Zug seiner Befunde anging, WEIGERT, KOSTENITSCH und WOLKOW, SCHIECK, KOCKEL, BRODEN, WECHSBERG, MILLER, WATANABE und HERXHEIMER bei. Die ursprüngliche Ansicht von KLEBS, KÖSTER, COLBERG, HERING, RINDFLEISCH, BUHL, daß die Lymphgefäßendothelien die Hauptbrutstätte der Tuberkelzellen abgäben, wurde zugunsten der fixen Gewebszellen überhaupt erweitert. Die grundsätzlich entgegengesetzte Auffassung haben — ihren allgemein pathologischen Vorstellungen entsprechend — METSCHNIKOFF und nach ihm BORREL, YERSIN, GILBERT und GIRODE u. a.

vertreten. Nach ihnen entsprechen die Tuberkelzellen ausgewanderten farblosen Blutzellen, besonders Lymphocyten (nach BORREL vor allem den großen Mononukleären, nach YERSIN würden die polynukleären Leukocyten dadurch zu Epithelioidzellen, daß sie sich mit einem Hof von Fibrin umgeben). Hauptbeweis ist der französischen Schule nach BAUMGARTEN die sich aus ihren Präparaten angeblich ergebende Tatsache, daß die Epithelioidzellen an den Ort des Kampfes (in ihrem Fall intravasculäre Infektion) gewandert sein müßten, also keine fixen Gewebszellen sein könnten. BAUMGARTEN selbst ist diesem recht schwachen Argument mit aller Entschiedenheit entgegengetreten, unter anderem mit dem Hinweis auf die bekannte Lokomotionsfähigkeit auch fixer Gewebszellen. Einen zwischen BAUMGARTEN und der französischen Schule vermittelnden Standpunkt vertraten unter anderem PILLIET, DOBROKLONSKI, MOREL, WELCKER, die annahmen, daß sich die Tuberkelzellen *sowohl* aus fixen Gewebs- *wie* Blutelementen rekrutieren. Außer den obengenannten französischen Autoren waren auch WALDENBURG, ZIEGLER und für einen Teil der Zellen ARNOLD für die Abstammung der Tuberkelzellen aus farblosen Blutelementen eingetreten. Eine Sonderstellung nahmen dabei die Riesenzellen ein, die von BRODOWSKI und MALASSEZ für Angioblasten aus neuen Gefäßkeimen, von ARNOLD für Abkömmlinge aller möglicher anderer präformierter Kanäle (Gallencapillaren usw.) gehalten wurden. Eine Auffassung, die sich bis heute, wo wir in den Riesenzellen abortive Gefäßsprossen sehen, durchaus erhalten hat.

Eine neue Wendung erhielt die Frage durch die MAXIMOWschen Feststellungen von der großen Ähnlichkeit der Reizungsformen hämatogener und histiogener Zellen (Polyblasten). In ihrem Zeichen standen die Untersuchungen über die Tuberkelgenese von BUDAY, WALLGREN, FIEANDT, HOMEN u. a., die auf dem Gefäßwege erzeugte Organtuberkel (Niere, Leber, Gehirn) in ihren ersten geweblichen Erscheinungsformen zum Gegenstand hatten und zu dem Ergebnis kamen, daß die primäre Bildung der Epithelioidzellen Blutelementen, insbesondere großen Mononukleären zur Last fielen, ohne daß Bindegewebszellen und Endothelien dabei völlig vernachlässigt wurden. Dagegen bestand in bezug auf die Mitwirkung der Epithelien einmütige Ablehnung. Letztere hatten besonders ältere Autoren mit Recht immer wieder in den Kreis der Erwägungen gezogen, so — nach der Zusammenstellung HERXHEIMERS — BUHL, TALMA, ARNOLD, für die Lunge, LANGHANS für Leber und Lunge, WATSON-CHEYNE, HERING und DOBROKLONSKI für die Leber, GAULE, KOSTENITSCH und WOLKOW für die Niere, HERFF, WALDSTEIN, LUBIMOW, KRAEMER für den Hoden, BRODEN für die Deckzellen des Netzes, BRUNS für die Schilddrüse, STUBENRAUCH für die Parotis, SALZER für die Tränendrüse, v. FRANQUÉ für den Uterus, SCHMORL und KOCKEL das Chorionepithel; ferner auch WELCKER, GRANCHER und BARBIER, STRAUS, TOUPET u. v. a. m.

Ein eigentlicher Fortschritt indessen wurde erst durch die Anwendung der Vitalfärbung der feineren Zellstrukturdarstellung und neuerdings der Gewebsauspflanzung für die in Rede stehende Frage erreicht. Besonders fördernd waren in dieser Beziehung die Untersuchungen von EDWIN GOLDMANN, JOEST und EMSHOFF, KIYONO, ferner die von EVANS, BOWMANN und WINTERNITZ, OPPENHEIMER, HERXHEIMER und ROTH, CASTRÉN, LEWIS und WILLIS, TIMOFEJEWSKI und BENEVOLENSKAJA; MAXIMOW und F. I. LANG. GOLDMANN zeigte die Abstammung der Epithelioidzellen experimenteller Leber-, Lymphknoten- und Milztuberkel bei Mäusen von Pyrrholzellen, d. h. vital gefärbten Histiocyten auf; ähnliches erhärteten JOEST und EMSHOFF für die den Reticulumzellen der Meerschweinchenlymphdrüsen abstammenden Epithelioidzellen, und EVANS, BOWMANN und WINTERNITZ sowie OPPENHEIMER wiesen mit Hilfe von Kollargolspeicherungen des Retikuloendothels die Herkunft der Elemente in der Leber von den KUPFFERschen Sternzellen und Pfortaderendothelien auf. KIYONO legte die Rolle der Venensinusendothelien und „Bluthistiocyten“, die auf Grund einer Reizwirkung des Virus zum Herde gelockt würden, bei der Tuberkelzellbildung dar. Endlich hat FOOT auf Grund von Versuchen mit Kohlepartikeleinspritzung in die Gefäße tuberkulöser Kaninchen die Abstammung der Epithelioidzellen auf das Gefäßendothel zurückgeführt. Die monocytäre Abstammung der Tuberkelzellen haben — wie schon früher BARBACCI — CUNNINGHAM, SABIN, SUGIYAMA und KINDWALL vertreten. Vervielfältigung der monocytären Neutralrotgranula soll den Bildungsvorgang der Epithelioidzellen einleiten.

Die Darstellung der strukturellen Zelleinzelheiten hat nächst HERXHEIMER und ROTH, die auf Grund der Beschaffenheit der Mikrozentren die Lymphknotenepithelioidzellen vom Retikuloendothel ableiteten, vor allem CASTRÉN zu wichtigen Ergebnissen geführt. Dieser zeigte in frisch untersuchtem tuberkulösen menschlichen Gewebe eine Reihe mit allen Übergängen von dem ruhenden Fibroplasten bis zu den echten Epithelioid- und Riesenzellen, die sowohl in bezug auf die äußere Gestalt und den Bau der Zellkerne als auch sämtliche feineren Zelleibstrukturen verwirklicht ist. Epithelioid- und Riesenzellen sind mithin in bestimmter Richtung differenzierte Bindegewebszellen. Dabei hebt CASTRÉN ausdrücklich hervor, daß die Fibroplasten, insbesondere in den nicht untersuchten großen Parenchymen wie Milz, Leber, Lunge, Gehirn nicht die *alleinige* Quelle der Epithelioidzellen darstellen. Auch gelten die Feststellungen nur für die Verhältnisse des Menschen, nicht aber die der Versuchstiere. Allerdings sei die Rolle der Histiocyten und Endothelien bei der Tuberkelbildung nicht übermäßig groß. Lymphocyten boten kaum, Epithelzellen sicherlich keine Anzeichen für aktive Teilnahme am tuberkulösen Prozeß dar.

Gewebsauspflanzungen tuberkulöser Kaninchenlungen, wie sie LEWIS und WILLIS vornahmen, zeigten für die Epithelioidzellen einen ziemlich großen, fein gekörnten Binnenraum um das strahlige Mikrozentrum herum. Die Körnchen des Binnenraums sprechen stark auf Neutralrot an. Den Binnenraum umgibt die Intermediärzone aus Fettkörnchen, Mitochondrien und anderen Granulationen. Diese Zone enthält die ovalen, mit ihrer Konkavität gewöhnlich dem Binnenraum zugewandten Kerne. Die Zelle im ganzen — und mutatis mutandis auch die grundsätzlich gleichartige Riesenzelle — entspricht danach der von LEWIS und WEBSTER sogenannten großen Wander- und Endothelzelle sowie den Polyblasten MAXIMOWS. Wanderten bei Auspflanzung tuberkulösen Lungengewebes vor allem die Epithelioidzellen aus, so waren dies bei normalem Lungengewebe hauptsächlich Clasmatocyten (Histiocyten). Kulturen von normalem Kaninchenblut zeigten nicht allzuwenige Übergangsformen von weißen Blutzellen insbesondere Monocyten in Clasmatocyten, Epithelioid- und Riesenzellen. Mithin entstammen die Tuberkelzellen letzten Endes wahrscheinlich den großen Mononukleären des Blutes.

TIMOFEJEWSKI und BENEVOLENSKAJA erhielten in ihren Lungenkulturen unter Einfluß der einerseits wachstumshemmenden, andererseits zur Zellproduktion reizenden Tuberkelbacillen tuberkelähnliche Gebilde aus fettreichen phagocytären Zellen, die vollkommen den Epithelioidzellen des Tuberkels entsprechen. Die Phagocyten entstammen in der Lunge vorwiegend den Alveolarepithelien, in der Milz den Reticulumzellen. In Lungen-, häufiger in Milzkulturen wird Riesenzellbildung verschiedenster Form mit 3—10 und mehr Kernen beobachtet. Allerdings möchten die Autoren diese Riesenzellen wegen ihrer Form mit den LANGHANSschen nicht auf eine Stufe stellen. Eine beträchtliche Teilnahme hämatogener Elemente bei Bildung der Tuberkelzellen in Lunge und Milz wird mit Entschiedenheit ausgeschlossen.

Bei Verwendung mit Tuberkelbacillen infizierter Blutkulturen ergaben sich tuberkelähnliche Gebilde aus agranulocytären Leukocyten, woraus TIMOFEJEWSKI und BENEVOLENSKAJA auf die Möglichkeit einer Beteiligung hämatogener Elemente bei der Tuberkelbildung schließen.

MAXIMOW endlich und J. F. LANG beobachteten Tuberkelbildung, die zum Teil auf toxische Fern- und Fremdkörperwirkung der Bacillen (Lokalisation außen im Nährmedium) zurückzuführen war. Im ausgepflanzten Lungengewebsstück selbst vermißte z. B. LANG Tuberkelbildung völlig, was er auf den

Lymphocytenmangel des Gewebes bezieht. Als Bildner von Epithelioid- und Riesenzellen traten im Lymphknotengewebe vor allem die Reticulumzellen, aber auch die sich zu Polyblasten umwandelnden Lymphocyten hervor. „Ruhende Wanderzellen" sind es vor allem, die zu typischen Tuberkelzellen werden, während das eigentliche Gefäßendothel viel weniger beteiligt erscheint. Dieses bildet vielmehr nur Gefäßsprossen und Fibroplasten; demgegenüber könnten allerdings zum Beispiel die Auskleidung der Milzsinus und die Kupfferzellen sehr wohl zu Epithelioid- und Riesenzellen werden, und diese seien daher besser den ruhenden Wanderzellen zuzurechnen.

Für die Entstehung der Riesenzellen endlich stehen bekanntlich zwei Hauptauffassungen gegenüber. Einmal die Annahme ihrer Bildung durch syncytiale Konfluenz aus mehreren Zellen (Yersin, Kostenitsch und Wolkow, Borrel, Miller, Joest und Emshoff, Kiyono, Dembinski, Marchand, Kraus, Medlar, Töppich u. a.) und auf der anderen Seite ihre Entstehung aus einer Zelle durch fortgesetzte amitotische Kernteilung und mangelnde nachträgliche Plasmateilung (Weigert, Baumgarten, Wakabayashi, Herxheimer, Castrén). Das Fehlen von Mitosen und angeblich auch von Amitosen in den tuberkulösen Riesenzellen, die Schwierigkeit andererseits, die in der Entstehung des großen Plasmaleibes aus einer Zelle liege, der Befund direkter Übergänge der Riesenzellkerne in abgebaute Faserreste und die morphologische Ähnlichkeit der Kerne Langhansscher Riesenzellen mit den von Grawitz demonstrierten Schlummerzellkernen bedeuten Robbers den Hinweis darauf, daß die tuberkulösen Riesenzellen durch protoplasmatische Umschmelzung der Grundsubstanz unter Einschluß der in dem jeweiligen Bezirk vorhandenen Kernformen entstehen. Und Mészáros sieht neuerdings in dieser These der Grawitzschen Schule eine Stütze seiner Lehre vom Ursprung der Riesenzellen aus degenerierendem Gefäßgewebe und anderen Gängen (Gallengänge u. dgl.). Ein älterer Vorgänger dieser Anschauung ist die von Klebs, Brosch und Kiener, nach der die Riesenzellen in Wahrheit Vortäuschungen durch glasige Degeneration von Gefäßwänden darstellen, die auf den Querschnitt getroffen werden. Brosch führte die Riesenzellen auf degenerierte Angioblasten, Leukocyten und Endothelien zurück, indem er als Zwischenstufe eine eigenartige, offenbar tuberkulotoxische Erkrankung der Gefäße, auch regressive Umwandlungen neugebildeter Gefäße größeren Kalibers annahm, unbeschadet der Rolle, die der Gefäßobliteration und Wucherung erkrankter Intimazellen zukomme. Die Riesenzelle schlechthin bedeutet ihm eine endothelartige Bindegewebszelle. Die neuere Lehre von Medlar, die in den tuberkulösen Riesenzellen nur Konglomerate von Monocyten um Käsebröckel, Bacillenklumpen u. ä. sieht — auch Borrel, Dembinski, Töppich haben ähnliche Bilder beschrieben — findet ihr älteres Vorbild in Schüppel, der die zentrale Partie der Riesenzelle als albuminöses Koagulum anspricht und die Randkerne aus Proliferation von Gefäßendothelien hervorgehen läßt. Später nahm er dann Entstehung aus einem Protoblasten ohne Kerne bzw. einem fibrinösen Gerinnungsprodukt innerhalb eines Gefäßes an.

Ganz eindeutige Befunde in bezug auf die vasculäre Entstehung hat neuerdings H. Wurm unter Schmincke erhoben. Wurms besonders lehrreiche und vollendete Präparate zeigen zunächst die engen Nachbarschaftsbeziehungen von Riesenzellen und Capillaren, darüber hinaus aber auch richtige syncytialprotoplasmatische Stiele der Riesenzellen, die nichts anderes als die Gefäßsprossenmatrix der letzteren darstellen können. An ihnen hängt die Riesenzelle wie eine Traube am Stiel. Ihre Bildung bedeutet starke Stoffwechselbeanspruchung der mesenchymalen Elemente, die zur Einbeziehung des in jedem Tuberkel bis zu einer gewissen Zeit und oft recht lange enthaltenen Capillarnetzes führen. Die eindeutigen Befunde WURMs haben zum ersten Male seit den Zeiten SCHÜPPELs, BRODOWSKYs, MALLASSEZs und ARNOLDs den sicheren Beweis erbracht, daß der von diesen vertretene Ursprung der Riesenzellen aus „Gefäßkeimen" oder auch allen möglichen epi- und endothelialen Kanälen — eine Auffassung, die besonders auch mit Nachdruck von LUBARSCH, KOCKEL, FRIEDRICH und NOESSKE, GOUGEROT, KROMPECHER, BENDA, BABES verfochten wurde — häufiger den Tatsachen entsprechen kann, als bisher angenommen wurde. Das heißt teleologisch gesprochen: wir begegnen im gefäßlosen Tuberkel dem Versuch, durch Aussendung von Sprossen im Sinne embryonaler Gefäßbildung Anschluß an das Capillarsystem zu finden. Während nach BAKÁCZ die Entstehung der Riesenzelle in 4 Stadien abläuft: Schädigung und Zusammenfluß der Zellen, Wucherung der Kerne bei ungeteilter Gesamtzelle, käsige Nekrose, Verkalkung, werden wir für die überwiegende Mehrzahl mit WURM die Riesenzellenentstehung durch Abschnürung von Capillarsprossen bzw. direkte Umwandlung von solchen voraussetzen. Ich selbst habe bei Mensch und Meerschweinchen Bilder gesehen, die diese Thesen zu ergänzen geeignet sind. Sie betreffen einmal Stiele an Riesenzellen in allen Zwischenformen bis zur abgerundeten Zelle (vgl. WURMs Schema), sodann Umbildungen von Glomerulusschlingen in der Nähe von Tuberkeln in Gebilde, die den LANGHANSschen Riesenzellen mindestens sehr ähneln, ferner an roten Blutkörperchen reiche jugendliche und junge Riesenzellen in capillarreichen Milztuberkeln des Meerschweinchens, in denen sich die Epithelioidzellen wie Drüsenzellen oder auch Rosetten um die Capillaren angeordnet hatten, endlich direkte Einsäumungen von Capillaren bei Lymphknotencirrhose des Meerschweinchens durch jugendliche Riesenzellen. Meine Befunde werden unter anderem der Forderung gerecht, daß ceteris paribus capillarreiches Gewebe eine erhöhte Riesenzellbildungsbereitschaft aufweisen muß gegenüber capillararmen Gewebsteilen.

Endlich glaube ich damit auch gezeigt zu haben, daß wir nicht berechtigt sind, etwa mit MESZÁROS der Riesenzellbildung das progressiv-proliferative Moment abzusprechen. Vielmehr gibt es zwar zweifellos auch Degenerationsbilder von Gefäßen, die zufällig durch die Fixierung festgehalten, den Eindruck von Riesenzellen machen (z. B. unsere Befunde am tuberkulösen Nierengefäßknäuel), also im weiteren Sinne ein Kunstprodukt darstellen, wie nach MESZÁROS *alle* Riesenzellen, auch die des Lymphogranuloms. Indessen liegt auf der Hand, daß keineswegs *alle* Riesenzellen, insbesondere die jugendlichen, derartigen zufälligen Degenerationsbildern entsprechen.

Die syncytialen Vorriesenzellen endlich, wie sie BORREL, DEMBINSKI, MILLER, MEDLAR, TÖPPICH beschrieben und auf Zusammenfließen monocytärer Elemente um Trümmer und ähnliches bezogen haben, kennzeichnen ein Frühstadium der Reaktion, in dem das Gewebe Umstimmung und feste Einstellung zum Virus gewinnt. Der Übergang von großartigem intra- und extracellularem Virusabbau mit leuko- und monocytärer Phagocytose zur protrahierten spezifischen epithelioid-riesenzelligen Reizantwort zeitigt das Auftreten jener unfertigen, riesenzellähnlichen Symplasmen, an denen die phagocytierten Plasmabeimengungen oft besonders auffallen. (LUBARSCHS Riesenzellphagocytose, z. B. von Milzbrandbacillen u. ä.).

Nach alledem sehen wir in der Tuberkelriesenzelle einen Gefäßsproß von zunächst durchaus progressivem Charakter. Auch die bei der Riesenzelle vorauszusetzende amitotische Kernteilung weist auf starke Leistungsbeanspruchung und Anpassung an die Größenzunahme der Zelle hin. Sie ist durchaus nicht als degenerative Fragmentation, sondern im Sinne HEIDENHAINS als Kernpolymorphismus eines lebenskräftigen und aktionsfähigen Zellindividuums zu werten. Früher oder später einsetzende degenerative Momente können wohl noch diesen progressiven Charakter der Riesenzelle verwischen. Funktionell bedeutet ihre Bildung die Auswirkung eines relativ starken Reizes, der quantitativ offenbar zwischen dem die Epithelioidzellbildung provozierenden und dem nekrotisierenden Giftreiz der Tuberkelbacillen steht. Sie stellt so den letzten Versuch des Gewebes dar, die Virusblockade durch Zellproliferation und Hochtreiben der cellulären Resorptivleistung zustandezubringen. Ist einmal die Riesenzelle als solche gebildet, so sind auch degenerative Züge an ihr nicht zu verkennen, wie man auch ihre Form vielleicht als Ergebnis eines Ausgleichs von vordringendem Wachstum und toxischer Wachstumsbehinderung auffassen könnte.

Überblicken wir diese Fülle abweichender Thesen, Meinungen und Tatsachen, so wird von vorneherein eins als gesicherter Bestand unseres Wissens daraus abzulesen sein: die Tuberkelzellen gehören keiner einheitlich bestimmbaren Zellform und Zellgruppe an, sondern sind Reizungs- bzw. Degenerationsformen einer ganzen Reihe verschiedener Elemente. Dennoch zeigen sich diese durch eine bestimmte Zugehörigkeit und systematische Zusammengehörigkeit miteinander verbunden. Sie sind in der Hauptsache mesenchymatische Bestandteile: Das Bindegewebe in jenem großen, zusammenfassenden Sinne, in dem es z. B. neuerdings von v. MOELLENDORFF verstanden wird, ist der klassische Sitz der produktiven Reizantwort des Gewebes auf Eindringen und Ansiedlung der Tuberkelbacillen. Unter dem höheren Gesichtspunkt des Mesenchyms fallen als Bildner von Epithelioid- und Riesenzellen die Angehörigen des Retikuloendothels und des Fibrocytennetzes als gemeinsame Glieder eines größeren Ganzen zusammen. Beide in Speicherung und Stoffwechselleistung grundsätzlich gleich gesteuert, ein funktionell gleichsinniges System, sind sie es, auf die die Hauptleistung bei der resorptiven Abwehr des Tuberkelpilzes entfällt, und die in dieser Stoffwechselleistung tätig, als Epithelioid- und Riesenzellen in Erscheinung treten. In diesem Sinne sind tatsächlich die fixen Gewebszellen die hauptsächlich reagierenden Elemente — und auch eine Beteiligung des Epithels läßt sich wenigstens für die Verhältnisse des Tierversuchs nicht ganz ausschließen; zum mindesten bestehen hier oft stärkste Formähnlichkeiten und Übergangsbilder von Epithelien und Tuberkelzellen. Man kann also nicht letztere mit Bindegewebszellen schlechthin identifizieren (TENDELOO, CASTRÉN). Blutzellen stehen nur in sekundärer Beziehung zur Tuberkelbildung, soweit nicht aus Gründen örtlicher Gewebsstruktur (Lungenbläschen) ein der Tuberkelbildung zugrunde liegender exsudativer Prozeß für längere Zeit im Vordergrunde steht und für die Ausbildung der produktiven Reizantwort, die hier sekundär erfolgt, von Bedeutung ist. Im allgemeinen jedoch sind die echten hämatogenen

Granulocyten nur Ausdruck unspezifischer Reaktion auf die allererste Fremdkörperwirkung der Bacillen und die Ausschüttung cytotaktischer Stoffe bei der späteren Verkäsung. Örtliche Umwandlung fixer Gewebszellen, besonders von Gefäßwandzellen durch Aktivation und Reizung über die Bildung großer basophiler Zelleiber mit starker Resorptivleistung des vakuolenreichen Protoplasmas bis zu granulierten, myeloiden Endformen auf der einen, Lymphocyten, Plasmazellen, Pseudoplasmazellen auf der anderen Seite, dürfte für den gewöhnlichen Tuberkel des Menschen mindestens ein ungewöhnliches Ereignis sein. Unter den Agranulocyten sind die Monocyten nur insoweit beteiligt, als sie mobile Endothelzellen darstellen und Lymphocyten, als sie — gewiß auf spezifische Reize hin (Fettstoffe ?) — die Abgrenzung der von den fixen Gewebszellen gelieferten krankhaften Neubildung allererst vollziehen helfen. Auf diese Verhältnisse ist noch unten bei Gesamtwürdigung des Tuberkels in seinen Beziehungen zum Gewebsganzen näher einzugehen.

4. Die sekundären Reizantworten.

Fragen wir nunmehr nach dem *Schicksal* der Tuberkelzellen, so begeben wir uns damit bereits auf das Gebiet *sekundärer* Gewebsreaktion auf Ansammlung und Ablagerung des Tuberkelpilzes. Sie gelten naturgemäß auch mutatis mutandis für die anderen Momente der elementaren tuberkulösen Gewebsreaktion: die primäre Gewebsschädigung und die Exsudation. Sie sind ebensoviel und ebensowenig für die Tuberkulose überhaupt kennzeichnend und typisch wie die elementaren Veränderungen. Vielmehr ist es recht eigentlich erst das Zusammenspiel bzw. das kausal verknüpfte Nacheinander dieser elementaren und sekundären Veränderungen, das Wesen und Urbild der tuberkulösen Reizantwort bezeichnet. Dennoch sind gerade die sekundären Veränderungen auch im einzelnen eigenartig und ebenso wie die elementaren weitgehend von der Reaktionsart des Gewebes und Organismus gesteuert.

Im Vordergrunde stehen die beiden Pole, die gleichsam Extreme bezeichnen, zwischen denen sich alle weiteren Lebensäußerungen des tuberkulös infizierten Gewebes nach Ablauf der primären Veränderungen bewegen. Es sind das die *Verkäsung* auf der einen, die *Bindegewebsbildung* auf der anderen Seite.

Mit der Verkäsung ist zweifellos eine eigenartige Form der Nekrobiose, des WEIGERTschen Gerinnungstodes gegeben, wenn auch hiermit das Wesen dieser Veränderung bei weitem nicht erschöpft ist.

Ursprünglich galt als gewöhnlicher und allein wichtiger Ausgang des Tuberkels sein Übergang in Abscedierung und Geschwürsbildung[1]). Das erklärt sich nicht zuletzt aus dem, was man seit den *Hippokratikern* und *Aretaios* bis hinauf zu BOERHAAVE und SCHÖNLEIN als das Wesen der Phthise erkannte und was am prägnantesten etwa in der Definition der Phthise zum Ausdruck kommt, die BOERHAAVE in seinen berühmten Aphorismen gibt, und die zum Teil wörtlich mit der des ARETÄUS übereinstimmt:

(1196): Si ulcus pulmones exederit ita, ut totus inde habitus corporis consumatur, Phthisis pulmonaris aegrum afficere dicitur.

---

[1]) Wegen der Einzelheiten s. meine Abhandlung: „Die Krankheitslehre der Phthise in den Phasen ihrer geschichtlichen Entwicklung“.

(1197): Cuius ulceris origo deducitur ab omni causa, quae valet sanguinem in pulmonibus ita sistere, ut in materiem purulentam abire cogatur.

(1214): Ut ab ulcere pulmonis, ita hepatis, lienis, pancreatis, meseraei, renum uteri, vesicae etc. phthisis produci potest, cuius cognitio, praedictio, effectus, curatio, palliatio facile ex iisdem fontibus petitur ab eo, qui visceris cuiusque effectus naturales perspectos habet.

Schon den Hippokratikern galten die *φύματα ἐν πνεύμονι*, was wir wohl am besten mit „tuberkulösen Lungenveränderungen"[1]) übersetzen, als anatomische

[1]) Die Kenntnis dessen, was eigentlich unter Phyma im Sinne der Hippokratiker zu verstehen ist, verdanken wir den weitreichenden, lichtvollen Quellenforschungen VIRCHOWS, niedergelegt in seiner klassischen Arbeit: Phymatie, Tuberkulose und Granulie (1865). Wenn auch Phyma von den älteren Übersetzern meist mit Tuberculum wiedergegeben worden ist, so bestehen doch bereits etymologische Verschiedenheiten. Phyma ist Gewächs, ein Begriff, in dem ein Geschehen und Werden liegt, Tuberculum ein kleiner Knoten, in rein deskriptivem Sinne gebraucht und auch für nicht pathologische Bildungen, also viel allgemeiner angewandt. Wenn es auch bei CELSUS wörtlich heißt: „Phyma vero nominatur tuberculum furunculo simile, sed rotundius et planius, saepe etiam majus", so geht es doch weiter: „ubi divisum est, pus eodem modo apparet". Und an einer anderen, allerdings verderbten Stelle findet sich sogar bei CELSUS: „minuti abscessus, quos Graeci phymata vocant". Nach VIRCHOW entsprechen die Phymata ebenso, wie er es in gründlicher Auseinandersetzung für die hippokratischen Schriften dartut, dem kalten, skrofulösen oder lymphatischen Absceß. In dem bekannten hippokratischen Aphorismus, in dem die Skrofeln (*χοιράδες*) erwähnt werden, wird auch des Phyma gedacht und es wird mit diesem in Verbindung gebracht. In den übrigen Hippokratesstellen aber sind die Phymata als einfach eitrige, zum Teil rheumatische, zwischen geschwürigen Exanthemen und Gelenkleiden stehende Produkte zu werten. Das gleiche gilt vor allem von der Stelle im Buch de medico, in der die Aufgabe des Arztes unter anderem dahin präzisiert wird, der Ausbildung eines Entzündungsherdes vorzubeugen, Lösung herbeizuführen, dem Zusammentragen (*σύστασις*, congestio) zu wehren. Gelingt das nicht, so sorge man, daß die Krankheit sich so schnell als möglich an einem sichtbaren, d. h. leicht zugänglichen Orte sammle, was möglichst durch das ganze Phyma hindurch gleichmäßig geschehe, damit es nicht aufbreche und ein schwer heilbares Geschwür entstehe. Unschwer erkennt man in dieser Schilderung nach VIRCHOW den Kongestionsabsceß. Ferner traumatische, in Eiter umgewandelte Blutergüsse — hämatogene Phymata —, Mandelabscesse, vor allem aber auch die Wasserblasen in der Lunge vieler Hautsiere, die nichts anderes als Blasenwürmer bedeuten können, fallen unter den Begriff des hippokratischen Phyma. Auch der vielfach angeführte Lehrsatz aus HIPPOKRATES „de articulis", nach dem Leute mit Kyphosis oberhalb des Zwerchfells sehr häufig Lungenphymata besitzen, die hart und ungekocht sind, beweist keineswegs die Bekanntschaft der Koer mit unseren Tuberkeln. Denn hier ist ausdrücklich von *φύματα κατὰ πνεύμονα* die Rede, d. h. also von Phymata *an der* Lunge *herab*, offenbar also von nichts anderem als einem kalten Absceß, der gleich darauf für die Lendengegend ausführlich beschrieben wird. An der wichtigen, von uns oben ausführlich wiedergegebenen Stelle aus dem ersten Buch über die Krankheiten mit ihrer zweifellosen Andeutung der Kenntnis des anatomischen Substrats der Lungenphthise ist VIRCHOW naturgemäß nicht vorübergegangen und wir werden ihm gewiß darin beistimmen, daß sie keineswegs die Beschreibung dessen enthält, was wir heute Tuberkel nennen.

Das Fazit, das VIRCHOW aus alledem zieht, ist: HIPPOKRATES hat mancherlei gesehen, was den Namen einer tuberkulösen Affektion verdient, aber er hat diesem keinen besonderen Namen gegeben, in welchem sich das Bewußtsein von der spezifischen Natur des Prozesses wiederspiegelt. Bestenfalls bestehen Beziehungen zwischen Phymatie und Skrofulose auf der einen, und zwischen Phymatie und Phthise auf der anderen Seite.

Keine Frage, daß es *uns* einzig und allein auf diese von VIRCHOW selbst eingeräumten und angedeuteten Beziehungen ankommen muß. Unser Wissen um die ätiologische Einheitlichkeit der Infektionskrankheit Tuberkulose läßt uns die einschlägigen Stellen des Corpus Hippocraticum naturgemäß in anderer Beleuchtung erscheinen, als VIRCHOW. Danach verstanden die Hippokratiker unter Phymata, wo nicht spezifisch tuberkulöse

Grundlage der Phthise. Sie entstehen durch Übergang von Schleim und Galle in Fäulnis. Wie alle anderen Krankheitsstoffe im Sinne der hippokratischen

Krankheitsprodukte in unserem heutigen Sinne, so doch kausal mit der Phthise verknüpfte, eine ihrer Möglichkeitsbedingungen darstellende pathische Veränderung und damit das einheitliche patho-morphologische Substrat der Schwindsucht.

Daß dieses primär mit den BAYLEschen Tuberkeln keineswegs identisch ist, sondern ihn wahrscheinlich nur mit umfaßt — wie ja überhaupt nur auf etwas Sekundäres, nämlich die Abscedierung bei den Alten in unserem Zusammenhange Wert gelegt wird — geht zur Genüge aus VIRCHOWS gelehrter Beweisführung hervor.

So stellt sich die ältere Geschichte der Tuberkulose naturgemäß ganz anders dar, als die vorparasitäre und dualistische Observanz VIRCHOWS es zuließ. Recht eigentlich begründet ist diese durch BAYLE, von dem VIRCHOW sagte, daß er die Emanzipation des Tuberkels vom skrofulösen Krankheitsprodukt vollzogen und damit dem Tuberkel als spezifischer Veränderung zum ersten Male die verdiente Rolle zugewiesen hat. Der Begriff des Tuberkels und der der Tuberkulose (der Name stammt erst von SCHÖNLEIN) ist von BAYLE in seinen kleineren vor dem Hauptwerk liegenden Abhandlungen begründet worden. „Der Tuberkel ist ein organisiertes Gebilde, welches im Zellgewebe entsteht; er hat Leben, und erst indem er erweicht, wird er unorganisch. Das sind nicht jene Phymata, die mehr als halbhühnereigroß werden, die aus einer Kongestion von Säften entstehen und die sich an allen möglichen äußeren Teilen finden. Im Gegenteil, es sind kleine Knötchen, wahre Tubercula, deren eigentlicher Sitz in inneren Teilen ist, und deren Kenntnis nur durch die pathologische Anatomie gewonnen werden kann. In den Vordergrund beginnt der Miliartuberkel zu treten.... und so hatte BAYLE das Glück, den Begriff der Tuberkulose neben dem der Skrofulose aufzurichten, ja gewissermaßen die Skrofulose an die Stelle der Tuberkulose zu setzen.... BAILLIE hatte den umgekehrten Weg eingeschlagen. Für ihn war das eigentliche Objectum comparationis, an welchem er alle anderen maß, die Drüsenskrofel.... Ganz entgegengesetzt arbeitet BAYLE. Man hat Mühe, nur die Erwähnung der Skrofulose in seiner Abhandlung aufzufinden..... Sein Objectum comparationis ist der *Lungentuberkel,* und nachdem er dessen Beschaffenheit festgestellt hat, so mißt er zunächst daran die „Tuberkel des Gekröses", dann die Lymphdrüsen usf..... Statt von der Drüsenskrofel zur skrofulösen Phthise fortzuschreiten, wie sowohl PORTAL als BAUME getan hatten, machte er den verhängnisvollen Schritt in umgekehrter Richtung, indem er von der tuberkulösen Phthise zum Drüsentuberkel weiter ging. Es war der Sieg der anatomischen über die klinische Schule, des siegesgewissen Autoptikers über den zweifelhaften Dogmatiker" (VIRCHOW). Bemerkenswert ist noch, daß VETTER an ältere Lehren von STARK und REID anknüpfend in einer fast gleichzeitigen Arbeit auf dasselbe Ziel losging wie BAYLE und das Anrecht der Skrofulose auf den Tuberkel zurückwies.

Die Tatsache, daß BAYLE von dem eigentlichen wegen seiner Kapsel auf die Stufe einer cystischen Bildung gestellten Tuberkel noch die nicht cystische tuberkulöse Degeneration unterscheidet — von beiden beschreibt er übrigens eine miliare Form — bedeutet bereits einen Hinweis auf die in seinem Hauptwerk (1810) mehr und mehr bemerkbar werdende Konfundierung der Begriffe. In diesem Hauptwerk (Recherches sur la phthisie pulmonaire) unterscheidet BAYLE unter anderem eine tuberkulöse, granulöse und ulceröse Phthise. Erstere, die häufigste Form, entsteht aus incystierten oder nicht incystierten Tuberkeln und wird als skrofulös bezeichnet, womit zweifellos eine Umkippung des alten BAYLE-VETTERschen Standpunktes gegeben ist. Die granulöse Phthise, meist mit der tuberkulösen verbunden, umfaßt hirsekorn- bis weizenkorngroße, niemals opake und einschmelzende, knorpelige Granulationen, die von den gleich großen, aber stets grauen und opaken, schließlich ganz und gar einschmelzenden Miliartuberkeln deutlich unterschieden sind. Indessen bewirken auch die Miliargranulationen Geschwürsbildung mit hautartiger albuminöser Grenzschicht. Die ulceröse Phthise zeigt wandungslose Höhlen, die fötide riechend, oft Spuren von Blutungen darbieten. Diese Form der Phthise ist die seltenste und zuweilen mit Tuberkulose verbunden.

Hatte BAYLE hier noch, wenn auch mühevoll getrennte Unterschiede der Phthiseformen aufgestellt, so vollzog LAENNEC den schon bei BAYLE in der letzten Tendenz angelegten Schritt der Vereinigung aller Phthiseformen. Die canceröse, calculöse und melanotische Phthise, die BAYLE noch unterschieden hatte, schied LAENNEC ohne weiteres aus,

Krankheitslehre die drei Entzündungsgrade der Roheit (ἀπεψία), der Kochung (πέψις), und der Krisis durchmachen, so auch der Tuberkel. Im Stadium der Roheit erregt er leisen Schmerz und trockenen Husten. Wird der Lungenknoten aber erweicht, so entsteht vorn und hinten heftiger Schmerz, es tritt Fieberhitze und heftiger Husten ein. Ist nun der Eiter so schnell als möglich reif geworden, bricht er durch, hat er eine Tendenz nach oben, wird er durch Auswurf gänzlich entleert, fällt die Höhle, in welcher der Eiter enthalten war, zusammen und trocknet aus, so wird der Kranke gesund. Bricht aber der Knoten aufs schnellste auf, ist er erweicht, und wird die Materie entleert, ohne daß die Höhle gänzlich austrocknet, ergießt sich aus dem Lungenknoten immer wieder Eiter, so ist dies verderblich. Aus dem Kopfe — bei Celsus wird die Phthisis ausdrücklich „a capite" abgeleitet — und dem übrigen Körper fließt in den Lungenknoten Schleim — eine Anschauung, die die Pathologie des ganzen Altertums und Mittelalters beherrscht und bekanntlich erst bei van Helmont ihre Erledigung findet. — Der herabgeflossene Schleim fault, geht in Eiter über, wird ausgeworfen, und infolgedessen stirbt der Kranke. Er stirbt aber auch infolge des Durchfalls, z. B. er trocknet aus, wird kalt, alle Adern im Körper sinken zusammen, da das Blut in denselben durch das Fieber verbrannt ist. Oder aber: kann der Lungenknoten lange Zeit weder von selbst noch durch Anwendung von Arzneimitteln aufbrechen, so zehrt sich der Kranke unter heftigen Schmerzen, Appetitlosigkeit, Husten und Fieberanfällen auf und stirbt ebenfalls.

Diese klassische, einer hippokratischen Schrift knidischen Ursprungs entnommene Schilderung zeigt die relativ große pathologisch-anatomische Erfahrung, die der damaligen Auffassung vom Wesen der Phthise zugrunde gelegen haben muß. Hält sie sich ganz an morphologische Gegebenheiten, wie vor allem die Lungenknoten und Lungengeschwüre, und bringt sie das Krankheitsbild mit diesen bis zu einem gewissen Punkte zur Deckung, so ist kaum anzunehmen, daß ingeniöse Intuition die anatomische Kenntnis ersetzt, und die Symptome des Kranken allein den richtigen Schluß auf niemals bestätigte anatomische Substrate erlaubt haben.

Ebenso finden wir in den hippokratischen Schriften, nämlich den Aphorismen, die käsigen Lymphdrüsenerkrankungen unter dem Namen der χοιράδες (Struma) erwähnt, die natürlich nicht mit der Phthisis in Zusammenhang gebracht worden sind. Unter dem Gesichtswinkel der Skrofulose-Tuberkulosefrage haben sie bekanntlich eine eigene alte Geschichte.

Die Zeit aufstrebender anatomischer und insbesondere pathologisch-anatomischer Forschung, die Erhebungen der Sylvius, Bonet, Morton usw. vindizierten ja überhaupt dem Tuberkel Drüsennatur, d. h. sie faßten ihn als Verhärtung der lymphatischen Drüsen auf; diese Meinung konnte sich trotz der Bedenken und Widersprüche eines Morgagni, Vetter und Reid — nach ihnen entspricht nur ein Teil der Tuberkel veränderten Drüsen[1]) — lange bis ins

die ulceröse umfaßte nach ihm hauptsächlich die Lungengangrän; die granulöse und tuberkulöse Phthise konnte er mühelos zur Deckung bringen, und so wurde, wie Virchow sagte, die Überschrift, welche Laennec dem ersten Kapitel der dritten Abteilung seiner „mittelbaren Auscultation" gegeben hat: „des tubercules du poumon ou de la phthisie pulmonaire" die bestimmte Signatur seiner Auffassung und der der Folgezeit.

[1]) Glanduläre Lungentuberkulose ist nach Vetter die bei Skrofulose zu beobachtende Anschwellung der Bronchialdrüsen.

ausgehende 18. und beginnende 19. Jahrhundert halten, nicht zum wenigsten unter dem Druck der sich durchsetzenden Lehre vom Zusammenhang zwischen Tuberkulose und Skrofulose. War doch schon in BONETS Sepulcretum, jenem ersten bewußt pathologisch-anatomischen Sammelwerk von Erfahrungen, die Auffassung vertreten, daß man Tuberkel, d. h. Verhärtungen der lymphatischen Drüsen nicht allein in den Lungen von Phthisis scrophulosa, sondern auch in anderen Arten der Phthise antreffe. Entsprechend unterschied PORTAL skrofulöse und entzündliche Drüsenverhärtungen, die beide in Vereiterung übergehen und Schwindsucht erzeugen können. Die speckartige Beschaffenheit (Steatomatosis) der skrofulös veränderten Organe bildet für ihn und auch die Folgezeit das unterscheidende Merkmal.

Wenn auch bei den einschlägigen Schriftstellern des 18. Jahrhunderts in ihren Schilderungen der Phthise die anatomischen Grundlagen gegenüber den dispositionellen und symptomatologischen, in der Hauptsache den Gesamtorganismus betreffenden Annahmen und Daten an Bedeutung und Ausführlichkeit der Würdigung zurücktreten [1]), bleiben sie dennoch, wenn auch im Hintergrunde, erkennbar.

---

[1]) Bereits bei WILLIS, dann später bei STAHL, JOHN BROWN, REIL u. a. finden wir die Unabhängigkeit der Phthise vom Lungengeschwür ausgesprochen. Was nunmehr vorwiegend unter phthisischer usw. Diathese verstanden wird, lehren vor allem die Ausführungen MORTONS: „In scrophulosa enim diathesi sanguis ob praeternaturalem acrimoniam iam tamquam coagulatur, atque adeonovum chylum non potens perfecte sibi et partibus solidis admunire, solet eum in circulatione copiosius quam par est deponere in partes glandulosas, ubi vascula non procedunt rectis lineis, ut in musculis, verum spiratim; quo fit, ut sanguis maiorem remoram et stagnationem in his quam in ceteris partibus efficere soleat; atque adeo secretionem succi nutritii magis copiosam. Quo fit, quod istae partes plusquam ceterae intumescere et durescere aptae sint natae ... Et quidem ab istis tumoribus in pulmonibus fixis oriri solet phthisis ista scrophulosa...

Cum glandulosas aliquas pulmonum partes propter diuturnam accumulationem lymphae, quae exitum per bronchos invenire non poterat, valde distendi et indurescere contigit, tubercula cruda hic inde dispersa in molli pulmonum parenchymate oriuntur...

Tuberculum crudum nascitur ab obstructione alicuius glandulosae pulmonum partis: ubi scilicet plus lymphae seu seri e sanguine secernitur, quam per ductum glandulae excernitur... a praeternaturali viscositate et glutinositate lymphae in glandulis secretae."

Noch BROUSSAIS, dem Verkäsung und Tuberkulose das gleiche bedeuteten, bezog diese auf Entzündung und Desorganisation der Lymphgefäße, aus der sich die phthisische Irritation ergebe. In den wiedergegebenen Sätzen MORTONS wird die Rolle der skrofulösen Schärfe betont, die von GALEN bis HUFELAND und über diesen hinaus immer wiederkehrt; und hier sehen wir auch wieder die *Obstruktionstheorie der Phthise* auftauchen, von der ich zeigen konnte, daß sie auf die *Araber* (RHAZES) zurückgeht, von PARACELSUS in seiner Lehre von den tartarischen Krankheiten sowie HELMONT weiter ausgebaut und bis weit hinein ins 18. und 19. Jahrhundert neben den Theoremen der phymatischen *(Hippokratiker)* und *helkotischen* (GALEN) Phthise benutzt wurde.

Bei alledem bleibt immer wieder wunderbar und bemerkenswert, daß die alten Autoren die Begriffe Skrofulose, Tuberkelkrankheit, Phthise nicht nur nicht trennten, sondern ihre letztliche Zusammengehörigkeit aus allem immer wieder erschlossen, mögen sie auch genug Heterogenes dabei durcheinandergeworfen haben. Die Würdigung dieser Tatsache erweist sich zu allen Zeiten von der jeweils herrschenden phthiseologischen Auffassung abhängig. Sie mußte zu WALDENBURGS und VIRCHOWS Zeit anders ausfallen als etwa in der ätiologisch gerichteten oder unserer gegenwärtigen Epoche. Und selbst WALDENBURG konnte sich nicht dem offenbaren Zusammenhange von Skrofulose und Tuberkulose entziehen, wenn er letztere als Folge einer Resorption skrofulösen Materials ins Blut ansah — auf Grund seiner Tierversuche, die entsprechend den von CRUVEILHIER, LEBERT u. a. die Erzeugung vorwiegend miliarer Fremdkörpergranulome zum Gegenstand hatten.

So gehört — um ein Beispiel herauszugreifen — nach SELLES bekanntem und zu Ende des 18. Jahrhunderts viel benutztem Kompendium der Fieberlehre zur Phthisis ex ulcere interno: 1. Debilitas viscerum, 2. Tubercula, 3. Obstructiones viscerum, Suppressio fluxuum sanguineorum naturalium, 4. Praegressae haemorrhagiae et Inflammationes, 5. Exanthemata quondam retropulsa vel retrogressa, Ulcera externa consueta subito sanata, 6. Acrimonia rheumatica scrophulosa, scorbutica, Labes venerea, 7. Febris plerumque cotidiana remittens, sudoribus nocturnis colliquativis, pulsu parvo et urina intense rubra, Corporis consumptio, Facies hippocratica, Excretio humoris albi, lutei, viridescentis, magis vel minus foetidi in aqua subsidentis. Tumores pedum, Diarrhoea aquosa vel purulenta. Speziell für die Phthisis durch Exulceration der Lunge kommen hinzu: 1. Erbliche Disposition. 2. Phthisischer Habitus (den PORTAL der skrofulösen Disposition gleichstellt). 3. Tubercula cruda, die sich nach STARK grundsätzlich und substantiell von den skrofulösen Tuberkeln unterscheiden. 4. Skrofulöse Schärfe. 5. Skorbutische Diathese mit Hautausschlägen und Zahnfleischerosionen; dem auch um die pathologische Anatomie der Phthise sehr verdienten MORTON bedeutete „skorbutische" Phthise wohl das gleiche wie die skrofulöse. 6. Schleimige Konstitution. 7. Schwere der Brust, Atemnot, rauhe Stimme, postkatarrhalische Phthisen, Ulcerationen durch Schleimherabfluß in die Lunge usw.

Wie Phthise aus Ulceration der Lunge, kann sie auch aus Ulceration anderer Organe, Leber, Magen usw. entstehen. So ist es nicht verwunderlich, wenn z. B. PORTAL 13 Arten von Phthise beschreibt, für die naturgemäß Tuberkel und Organulcerationen kaum obligatorische Voraussetzung sind. Er unterscheidet: 1. skrofulöse Lungensucht, 2. plethorische (besonders bei Leuten mit unterdrückten Blutflüssen,) 3. die auf Hautausschläge folgende, 4. die katarrhalische, 5. die auf Lungenentzündung, 6. die auf Asthma folgende, 7. die gichtische, 8. die skorbutische, 9. die venerische, 10. die nach Fieber, 11. die hypochondrische, 12. die nach der Niederkunft, 13. die nach Erschütterung der Brust auftretende Phthise.

Die entschiedene *Identifizierung der Phthise mit der Tuberkelkrankheit* in dem Sinne, daß erstere unmittelbare Fortsetzung und Höherentwicklung der Tuberkulose darstellt, geht von SYLVIUS und MORTON aus, wurde aber lange bekämpft, so auch noch von SCHÖNLEIN. Nach ihm war zwar Lungenphthise am häufigsten durch vorausgegangene Tuberkulose bedingt, aber doch nicht ständig. Ebenso fehle Tuberkulose als Substrat bei anderen Phthisen, wie Leber-Magen-Muskelphthise. Andererseits sei sie auch kein phantastisch verderbenbringendes Etwas, wie der κακοδαίμων älterer Autoren, eine Anschauung, deren Verdrängung Verdienst der pathologisch-anatomischen Schule sei. Vielmehr ist der ganze Prozeß nach SCHÖNLEIN durch Bildung pathischer Sekretionsflächen in dem betreffenden krankhaften Organ gekennzeichnet und die von ihnen ausgehende Absonderung von Eiter, d. h. zerfließendem organischem Gewebe. Deshalb sei auch Eiter in seinen physiologischen und chemischen Eigenschaften sehr verschieden, je nach der Verschiedenheit des Organs, das ihn bildet und nach der Ursache — also Gattung und Art der Phthise. Je kopiöser die Absonderung der pathischen Sekretionsflächen, desto stärker das Abnehmen der Körpermassen, also die Phthisis. Somit erfolgt auch der Tod bei Phthisis, abgesehen von der allgemeinen Auszehrung, auch durch Druck der angesammelten pathischen Flüssigkeiten auf lebenswichtige Organe. Im Gegensatz zur Phthise ergebe sich dagegen die Wertung der einer anderen Krankheitsfamilie zugehörigen Tuberkulose aus der Natur des Tuberkels, der in seiner Größen- und Formenentwicklung mit den tierischen Parasiten verglichen wird. Er besteht aus einer Hülle, die eine oder mehrere besondere Membranen umfaßt, oder aber aus dem komprimierten Zellgewebe des Organs gebildet wird, und aus einem Kern. Er durchläuft einen Zyklus von Veränderungen, die Tuberkelmetamorphose. Anfangs ist er eine durchscheinende gelatinöse Blase, dann kondensiert sich der Inhalt, wird undurchsichtig, verwandelt sich in eine fette Masse, die aus kurzfaserigem Zellgewebe besteht, und in welches das charakteristische Krankheitsprodukt abgelagert ist. Der Tuberkel wächst eine gewisse Zeit, die von äußeren Momenten abhängig und äußerst verschieden ist, bis er endlich abstirbt. Er stirbt entweder durch Schrumpfung, Verkümmerung bis zur Verknöcherung, oder aber durch Erweichung. Letzteres ist die verhängnisvolle Alternative, da sich aus ihr die Phthise ergibt. Die knolligen, traubigen und ästigen Tuberkelformen sind nie primär, sondern immer durch nachträgliches Zusammenfließen entstanden. Der Tuberkel liegt auch ihnen als morphologische Einheit zugrunde. Die Ätiologie des Tuberkels hat Einfluß auf seine Zusammensetzung. Der gewöhnliche Tuberkel besteht aus Eiweiß. Beim Menstrualtuberkel ist Cruorine in großer Menge beigemischt, im arthritischen Tuberkel finden sich dieselben Salze, die sich in den Gelenken ablagern. Er zeigt daher körnige Struktur. Im Gehirntuberkel findet sich Cholestearin. Endlich entwickeln manche Tuberkel — und dieses scheint die höchste Stufe ihrer Ausbildung zu sein — ein eigenes Gefäßsystem. Dieses erinnert z. B. bei Leber- und Gehirntuberkeln an das der niedersten Tiere. Man bemerke hier bei SCHÖNLEIN die Spur ontologischer Krankheitsauffassung einer parasitologisch-naturhistorischen, unmittelbar aus der spekulativ-naturphilosophischen Schule hervorgegangenen Observanz (C. W. STARK, JAHN). Die Krankheit bzw. das Krankheitsprodukt trägt den Charakter eines eigenen Lebens, es ist ein organisches System für sich, in dem das Ens morbi begründet ist. Bei Lebertuberkeln besteht ein Gefäßring, dessen Blutstrom in sich selbst zurückkehrt; bei anderen Tuberkeln ein dem Pfortadersystem ähnliches Gefäßnetz, d. h. in der Mitte ein kurzer Stamm mit Verzweigungen nach der einen oder anderen Seite. Diese Gefäßbildungen stehen isoliert, außer Zusammenhang mit der Nachbarschaft. — Die tuberkulöse Durchsetzung nimmt von denjenigen Organteilen ihren Ausgang, die am wenigsten Beweglichkeit besitzen, z. B. den Lungenspitzen. Im übrigen erfolgt die Verbreitung einmal durch Kontiguität, auf der anderen Seite nach dem Gesetz physiologischer Gegensätze und Ausschließungen zwischen einzelnen Organen und Organerkrankungen: Der Darm kann von der Lunge aus tuberkulös erkranken oder nicht erkranken, ein Gesetz, das später vor allem von ROKITANSKY in allen Einzelheiten studiert und ausgestaltet wurde. Es fällt auf, daß Tuberkel in abgeschlossenen Höhlen, namentlich im Gehirn sich anderen Organen nicht mitzuteilen pflegen. Wie Entozoen, namentlich der Bandwurm, sich in manchen Familien forterben, so auch die Tuberkel. Ätiologisch kommen innere Momente wie Lebensalter, erbliche Anlage und tuberkulöser Habitus sowie äußere Momente, wie Unterdrückung von Sekretionen vor allem durch Luftdruck und Temperatur in Betracht. Letztere Faktoren ergeben sich unmittelbar aus der Häufigkeit der Tuberkel in nördlich niedrig gelegenen gegenüber den südlich höher gelegenen Breiten.

Wenn LAENNEC wie BAILLIE geneigt waren, *alle* Tuberkelformen als pathische Produkte aus *einer* Quelle herzuleiten, so ist er damit nach SCHÖNLEIN auf einen Irrweg geraten. Jede Tuberkelform habe ihre eigene Entstehungsweise. Bei den arthritischen Tuberkeln, z. B. scheinen die krystallinischen Ablagerungen Anziehungspunkte und Kerne der Tuberkel zu bedeuten. Der Ausgang des Tuberkels in Heilung durch vollständige Resorption sei zwar möglich, die Heilung geschehe aber meistens durch Verknöcherung. Die verknöcherten Herde findet man dann bei Sektionen besonders älterer Leute vor, die in jugendlichem Alter die klinischen Erscheinungen der Tuberkulose dargeboten hätten, deren allmähliches Verschwinden jedoch den Verdacht auf eine falsche klinische Diagnose nahelegte.

Die hier etwas breiter wiedergegebenen SCHÖNLEINschen Theorien zeigen den Stand des Problems unmittelbar vor VIRCHOW, diesen selbst noch ganz auf seinem Boden, und wieviel Eigenartiges sich der richtigen, auf Beobachtung gestützten Grundanschauung — nicht zuletzt unter dem Einfluß einer auf die Spitze getriebenen konstitutionspathologischen Richtung — beigesellen konnte zu einer Zeit, in der die grundlegenden Werke über Tuberkulose eines LAENNEC, LOUIS, BAYLE — um nur einige zu nennen — bereits erschienen waren, in die der Beginn des Lebenswerkes der ROKITANSKY und VIRCHOW fällt, die darüber hinaus die ersten schüchternen Versuche betreffend die Infektiosität der Tuberkelmasse (KLENCKE) hervorbringt, und ihre Vollendung durch VILLEMIN reifen läßt [1]).

Zum Schluß dieses historischen Exkurses sei noch vermerkt, daß wie LAENNEC, STARK u. a. LEBERT sich ausdrücklich gegen die Auffassung wendet, als sei der Tuberkel ein Entzündungsprodukt und dem Eiter ähnlich. Im Gegenteil: während der Eiter primär flüssig sei und zur Eindickung neige, sei der Tuberkel primär solid und neige zur Einschmelzung und Verflüssigung. Schon weil er gefäßlos sei, könne der Tuberkel nicht eitrig einschmelzen. Im oder am Tuberkel vorgefundener Eiter entstammt der entzündlich gereizten Nachbarschaft. Diese Entzündung der Nachbarschaft beschleunigte allerdings die Dekomposition des Tuberkels unter Geschwürsbildung. Auch ANDRAL, der erste bedeutende Vertreter der neueren Humoralpathologie, die das Ens morbi in das Blut verlegte und es dort auf chemischem Wege zu erfassen suchte, wendet sich gegen die entzündliche Natur der Tuberkel, ebenso wie die der Krebse, Melanosen, Hydatiden usw. Und das auf Grund chemischer Untersuchung des Blutes; denn dieses zeige eine Änderung des Fibringehaltes im Sinne der Entzündung erst dann, wenn sekundäre Erweichung der Bildungen hinzutrete. Die Lungentuberkel führen zum Tode, da sie durch Abfuhr der zugrunde gehenden Massen ins Blut die notwendige dauernde Bluterneuerung behinderten.

Am Tuberkel als morphologischer Grundlage der Phthisis interessierte naturgemäß in erster Linie sein Ausgang in Absceß und Verschwärung am meisten. Wenn auch STARK, bei dem sich zum ersten Male eine einigermaßen scharfe Erfassung der tuberkulösen Bildungen findet, das Statische der Tuberkelmassen betont („nempe aggregata rotunda, alba, dura, ex toto inorganica, et hac ex ratione nec dolentia neque inflammabilia, quamvis in partibus vicinis inflammationem indeque febrem excitare valeant"), so war es doch z. B. BAILLIE, der das Hauptgewicht auf jene charakteristische Beschaffenheit der abscedierenden Tuberkelmassen legte, indem er das Wesen

[1]) Schon MORTON führt unter den „causae procatarcticae" der Phthise — an neunter Stelle — auf: „*Contagium* etiam hunc morbum propagat. Hic enim affectus (ut frequenti experimentia observavi) lecti socios miasmate quodam, sicuti febris maligna, inquinat."

Es geht dann sehr bemerkenswert weiter: „Decimo lapides etiam cretacei in pulmonibus praeternaturaliter generati; vel clavi aliaque dura corpora in pulmonibus per risum demissa, inter phthiseos pulmonaris causas numeranda sunt." Die Kontagiositätslehre GALENS, des CARDANUS, SCHENCK V. GRAFFENBERGS, DE LE BOE SYLVIUS' bis hinauf zu den einschlägigen Anschauungen LAENNECS und HENLES, den negativen Experimenten im Beginn des 19. Jahrhunderts (KORTUM) und endlich den Lehren der BUHL und WALDENBURG habe ich anderweit ausführlich behandelt.

der Drüsenskrofulose in der Umbildung zu käseartigen, mit dickem Eiter gemischten Massen sieht. Später gebraucht auch VETTER den Vergleich mit Käse, der bis auf HELMONT, also den Beginn des 17. Jahrhunderts, zurückgeht. Die Massen werden mit dem dicken, krümeligen Eiter kleinerer tuberkulöser Lungenherde verglichen, während bei größerer Ausdehnung der Herde gewöhnlich dünner Eiter gebildet würde. Hatten schon LOUIS, SCHÖNLEIN, LEBERT (s. o.) und viele andere auf die grundsätzliche Verschiedenheit von Eiter und dem käsigen Produkt der Tuberkel hingewiesen, so wurde die Betonung der entschiedenen Trennung noch 1880 von BAUMGARTEN für notwendig erachtet. Diese Trennung wollte und konnte natürlich nicht gleichzeitig die Spezifizität der Käsebildung, ihre unbedingte Bindung an tuberkulöse Krankheitsprodukte festlegen. Vielmehr mußte bei und trotz Anerkennung des großen diagnostischen Wertes der Verkäsung — stellte sie doch den durchgängigen, notwendigen Ausgang jedweden tuberkulösen Infiltrates dar — die Spezifizität der „käsigen Materie" weiterhin in Abrede gestellt werden. Die Initiative REINHARDTs, alles Käsige auf „Tuberkulisation" zu beziehen, auch wenn es sich um gewöhnliche Entzündungen handelt, richtete naturgemäß schwere Verwirrungen an, die erst VIRCHOWs strenger Dualismus bannen konnte. Über der käsigen Metamorphose hatte man den Tuberkel ganz vergessen. Die alte von VIRCHOW [1]) unterstützte Auffassung der BAYLE, LAENNEC, ROKITANSKY, mußte zu Recht bestehen, nach der auch in krebsigen und in rein eitrigen Krankheitsprodukten, im Granulationsgewebe und vor allem den skrofulösen Bildungen Veränderungen aufzufinden sind, die mindestens rein morphologisch mit den tuberkulösen, d. h. hier käsigen Metamorphosen übereinstimmten. Erst SCHÜPPEL hat die klare

---

[1]) Noch 1851 faßte VIRCHOW seine Ansichten vom Wesen des Tuberkels, wie er selbst sagt, nicht zum wenigsten unter dem Druck der überlieferten Doktrin, wie folgt zusammen: „Die Tuberkulisation oder die tuberkelartige Metamorphose besteht in einer eigentümlichen Umwandlung sowohl neugebildeter als alter Gewebsbestandteile, wobei eine Aufhebung der Ernährungs- und Bildungsvorgänge, eine Modifikation, Nekrose der Gewebselemente mit nachfolgender peripherischer Resorption der flüssigen Bestandteile und Eintrocknung der außer Ernährung getretenen Partien stattfindet. Diese Metamorphose steht koordiniert der fettigen, wachsartigen, atheromatösen Entartung, sowie der Verkalkung, keineswegs der Entzündung, der Wassersucht, der Eiterung oder Krebsbildung. Die Prozesse, durch welche die tuberkulisierenden Gewebe gebildet werden, tragen bald den Charakter der bloßen Hypertrophie, bald den der Eiterung, der Krebs- und Sarkombildung, der Typhus- und Rotzinfiltration. Es gibt demnach *eine entzündliche, krebsige, typhöse sarkomatöse usw. Tuberkulisation.*" Tuberkulose bedeutete „den Gesamtvorgang der Erkrankung, welcher die Bedingungen der lokalen Ernährungsstörung mit den dazu gehörigen Veränderungen in der Exsudation, sowie in der Zellenbildung und Umbildung enthält.... Die Skrofulose ist die konstitutionelle Erkrankung, welche am häufigsten die Tuberkulose, d. h. Lokalerkrankungen mit dem regulären Ausgange in Tuberkulisation hervorbringt." (Würzburger Verhandlungen Bd. 2, S. 72 ff.). Später ersetzte er dann Tuberkulisation und tuberkelartige Metamorphose durch käsige Metamorphose, die „Tyromatose" *Craigies.* Danach war „die Verkäsung.... ein möglicher *Ausgang* verschiedener Krankheitsprozesse, welche unter anderen Verhältnissen andere Ausgänge machen können. So gibt es Eiterung mit Ausgang in Verkäsung (kalter Absceß), Hyperplasie mit Ausgang in Verkäsung (Drüsenskrofel), Heteroplasie mit Ausgang in Verkäsung (Tuberkel, Krebs).... Nachdem wir wissen, daß der Ausgang in Tyrose an verschiedenen Krankheitsprodukten auftreten kann, ist jeder Grund verschwunden, den Irrtum BAYLEs noch weiter zu verfolgen, und den Namen des Tuberkels an das käsige Produkt zu knüpfen. Insbesondere die Geschichte der Phthise hat viel mehr mit käsigerHepatisation zu tun als mit Tuberkeln" (Arch. Bd. 34, S. 71 f.).

Identifizierung skrofulösen und tuberkulösen Käses vollzogen; sie war in gewissem Sinne schon bei PORTAL und BROUSSAIS angelegt.

ROKITANSKY wie VIRCHOW beschreiben den Verkäsungsvorgang sehr ähnlich. Aus dem grauen Tuberkel wird zunächst der gelbe, der aus einer großen Menge von Proteinmolekülen besteht. Bis zur feinsten Punktmasse zerlegt, entsprechen sie den vertrockneten, geschrumpften, gerunzelten, zum Teil wie angenagten, in ihrem Inhalte fein granulierten, trübe erscheinenden Tuberkelzellen (LEBERTS sog. Tuberkelkörperchen). Kern und Zellmassen werden dann im ganzen zu einer weißlichen oder gelblich trockenen, käseartigen, gegen Säuren und Alkalien auffallend widerstandsfähigen Substanz umgebildet. Diese zerfällt häufig weiter zu einem eiterartigen, flockig-krümeligen (jauchig-korrosiven) Fluidum. Gemeinhin ist auch Fett in Molekularform zugegen. Die geschilderte Veränderung ist als vorzüglich dem Tuberkel eigene Nekrose zu betrachten, an deren Anfang VIRCHOW bewußt die Fettmetamorphose setzte. Der Tuberkel trägt den Keim zur regressiven Veränderung, zum Untergang in sich. Es sind die im Übermaß gebildeten Tuberkelzellen, die sich gegenseitig hemmen, ersticken, die Gefäße des Tuberkels allmählich zum Schwinden bringen, sich dadurch selbst die Zufuhr abschneiden, so absterben, zerfallen und als verschrumpftes, zerfallenes Material in Erscheinung treten.

SAMUEL setzt demgegenüber wiederum die käsige Metamorphose der Eitereindickung bei chronischer Entzündung gleich. Es komme — schon ANDRAL und REINHARDT hatten ganz Ähnliches gelehrt — zu Tuberkulisierung des Eiters unter Resorption des Serums, Schrumpfung und teilweiser Verfettung der Eiterkörperchen. Manche Tuberkulosen sind danach nichts anderes als Ablagerung derartigen Eiters, wobei die Neigung zur Eitereindickung in vielen Familien als skrofulöse Diathese erblich sei. Im Tuberkel erfolge die Verkäsung, weil die Tuberkelzellen wegen mangelhafter Ausbildung des Gefäßnetzes nicht resorbiert werden. Ähnlich bezieht v. RECKLINGHAUSEN den Vorgang der Verkäsung auf Liegenbleiben nicht hinreichend flüssiger und beweglicher Entzündungsprodukte am Bildungsort einerseits und ausbleibende Organisation auf der anderen Seite. Entzündungen mit diesem Verlaufe heißen käsige und führen zur Nekrose des Gewebes, da regelmäßig die Gefäße verlegt, durch Endoarteriitis versperrt werden. Im weiteren Verlaufe tritt, wie auch bei sonstigen nekrotisierenden Entzündungen, wenn nicht der Tod den Prozeß unterbricht, Verschwärung, Absceß oder Ulceration auf.

So bleibt zunächst die eine Wesensbestimmung der Verkäsung überall schon bei den älteren erkennbar: der Gewebstod, die Nekrose. In der Tat ist auch heute noch das wichtigste Charakteristicum der Verkäsung die allmähliche Abtötung der Gewebsteile. Wie VIRCHOW klar herausgearbeitet hat, wird sie durch degenerative Fettinfiltration eingeleitet. Allerdings hatte auch BUHL das Wesen der käsigen Degeneration in einer Art Fettdegeneration erblicken wollen[1]); von letzterer sei sie nur durch absolute Blutleere und ständige Wasserresorption, also durch Blässe und Trockenheit unterschieden, während die eigentliche gewöhnliche Fettdegeneration unaufhörliche Durchströmung mit Blut, ja sogar erhöhten Gehalt an Gewebsfeuchtigkeit verlangt.

[1]) Von jeher, seit der Zeit der BICHAT, PORTAL u. a. galt die Steatomatosis, das Speckige als Hauptmerkmal des tuberkulösen Erkrankungsprodukts in bestimmten Stadien.

Im frisch entstehenden Tuberkel vermissen wir meist wesentliche Mengen von histologisch feststellbaren Fettstoffen. Bei etwas älteren Prozessen dagegen zeigen die Tuberkel reichlich Fettstoffe, besonders wenn im Zentrum schon Nekrose eingetreten ist. Dann finden sich die fett- und lipoidhaltigen Zellen vorzüglich an der „Grenze des Toten", um diesen Ausdruck v. RECKLINGHAUSENS zu gebrauchen. Diese Verhältnisse sind besonders von JOEST an vergleichend pathologischem Material studiert, von H. J. ARNDT und *mir* nach der histochemischen Seite mit dem Ziel einer qualitativen Analyse der abgelagerten Fettsubstanzen geprüft worden. Danach sind alle Sorten der bekannten Fettstoffe, insbesondere in Form verwickelter Gemische im Tuberkel vorhanden. Neben Neutralfett treten besonders doppeltbrechende Substanzen (zum Teil wohl sicher Cholestearinester — JOEST hat solche beim Haustiertuberkel gewöhnlich vermißt) und auch Lipoide im engeren Sinne, vor allem *Ciaccio*-positive hervor. In den Riesenzellen fehlt gewöhnlich doppeltbrechende Substanz, während sie an Neutralfett, nach CIACCIO und SMITH-DIETRICH positiven Lipoiden und wohl auch Fettsäuren reich sind — eine Feststellung, die mir für die vergleichend-pathologischen Verhältnisse von ARNDT bestätigt worden ist. Was für die Tuberkel gilt, trifft auch im großen ganzen auf die produktiven Herde bei der Lungentuberkulose zu. Die Fettsubstanzen sind gewöhnlich in den die Verkäsungsgebiete umrandenden Epithelioidzellen, aber auch in den verkästen Teilen selbst, wenn auch seltener, abgelagert sowie in circumfokalen Zellen der vorgebildeten normalen oder entzündlich veränderten Nachbarschaft. Der alterative tuberkulöse Grundprozeß läßt naturgemäß auch mehr oder weniger reichlich — der Massigkeit und Raschheit des Unterganges vorgebildeter Gewebszellen direkt oder indirekt entsprechend — Fettablagerungen erkennen.

Der exsudative Grundprozeß ergibt z. B. für die käsig-pneumonischen Veränderungen des Menschen nach Maßgabe der histochemisch im Sinne der KAWAMURAschen Gruppenreaktionen abgrenzbaren Fettsubstanzen eine Vielheit von Gruppen. Zunächst das dem Beginn des Prozesses entsprechende verhältnismäßig zellarme Exsudat, in dessen Zellen die Fettreaktionen allmählich positiv werden, und dementsprechend eine deutliche Oxydasereaktion als Zeichen lebhaften Zellstoffwechsels erzielbar ist. Doppeltpbrechende Fette treten noch ganz zurück. Dann das kompakte großzellige Exsudat, das bei bereits negativer Oxydasereaktion ein etwa gleichmäßiges Gemisch von Neutralfett, *Ciaccio*-positiven Lipoiden und doppeltbrechendem Fett oder aber rein anisotrope Verfettung zeigt. Endlich das Stadium der völligen Verkäsung, die sowohl beim Tuberkel als auch dem exsudativen Prozeß höchst launisch reichlich, oft aber auch keinerlei Fettablagerung erkennen läßt. Die Fettsubstanzen entsprechen dann histochemisch dem Neutralfett und sind oft, worauf besonders ORTH, auch JOEST hingewiesen haben, in Form eigenartiger zonaler Streifen abgelagert. Damit wäre ein Anhaltspunkt für eine Umsetzung von Lipoiden und Lipoidgemischen in Neutralfett bzw. Anreicherung und stärkeres Hervortreten des letzteren mit zunehmender Auflösung des Gewebes gegeben, eine Tatsache, die auch durch die analytische Chemie erkannt und gewürdigt worden ist. Daß auch die Möglichkeit des umgekehrten Prozesses, des Verbrauchs von Neutralfetten bei Ablagerung und Hervortreten der Lipoide beim Ablauf der tuberkulösen Gewebsreaktion besteht, ließe sich gewiß durch eigens darauf gerichtete Untersuchung ebenso wie anderweit dartun. Das Auftreten von Neutralfett in käsig-nekrotischem Gewebe an Stellen, die vor Eintritt der Verkäsung offenbar andere Fettstoffe enthielten, kommt auch noch mittels eines anderen Verfahrens als der Anstellung der gewöhnlichen Fettreaktionen zum Ausdruck. Beim ALTMANN-SCHRIDDE-Verfahren nämlich, bei dem bekanntlich der eigentlichen Fuchsinfärbung eine Osmierung des Objektes vorausgeht, treten in den Zellen des käsig-pneumonischen Exsudats — abgesehen von massiven schwarz gefärbten Fetttropfen — lediglich rötliche Pünktchen hervor, die zum großen Teil gewiß den Chondriosomen entsprechen. Bei zunehmender Verkäsung jedoch machen sie mehr und mehr zahlreichen nach Form und Lage analogen rein schwarzen bis schwarzgrauen Punkten Platz. Die Beibehaltung der Osmierung im paraffineingebetteten Präparat scheint hier das Vorhandensein reinen Neutralfetts anzuzeigen, das vorher nur larviert (Fettphanerose) oder überhaupt nicht vorhanden war. Aufrahmung der Neutralfetttröpfchen bzw. Verlust ihrer Eiweißkoppelung bringt sie zum Vorschein, soweit nicht Synthese von Neutralfett aus dem Material des zerstörten Lipoids in Frage kommt.

Auch Glykogen läßt sich an tuberkulösen Herden, besonders den Rändern nachweisen. In Übereinstimmung mit v. GIERKE konnte ich sein Fehlen im großzelligen Exsudat feststellen, während rein leukocytäre Ausschwitzungen, wie sie naturgemäß auch bei der käsigen Pneumonie gerade reichlich vorkommen, Glykogen in großer Menge zeigen. GIERKE hat ebenso wie LUBARSCH, DEVAUX, H. J. ARNDT, ich selbst, auf den Befund von Glykogen in Epitheloidzellen des Tuberkels, seltener den LANGHANSschen Riesenzellen oder frei im Gewebe an der Grenze des Toten hingewiesen und dabei die größere Quantität des abgelagerten Glykogens bei der Impftuberkulose des Meerschweinchens hervorgehoben. ARNDT hat dann den grundsätzlichen Unterschied dieser Glykogenablagerung beim Menschen und humaner Impftuberkulose einerseits und der Glykogenspeicherung in den vor allem Zufallsbefunde darstellenden tuberkulösen Herden von Schlachttieren, z. B. Perlsuchtknoten, betont, die der in anderen infektiösen Granulomen, z. B. bei Rotz, eher gleichen. Er hat dabei besonders das freie extracelluläre Glykogen im Auge und darüber hinaus vor allem das im nekrotischen Gebiet selbst liegende. Für dieses diskutierte ARNDT die Auffassung, daß liegengebliebene Reste eines von lebenskräftigen Zellen aufgebauten Glykogens vorliegen, die nach Untergang der Zelle frei geworden sind. Denn der Befund von Glykogen überhaupt setzt nach LUBARSCH und v. GIERKE nicht zu stark geschädigte, zu Syntheseleistung noch fähige Zellen voraus. Auf der anderen Seite ist jedoch nicht von der Hand zu weisen, daß eine „Glykogendegeneration" durch Abbau der Zellglykoproteide bestehen kann. In diesem Zusammenhange erscheint dann ARNDT auch die „Fettbildung aus Eiweiß" auf dem Umwege über freigewordenes Kohlehydrat plausibel, das ja eine einwandfreie Quelle der Fettbildung darstellt. Ob sich die neuerdings geäußerte Ansicht von PINNER, daß Glykogenablagerung nur soweit in tuberkulösem Gewebe vorkommt, als darin gewöhnlich glykogenhaltige Leukocyten vorhanden sind, allgemein aufrechterhalten lassen wird, möchte ich nach meinen Erfahrungen durchaus bezweifeln.

Hinsichtlich der Bewertung und der Bedeutung der Fett- und Glykogenablagerung im tuberkulösen Gewebe kann zunächst kein Zweifel sein, daß sie eng an die degenerativen Vorgänge im tuberkulösen Gewebe geknüpft sind.

Die Fettinfiltration zeigt den Beginn des Absterbens der Zelle an. Zweifellos spielen neben den damit umschriebenen retentiven Vorgängen — Ablagerung des Fettes, das von der zugrundegehenden Zelle nicht mehr verbrannt werden kann — auch resorptiv-progressive Faktoren eine Rolle. Das Fettangebot ist erhöht, da abgesehen von allgemeiner, einer Fettwanderung gleichkommenden Verschiebung des Fettstoffwechsels bei Tuberkulose (ausgedrückt z. B. im Ansteigen des Blutlipoidspiegels, lipolytischer Insuffizienz der Leber, Lipoidzellhyperplasie der Milz u. a. m.), lokal die Gewebsauflösung Fettstoffe freimacht, sie gleichsam sezerniert und den Saftbahnen zuführt. Diese Verhältnisse treten in reiner Form oft beim tuberkulösen Diabetiker deutlich hervor. Endlich ist besonders beim Auftreten der Lipoide im engeren Sinne mit Fettphanerose zu rechnen, dem Sichtbarwerden latenter Zell-Lipoide bei Auflösung des Zellkörpers infolge von Aufrahmung oder Lockerung der Lipoideiweißkoppelung. Gibt doch auch nach FR. MÜLLER autolysiertes käsiges Gewebe eine gute Ausbeute an Lipoiden und Cholestearin. Ein Wirksamsein lipoidlöslicher, fermentartiger Tuberkulosegifte ist als weitgefaßte allgemeine Ursache der Lipoidablagerungen vorauszusetzen. Vielleicht bedeutet sogar das Freiwerden der Lipoide eine Art Düngung des Bodens für den Tuberkelbacillus, der für lipoidhaltige Substrate (Eiernährböden) empfänglich, nunmehr besonders günstige Bedingungen zu weiterem Vordringen findet und damit das schrankenlose Fortschreiten der Verkäsung, die Auflösung des ganzen Herdes einleitet. H. J. ARNDT hat eine teleologische Betrachtung der Fettablagerung im Tuberkel zu begründen versucht. Danach bedeute die Ablagerung von Cholestearinestern und auch die von Glykogen in der Tuberkelzelle eine Art Rettungsversuch derselben, eine vitale Maßnahme, die sie ergreift, um ihr Leben zu fristen. Sie erinnert an die Aufhaltung des Zusammenbruchs etwa von Lebergewebe durch Glykogenfixation. Die Veresterung des Cholestearins speziell begünstige die Neutralisierung der im kranken Gewebe auftretenden Säuren — erst letzthin hat ja SCHADE gerade für den Tuberkelbacillus und sein Wesen die große Bedeutung der Wasserstoffionenkonzentration für alle bacillenhaltigen Medien dargetan. Dazu stimmen die Feststellungen HAMMARSTENS vom Vorkommen freier Fettsäuren in tuberkulösen Neubildungen. Entsprechend hatten auch BABES und GOLDENBERG schon vor Jahren den nekrobiotischen Charakter der Fettablagerung im Tuberkel geleugnet und diese vielmehr mit den reparativen Vorgängen in Beziehung gebracht.

Einige Zahlen, wahllos aus dem älteren und neueren Schrifttum zusammengestellt, mögen hier Platz finden, um ein ungefähres Bild der bei Tuberkulose in den Organen vorhandenen Fettmengen zu geben. PREUSS fand 1835 in kindlichen Lungentuberkeln in 13,5% der von Wasser und faserigen Resten getrennten tuberkulösen Materie 4,94% in heißem Alkohol lösliches Cholestearin, 13,50% in kaltem Alkohol, aber nicht in Wasser lösliches ölsaures Natron. GRANBOOM (1881) stellte in der tuberkulösen Lunge auf 1000 g 13,8 g, in der Niere 24 und in der Milz 15,7 g Fett gegen 0 g normaliter fest; nach OTT enthielten tuberkulöse Lungen auf 100 Teile frischer Substanz bis zu 2,31 und bis zu 18,9 auf Trockensubstanz berechnet, Fettstoffe. Ähnliche Angaben bei HOESSLIN. R. FRANK (1921) erhielt im Durchschnitt in der gesunden Lunge 1,24—1,28 g Neutralfett und 0,33 g Cholestearin, bei der grauen Hepatisation 1,05 und 0,24 g, bei der roten Hepatisation 1,21 und 0,28 g, bei der chronisch indurierenden und ulcerösen Tuberkulose 1,22 g Neutralfett und 0,37 g Cholestearin.

Danach enthält die tuberkulöse Lunge nur etwas weniger Neutralfett als die normale, mehr als die pneumonische Lunge, Cholestearin aber mehr als die normale und bei weitem mehr als die pneumonische Lunge. Auch ohne histologisch nachweisbares Fett ergibt tuberkulöser Käse große Mengen ätherlöslicher lipoider Substanzen (verseifbares Fett, Cholestearin) — wie von Bossart, Schmoll, W. Rosenthal gefunden wurde (vgl. bei Kraus).

Der Fettablagerung folgt der eigentliche Verkäsungsprozeß unmittelbar nach, oder er geht neben ihr einher. Je älter jedoch Käse ist, um so fettfreier scheint er zu werden. Und auf der anderen Seite fehlt auch in frisch verkästen Teilen Fettablagerung völlig, besonders dann, wenn wir es mit den selteneren Fällen, sog. *direkter Verkäsung* zu tun haben, bei der das Gewebe ohne vorgängige epitheloide Umwandlung diffus und rasch der Nekrose anheimfällt. Ist die Fettablagerung naturgemäß Zeichen des langsamen Absterbens, der Nekrobiose, so ist doch das Wesen der Verkäsung weder mit dem Begriff Fettablagerung noch mit dem der Nekrose und auch nicht mit beiden zusammen eindeutig bestimmt. Vielmehr kommt noch ein drittes Moment hinzu, das als wesentlicher Bestandteil in den Veränderungskomplex der Verkäsung eingeht. Es ist die Ablagerung eines homogenen, den hyalinen Substanzen, einschließlich Fibrin und Amyloid nahestehenden Körpers; wie schon die hier grundlegenden Untersuchungen von Schmaus und Albrecht gezeigt haben, eines extracellulären hämatogen-exsudativen Hyalins, das entweder mehr körnig oder körnig-fädig, oder aber dem kanalisierten Fibrin mehr ähnlich ist; mit dem Blutfaserstoff, der auch in Tuberkeln, besonders der Meerschweinchenmilz (Lubarsch, Falk) in nicht geringer Menge vorkommt, ist es jedenfalls nicht identisch. Offenbar entsteht es aus einem Transsudat durch Gerinnung unter Mithilfe von Zellzerfall, wobei die Zellen durchströmt, und ihr Chromatin ausgelaugt wird. Der Zellzerfall, die eigentliche Nekrose, offenbart sich in dem raschen und frühzeitigen Zerfall der Zellkerne, der damit gegebenen Ansammlung von Chromatintrümmern. Alle Formen des Kernuntergangs, die Pyknose, zentrale Chromatolyse und Kernwandhyperchromatose, Kerngerüsthyperchromatose, Oxychromasie, Chromatorrhexis und Chromatolysis sind dabei zu beobachten. Nach Schmaus und Albrecht lassen die Epithelioidzellkerne nur wenig Sprossungen, dagegen reichlich Kernwandhyperchromatose und Pyknose erkennen. Im allgemeinen treten jedoch bei der Tuberkulose die chromatokinetischen Veränderungen (Karyorrhexis) hinter den metachromatischen und chromatolytischen zurück. Die Chromatinbröckel zerfallen, wie K. E. Ranke besonders für den Lymphknoten hervorgehoben hat, in die länglichen, oft birn- oder biskuitförmig eingeschnürten, oft auch ganz unregelmäßig gestalteten Kerntrümmer, die zugrundegegangenen Epithelioidzellen ihren Ursprung verdanken, und solchen, die streng rund sind und nekrotisierten Leukocytenkernen entstammen.

Mit alledem dürfte das morphologische Bild der Verkäsung in der Hauptsache bereits umschrieben sein. Die stoffliche Zusammensetzung verkäster Gewebsteile scheint bisher nur wenig erforscht zu sein.

Den älteren Angaben Otts entlehnen wir, daß die phthisische Lunge Wasser bis zu 86,2% gegen normal etwa 79,1% enthält. Granboom gibt für eine phthisische Lunge 16,2‰ gegen 20,9‰ Normalgehalt an festen Stoffen, in Wasser und verdünnter Salzsäure lösliches Eiweiß stark vermehrt, den Aschegehalt gegen normal vermindert an. Nach den alten Untersuchungen C. W. Schmidts ist der Prozentgehalt der Gesamtasche an Phosphorsäure, Schwefelsäure, Kalk, Magnesia, Kali, Natron gegenüber normaler Menschen- und Hundelunge nicht wesentlich bzw. höchst unregelmäßig verändert.

Nach den Analysen von LOMBARD, die bei ANDRAL wiedergegeben sind, ergibt der nicht erweichte Lungentuberkel 98,15% animalische Substanz, 1,85% Salze (Phosphate, Carbonate und Chloride, ferner Spuren von Eisenoxyd); verkreidete Tuberkel dagegen 96% Salze und 3% organische Substanz. In den Lungentuberkeln eines 10jährigen Kindes fand REUSS 79,95% Wasser, 13,52% tuberkulöse Materie und 6,53% faserigen Rest, der seinerseits Fett, Kollagen und nichtkollagene Substanz enthielt. Die tuberkulöse Materie bestand dabei aus wasser- und alkoholunlöslichen Substanzen (Casein, Eisenoxyd, Calciumphosphat, Calciumcarbonat, Magnesia, Schwefel) zu 65,11%; Wasser-, aber nicht alkohollösliche Substanz (Casein, Kochsalz, Glaubersalz, Natriumphosphat) 7,90%; in kaltem Alkohol, aber nicht in Wasser lösliche Substanz (ölsaures Natron) zu 13,50%; andere Natronsalze zu 8,46%, endlich in heißem Alkohol lösliches Cholestearin zu 4,94%. Nach BOUDET gibt der Tuberkel in kaltem Wasser Albumin und eine caseinähnliche, durch Essigsäure fällbare Substanz ab. Es bleibt ein fibrinartiger Stoff übrig. Alkohol entzieht der tuberkulösen Materie Öl- und Margarinsäure, Neutralfett, freie Milchsäure, Natriumlactat, viel Cholestearin u. a. Die Asche enthält vor allem Kochsalz und Calciumphosphat, wenig Calciumcarbonat, Sulfat, Natrium carbonicum, Silicium und Eisenoxyd. Das im Tuberkel unlösliche Casein wird im erweichten Tuberkel bei der sich entwickelnden alkalischen Reaktion löslich. Nach RIEGEL enthält die tuberkulöse Lunge nicht mehr Kieselsäure als die normale. Die neueren Analysen nach PINKUSSOHN und FRANK, sind in nebenstehender Tabelle zusammengestellt. FRIEDR. MÜLLER hat den hohen Wassergehalt reiner Käsemassen (etwa 72%) hervorgehoben. Es ist also unberechtigt, bei der Verkäsung von Inspissation zu sprechen. Die Unfruchtbarkeit von Autolyseversuchen (SCHMOLL und SOCIN) wurde bereits betont. Reiner Käse bleibt beim Autolyseversuch unverändert, bröckelig. Nur ganz geringe Mengen Albumosen, Basen und Amidosäuren werden nachweisbar. MATTHES dagegen gewann aus ganzen Drüsen reichlich Deuteroalbumosen und Peptone. Die syphilogenen Käsemassen enthalten nach FR. MÜLLER reichlicher lösliche Eiweißstoffe als die tuberkulösen und sind deswegen leichter resorbierbar.

Nach PINKUSSOHN:

	Gesunde Lunge	Phthisislunge	Pferdelunge n. SIEBER und DZIERGOWSKI
Wassergehalt	84,4 %	83,8 %	76,6 %
Gesamtrückstand . . .	19,59 „	16,2 „	23,4 „
Organische Substanz . .	18,48 „	15,46 „	22,24 „
Anorganische Substanz .	1,1 „	0,74 „	1,16 „

Nach FRANK:

	Gesunde Lunge	Phthisislunge	Graue Hep.	Rote Hep.
Wassergehalt	81,68%	83,6%	85,3 %	86,36%
Gesamtrückstand . .	18,32 „	16,4 „	14,7 „	13,64 „
Organische Substanz .	17,38 „	15,2 „	13,76 „	12,58 „
Anorg. Substanz . .	0,94 „	1,2 „	1,94 „	1,06 „

Naturgemäß erlauben diese Daten weder überhaupt Schlüsse auf die Zusammensetzung der tuberkulösen Produkte im allgemeinen sowie auf Wesen und Bedeutung des Verkäsungsprozesses. Wieweit hier die Untersuchung mehr oder weniger veränderten Nachbargewebes der Herde als Fehlerquelle in Frage kommt, ferner Art, Beschaffenheit und Alter der regressiven Veränderungen Unterschiede bedingt, kann natürlich nicht exakt bestimmt werden. Daß aber derartige Fehlerquellen bestehen, daß frisch verkästes Gewebe sich stofflich anders verhält als altes oder bereits der Erweichung nahestehendes, diffuse Käsemassen andere Werte ergeben müssen als solche, die von infiltriertem Gewebe durchsetzt sind usw. ist von vorneherein klar. Aber selbst wenn wir für die einzelnen Formen und Stadien der Veränderung einigermaßen genau festgelegte Zahlen besäßen, so wäre wohl dennoch ihr Wert für die Erkenntnis des Wesens der tuberkulösen Veränderungskomplexe verhältnismäßig gering. Kann doch dieses Wesen der tuberkulösen Veränderung, insbesondere der Verkäsung, nur von etwas Dynamischem, nicht aber von rein Stofflichem, das Gewordene in seiner nunmehrigen Zusammensetzung Bestimmenden, abgenommen werden. Es gilt mithin die Verkäsung als Lebensprozeß, in ihrer Stoffwechselleistung und Äußerung zu erfassen. Darüber, d. h. z. B. über Kohlensäurebildung, Sauerstoffzehrung, Glykolyse, Milchsäurebildung und ähnliches — entsprechend etwa den Untersuchungen WARBURGS über den Stoffwechsel der Geschwülste — liegen, soweit ich sehe, Ergebnisse leider noch nicht vor.

Versuchen wir uns dennoch eine Vorstellung vom Wesen jener eigentümlichen Form der Nekrobiose zu machen, wie sie dem tuberkulösen Gewebe ständig eigentümlich und daher bis zu einem gewissen Grade kennzeichnend ist, so muß, glaube ich, der Schwerpunkt der Erklärung nicht auf dem rein degenerativen Moment als solchen, sondern auf der Bildung der eigenartigen, oben beschriebenen Masse ruhen, die der homogenen Grundsubstanz des Mesenchyms, wenn man so will dem Chondromucoid, nahesteht. Sie weist auf das Gebiet hin, in dem wir nach Analogien zu suchen haben: das Kapitel der hyalinen, insbesondere amyloiden Ablagerung. Sind wir berechtigt, eine diesen Veränderungen inhärente Störung in Austausch und Stoffwechsel von Gewebe und Blutbahn vorauszusetzen, die mit der Unfähigkeit der Zelle gegeben ist, im Übermaß gebildeter Schlacken des Eiweißstoffwechsels Herr zu werden, haben wir es bei ihnen mit Fällungsvorgängen zu tun, die vielleicht auf unvollständigem Eiweißabbau (SCHMIEDEBERG) und der Wirksamkeit von Fermenten beruhen, die lösliche Verbindungen in unlösliche überführen, wobei evtl. gepaarte Säuren eine Rolle spielen, so lassen sich auf Grund chemischer Untersuchung und morphologischer Überlegung diese Verhältnisse möglicherweise mutatis mutantis auf den Verkäsungsprozeß übertragen. Auf das Vorhandensein unabgebauter Eiweißschlacken deutet nach eigenen Untersuchungen an verkäsendem Meerschweinchengewebe Vermehrung des Reststickstoffs — ähnlich wie sie von DOMAGK für das Amyloid festgestellt und für die Genese desselben bewertet wurden. Auch darin entspricht die käsige Masse vielleicht dem Amyloid, daß sie ein Gel darstellt, das durch Alkalientziehung — bekanntlich bewirken die Tuberkelbacillen im Gewebe Verschiebung der Wasserstoffionenkonzentration nach der sauren Seite — oder durch andere Gleichgewichtsstörungen des kolloidalen Solzustandes hergestellt wurde.

Eigene Versuche, auf histochemischem Wege dem so umschriebenen Wesen der Verkäsung näherzukommen, haben nicht zu einem Ergebnis geführt. Die Amyloidreaktionen waren naturgemäß gänzlich negativ, wenn auch die käsigen Massen eine gewisse Affinität zum Jod zeigen. Die Fibrinfärbung ergibt das übliche Bild zarter Fibrinnetze im verkäsenden Tuberkel.

Eine oxydative Herauslösung von Käsemassen durch Oxydation von Gewebsstückchen oder Gefrierschnitten mit 0,1⁰/₀igem Kaliumpermanganat, Bleichung mit 1⁰/₀iger Oxalsäurelösung und nachträglicher Behandlung mit Barytwasser oder Natronlauge (LEUPOLDS Verfahren zur Herauslösung von Amyloidmassen aus Gewebsschnitten) gelang nicht. Was ich erhielt, waren Auffaserungen des Käses. Die Hoffnung, an diesen Fasermassen Fibrinreaktion zu erzielen, wurde völlig enttäuscht.

Die große Rolle fermentativer Kräfte bei der Entstehung des käsigen Prozesses hat Weigert schon vor Jahren betont — besonders gegenüber den auffallenden negativen Ergebnissen, wie sie die Reagensglasautolyseversuche Fr. Müllers im Gegensatz zu den Verhältnissen bei der Pneumonie gezeitigt hatten.

Hinweise auf das Wesen der käsigen Veränderung scheinen uns auch in den Versuchen R. Benekes gegeben zu sein, die die Autolysis bzw. „Autoschisis" von Gewebe mittels homöoplastischer Einpflanzung von Organstückchen in die Bauchhöhle betreffen. Hierbei ergibt sich unter der Wirksamkeit von Diffusionsströmen giftiger Abbauprodukte sowohl absterbender Parenchymzellen wie zerfallender Leukocyten die Entstehung analoger Kerntrümmer wie im Tuberkel. Eigene Untersuchungen in Richtung des von Beneke vorgezeigten Weges an tuberkulösem, noch nicht verkästem Gewebe, deuten darauf hin, daß die gleichen Kräfte, die hier wirksam werden, auch bei der Entstehung der käsigen Veränderung schlechthin bestimmend und maßgebend sind. Es sind hier, wie Beneke im Anschluß an E. Albrecht ausführt, Kräfte im Spiele, welche sich an der Grenze von Physik und Chemie bewegen und von uns in tastenden Versuchen mehr geahnt als erfaßt werden können. Klar aber geht so viel aus alledem hervor: daß die Produkte der Autoschisis, der Autointoxikation der zum Teil noch tätigen, ihre Stoffwechselprodukte nicht mehr abführenden Zellen auch ohne Mitwirkung eines Virus an Verkäsung erinnernde regressive (neben gewissen progressiven) Veränderungen erzeugen können. Denn nicht nur Kerntrümmer, sondern auch dem Chondromucoid und dem Käse nahestehende Ablagerungen homogener Substanz treten hier in Erscheinung. Und der Einfluß gelösten Chromatins auf die Entstehung dieses eigentümlichen Stoffes über schleimähnliche, Kernfärbung annehmende Substanz bis zur vollausgebildeten homogenen oder käsigen Ablagerung läßt sich kaum eindringlicher als durch die Benekesche Versuchsanordnung demonstrieren. Bei alledem bleibt natürlich festzuhalten, daß die Bildung der homogenen Substanz, eines Produktes der Durchströmung absterbenden Materials und des Ausfalls unter anderen Bedingungen löslicher Stoffe etwas Akzidentelles darstellt, das allerdings dem primären und grundlegenden Vorgang, dem örtlichen Gewebstod, das kennzeichnende Gepräge gibt.

Noch eindrucksvoller tritt die Wirksamkeit fermentativer und physikalisch-chemischer Momente bei derjenigen Umwandlung käsiger Massen hervor, die nach Maßgabe der Ganzheitsbeziehungen örtlicher tuberkulöser Veränderungen betrachtet, am bedeutungsvollsten und schwerwiegendsten ist: der *Erweichung* und *Verflüssigung* des Käses.

Lebert hat sehr sorgfältig die dabei zur Beobachtung kommenden Vorgänge geschildert. Die erste auffallende Veränderung besteht in Verflüssigung der Zellzwischensubstanz. Dabei weichen die Tuberkelzellen auseinander und nehmen runde Gestalt an. Es bildet sich der tuberkulöse „Eiter". Dieser besteht aus einer Emulsion von Tuberkelzellen. Er hat nichts mit dem echten Eiter zu tun, der natürlich auch erweichten Tuberkeln beigemischt sein kann, aber dann niemals aus diesem selbst, sondern aus seiner Umgebung stammt. Der Verflüssigung und Quellung der Zellzwischensubstanz folgt granulärer

Zerfall der „Tuberkelkörperchen“. Nach Verlust ihres inneren und molekularen Verbandes gehen sie in der flüssigen Masse auf und werden damit resorptionsfähig. LEBERT hebt dabei ausdrücklich die Unterschiede der einzelnen letztlich gleichartigen Erweichungsprozesse nach Maßgabe der Besonderheiten der einzelnen Organe, die Unterschiede von Lungenkavernen, Darmgeschwür, Skrofuloderm u. a. m. hervor.

Das grundsätzlich Wichtige: die Aufquellung der vorher wasserarmen Massen, ihre Ausstoßung und die damit gegebene Bildung des tuberkulösen Substanzdefektes ist mit dieser sich in das klassische Gesamtwerk LEBERTS einfügenden Darstellung klar umrissen.

Unsere Kenntnis hat sich seit LEBERT vielleicht nur darin erweitert, daß wir die beherrschende Rolle der Leukocyten mit ihren peptischen Fermenten zu erkennen und zu berücksichtigen gelernt haben. Gewöhnlich sehen wir die Käsemassen vor der Erweichung durchfurcht von Leukocytenstraßen, den Trägern der die Erweichung herbeiführenden Fermente. Wie in den Implantationsversuchen BENEKES wirkt das nekrotische Gewebe leukocytotaktisch: es erfolgt die sekundäre Leukocyteneinwanderung von KOSTENITSCH und WOLKOW. Aber während in den Versuchen BENEKES die Leukocyten nur bis zu einem gewissen Punkte vordringen konnten, dort mit elementarer Gewalt abgestoppt wurden und selbst dem Tode verfielen, durchsetzen sie hier rücksichtslos das ganze Gewebe und zeigen sich ziemlich lange mehr oder weniger gut erhalten.

Dennoch ist die peptische Wirkung der Leukocyten keineswegs conditio sine qua non der Erweichung und Verflüssigung käsiger Massen. Oft sehen wir vielmehr, wie verhältnismäßig große Teile und Blöcke käsigen Gewebes eine am besten mit Gelatine zu vergleichende und auch histologisch dem durchaus entsprechende Beschaffenheit annehmen, ohne daß hier die Mitwirkung nennenswerter Mengen von Eiterzellen feststellbar wäre. Erst am Rande der zu Sequestration und Ausstoßung kommenden Massen treffen wir dann jene charakteristische pyogene und pyoide Granulationsschicht (LEBERT, BAUMGARTEN), die uns von der Innenauskleidung des tuberkulösen Hohlgeschwürs so vertraut ist, und die das konzentrische Wachstum von Kavernen und Geschwüren bedingt und begünstigt.

Diesen beiden Formen der tuberkulösen Erweichung [1]), der von vornherein pyoiden und der einfach sequestrativen, gesellt sich hinzu — gewiß nur durch die Menge aufgenommener Flüssigkeit von den übrigen Formen quantitativ unterschieden — die dickflüssige, atherombreiähnliche Erweichung. Sie zeigt sich besonders an verkreideten Herden und enthält wie der Atherombrei reichlich fettigen Detritus und Cholestearintafeln. Überhaupt ist nicht unwahrscheinlich, daß die im Herd vorhandenen Fettsubstanzen und Lipoide einen gewissen

[1]) BAILLIE unterschied — wohl entsprechend — einfach entzündliche und skrofulöse Hohlgeschwüre. Auch STARK und VAN SWIETEN, FR. HOFFMANN haben die Kaverne genau beschrieben und gut gekannt (vgl. SCHRÖDER VAN DER KOLK). Eine geschichtliche Entwicklung unserer Kenntnis von Natur und Gestalt der tuberkulösen Kaverne habe ich an anderer Stelle gegeben und dort gezeigt, wie die auf SYLVIUS zurückgehende Spezifizitätslehre der tuberkulösen Kaverne eigentlich bis zu LAENNEC hinauf vergessen, und — unter dem Begriff der Vomica — zwischen postpneumonischer und eigentlich tuberkulöser Kaverne unterschieden wurde.

Einfluß, wenn nicht auf den Eintritt der Erweichung als solchen, so doch vielleicht auf die gebildete Flüssigkeitsmenge ausüben. Wissen wir doch, daß Hydrophobie und Hydrophilie verschiedener Fettstoffe verschieden ist, wie ja überhaupt die kolloidale Phase des erweichenden Gewebsteils letztlich gewiß von wesentlicher Bedeutung ist.

Das Schicksal der käsigen Massen ist mit der Erweichung nicht erschöpft, wenn diese auch die wichtigste und bedeutungsvollste Umwandlung käsigen Gewebes darstellt, da sie vorwiegend zur Entstehung von Gewebsdefekten, wie Kavernen und anderen tuberkulösen Geschwüren führt. Doch besitzt auch das nicht verkäste oder erweichte tuberkulöse Infiltrat gewebszerstörende Kräfte. Wir erinnern an die Knochenkavernen bei der Caries sicca bzw. cavernosa und die Befunde von MANASSE an Kehlkopfgeschwüren und vor allem tuberkulösen Präulcera. Bei diesen bestand allmähliche Verdünnung und Auflösung des Epithelbelags durch das von unten vorrückende frische Infiltrat ohne Verkäsung und Erweichung.

Die Neigung käsiger Massen zur Annahme von Kalksalzen, ihre Verkreidung und Versteinerung ist altbekannt. Voraussetzung der Kalkablagerung ist ein Kontakt der käsigen Massen mit dem Säfte- und Diffusionsstrom der lymph- und blutgefäßhaltigen Nachbarschaft. Aus der Verkalkung von Käse folgt ebenso wie aus der Möglichkeit seiner Erweichung die Tatsache ständiger Durchspülung. Anscheinend kann die Verkalkung schon sehr frühzeitig erfolgen. Tuberkulöse Primäraffekte der Meerschweinchenlunge zeigen entsprechend ihrer Neigung zu Abkapselung, Statik und Latenz unter Umständen bereits nach 4—6 Wochen totale Verkalkung, wie eigene Erhebungen und die VERAGUTHS gelehrt haben. CSOKOR ferner fand schon bei viermonatlichen Rindsfeten verkalkte Herde der Leberpfortendrüsen, ähnlich frühe Verkalkungstermine bei Ziegen ORTH und RABINOWITSCH. Diese Verhältnisse der pflanzenfressenden Versuchstiere, bei denen Verkalkungen aller Art ein frühzeitiges und häufiges Ereignis darstellen, sind naturgemäß nur bedingt auf die des Menschen übertragbar. Aber auch für diesen, besonders für Verkäsungen der Lungenlymphknoten, ist doch mit frühzeitiger wenigstens teilweiser Kalkablagerung zu rechnen (vgl. die Fälle von GEIPEL, KONSCHEGG und LEDERER und SCHÜRMANN). Inwieweit vollständige Verkalkungen vor Ablauf von Jahresfrist vollendet sein kann, steht dahin. LUBARSCH nimmt an, daß dies nicht vor dem dritten Jahr geschehen sein kann. Denn einmal werden total verkreidete oder verkalkte Herde nie vor dem dritten Lebensjahre gefunden, auch mikroskopische Verkalkungen sind ferner vor dieser Zeit selten, und endlich pflegt auch bei operativ entfernten, jahrelang bestehenden Halsdrüsentuberkulosen nichts von Verkalkung vorhanden zu sein.

Der spätere Abbau verkalkter Herde durch einwachsendes Granulationsgewebe, die Folgen des Freiwerdens virulenter Tuberkelbacillen, wie sie nach den Untersuchungen besonders von LUBARSCH, SCHMITZ, ORTH, RABINOWICZ immer noch auch im ältesten, versteinten Herden erhalten sein können, die perikalkäre Knochenbildung (MEBIUS) bis zur totalen knöchernen Ersetzung des Herdes soll uns später noch bei der Betrachtung tuberkulöser Primär- und Reinfekte eingehend beschäftigen.

Die zweite, grundlegende sekundäre Gewebsreaktion, die an Bedeutung für Erscheinungsform, Verlauf und endlichen Ausgang der Tuberkulose kaum der Verkäsung nachstehen dürfte, ist die *Bindegewebsneubildung*. Sie ist der Ausdruck eines formativen Reizes des bei der Tuberkulose wirksamen ätiologischen Komplexes — Virus und Gewebszerfallsprodukte — auf das Gewebe. Und zwar sowohl auf das tuberkulös erkrankte Gewebe selbst wie auch auf die vorgebildete, zunächst unveränderte Nachbarschaft. Schon aus dieser Vielheit der Angriffspunkte des Reizes ergibt sich seine Wichtigkeit, sein Beziehungsreichtum und seine Verlauf und Ausgang determinierende Bedeutung.

Tatsächlich sind die unter dem Einfluß des Tuberkelbacillus entstandenen Zellen, vor allem die epithelioiden Elemente selbst, in der Lage, bei der tuberkulösen Bindegewebsbildung unmittelbar mitzuwirken. Es steht heute außer Zweifel, daß sie morphologisch wie funktionell Bindegewebsbildner sind, daß die fibroplastische Tätigkeit die eine Seite ihrer biologischen Wirkung, gleichsam ein Extrem darstellt, dem auf der anderen ihre Umbildung in Riesenzellen und ihre nekropiotische Ausartung gegenübersteht. Denn Riesenzellen sind — soweit wir wissen — niemals faseriger Abwandlung fähig.

Die Frage, wie diese Bindegewebsbildung im einzelnen vor sich geht, gehört zu den grundlegenden Problemen der Gewebelehre überhaupt. Sicher ist festgestellt, daß ganz allgemein die Intercellularsubstanz aus Metathese des Protoplasmas (HEIDENHAIN) hervorgeht. Darauf weist unter anderem auch die Ähnlichkeit der Albuminoide mit den eigentlichen „lebenden" Protoplasmaeiweißen. Auch die Vorgänge des Wachstums (Spaltung) sind bei den faserigen Gebilden der Intercellularsubstanz und den rein protoplasmatischen Gebilden grundsätzlich gleich [1]). Obschon letztlich verschiedenartige Gebilde, sind Protoplasma und Intercellularsubstanz darin identisch, daß beide leben, und letztere als lebende Masse aus ersterem hervorgeht. „Leben kann nur von Leben stammen", aber niemals — wie VIRCHOW meinte — nur von den Zellen „erborgt" sein. Histologisch bedeutungsvollste Nebenfrage ist:

Erfolgt die Bildung faseriger Intercellularsubstanz als Abscheidung oder Umbildung der Matrix, ist also gleichsam Verselbständigung oder wenn man so sagen darf teilweise oder vollständige Degeneration der embryonalen Mesenchymzelle selbst der grundlegende und einleitende Vorgang?

Die Lehre von der Verwandlung der Zellbestandteile in Fasersubstanz (SCHWANN, M. SCHULTZE) weist naturgemäß letzterer einen höheren Grad von Vitalität zu, als die Lehre von der faserigen Zerklüftung nicht lebender Intercellularsubstanz (HENLE, VIRCHOW, KÖLLIKER). Die alte, besonders in der Ära VIRCHOWS lebhaft diskutierte Frage nach Leben oder Nichtleben der Intercellularsubstanzen ist ja nur eine Fassung des alten Hauptproblems der Histologie und heute dahin entschieden, daß die Intercellularsubstanz Leben besitzt und ernährt wird.

FLEMMING lehrte bekanntlich an embryonalen Bindegewebszellen des Salamanderbauchfells direkte Entstehung von Bindegewebsfasern aus Zellausläufern, MEVES aus Chondriokonten. Nach moderner Lehre (HANSEN, STUDNICKA, LAGUESSE) gilt die fibrilläre Zwischensubstanz als modifiziertes Plasma von Bindegewebszellen; ein präkollagenes Metaplasma schlägt sich zunächst als amorphe, ektoplasmatische Schicht auf der Oberfläche der Zelle nieder, kann später selbständig werden und zur Faserdifferenzierung gelangen (vgl.

---

[1]) Vgl. dazu die klassischen Ausführungen in HEIDENHAINS „Plasma und Zelle".

am Knorpel die „prochondrale Substanz“). Ähnlich formuliert HUECK seine Lehre von der Entstehung einer protoplasmatischen Grenzschicht an der Oberfläche des schwammartig verbundenen Zellgerüsts, die sich nachträglich mit leimgebender oder elastischer Substanz imprägniert. So bilde das Bindegewebe einen Komplex dreier lebendiger Bestandteile: der lebendigen Bindegewebszelle, der lebendigen Grundsubstanz und der lebendigen Faser.

Auf der anderen Seite vertraten dagegen v. EBENER, MERKEL u. a. die entgegengesetzte Lehre von der Leblosigkeit — nicht dem Totsein, denn ein solches würde ja vorgängiges Leben voraussetzen — der fibrillären Zwischensubstanz besonders auf Grund embryogenetischer Betrachtungen, welche die Unabhängigkeit des Auftretens der ersten Fasern in der strukturlosen Zwischensubstanz, und zwar besonders an den Berührungsflächen der amorphen Substanz mit andersartigen Gebilden (Epithel, Muskeln, Nerven), von den Zellen ergaben. Diese Lehre bestätigte vor allem die Auspflanzungsforschung (MAXIMOW). Neuerdings hat ALFEJEW durch vergleichende Untersuchungen der Histiogenese an Säugetierembryonen, die von direkter Umwandlung der Bindegewebszelle unabhängige Herausdifferenzierung der Fasern festgestellt. Auch ihre Verdichtung an Berührungsflächen des Mesenchyms mit Ekto- oder Entoderm erfolgt ohne nachweisliche Vermehrung der Mesenchymzellen. Wo Beziehungen von Fasern und Zellen sichtbar werden, bestehen sie im gleichen Maße an fixen und wandernden Elementen. Doch scheint mir mit diesen Befunden die Lehre von der protoplasmatischen Metathese der Intercellularsubstanz in keiner Weise erschüttert, da sie nicht die Bildung der Intercellularsubstanz selbst, sondern eben die durchaus sekundäre Herausdifferenzierung von Fasern betreffen.

Nach alledem ist eine bestimmte Vorstellung über die feineren Vorgänge bei der ursprünglichen Entstehung unseres tuberkulösen Bindegewebes kaum zu gewinnen. Nur das eine bleibt auch hier sicherer Besitz unserer Kenntnis, daß die Faserbildung nicht schlagartig und gleichsam aus einheitlicher Präformation heraus folgt, sondern daß verwickelte Vorgänge allmählicher Ausreifung der Fasern maßgebend sind. Diese erfolgt durch Imprägnierung einer den Zellen nahestehenden Grundsubstanz mit dem leimgebenden oder elastischen Stoff, wobei zuerst Urkollagenfasern gebildet werden. Sie sind dem Inbegriff der im ausgereiften normalen Organismus noch erhaltenen syncytialen Reticulum- und Gitterfasern (MALLORYS Fibrogliafibrillen) zuzurechnen.

Nun steht die Beziehung von Epithelioid- zu Bindegewebszellen und -fasern im Vordergrunde schon der rein morphologischen Betrachtung, eine auch den alten Autoren, insbesondere BUHL wohl vertraute Tatsache. Die oben breit wiedergegebenen Untersuchungen von CASTRÉN und besonders vorher die von K. E. RANKE haben die große Rolle des fribocytären bzw. retikulären Muttergewebes bei der Epithelioidzellenbildung dargetan. Abgesehen von den feineren Plasmastrukturen zeigt auch das an den Zellen leicht darstellbare Netz plasmatischer Fortsätze die große Verwandtschaft mit den Bindegewebszellen an. Aber dennoch entsprechen sie nicht den Elementen des gesunden Bindegewebes. Sie zeigen mannigfache progressive, später regressive Veränderungen, und so ist auch ihr Produkt, das spezifisch-tuberkulöse Bindegewebe, keineswegs ohne weiteres dem gewöhnlichen, gesunden Bindegewebe vergleichbar. Weder in seiner Gestalt noch in seinen Verrichtungen. Besonders tritt das dort hervor, wo wir an größeren käsigen Herden massiverer Ausbildung dieses spezifisch-tuberkulösen Bindegewebes wie z. B. steckengebliebenen käsigen Herden der Lunge, den sog. Superinfekten ASCHOFF-PUHLs begegnen. Hier ist es ein grobes, hyalines, kernarmes Bindegewebe, das färberisch zwar durchaus wie Kollagen reagiert dennoch aber Besonderheiten aufweist. So tritt es z. B. bei der Kongorot-Phosphormolybdänsäurefärbung der elastischen Fasern nach MATSUURA, die wir erfolgreich gerade bei den angedeuteten Herden anwendeten, oft in roter bis gelber Farbe unterschieden vom grünen Kollagen hervor, während es sich nach MALLORY wie dieses blau färbt. Auf die Fibrinfärbung spricht es nicht an.

K. E. RANKE hat dem Vorgang der Bindegewebsbildung aus Epithelioidzellen in Lymphknoten die Eigenschaft indirekter Metaplasie vindiziert. Dabei sind die aus den Reticulumzellen hervorgegangenen Epithelioiden als indifferentes Zwischenprodukt, gleichsam als neoplastische Phase der Gewebstransformation anzusehen, denn das letzte faserige Produkt der Epithelioidzellen ist ja nicht wieder retikuläres, sondern fibrilläres, kollagenes Bindegewebe. Die metaplastische Phase wird jedoch nicht überall zu Ende geführt. Ist aber andererseits das kollagene, ausgereifte Bindegewebe nur die Fortführung einer Entwicklung der präkollagenen Reticulum- und Gitterfasern, so ist die RANKEsche These von der indirekten Metaplasie dahin zu ergänzen, daß hier vielleicht eine Entwicklung von Merkmalen über die gewöhnliche Differenzierungszone hinaus, eine möchte man sagen bis zum möglichen Ende fortgesetzte Fortentwicklung von Gewebseigenschaften (Prosoplasie) vorliegt.

Ist es schon von vorneherein die grobe hyaline Beschaffenheit und die Kernarmut, die unser tuberkulöses Bindegewebe von dem zierlichen, faser- und zellreichen Normalbindegewebe als krankhaftes Produkt abhebt, sie gleichsam als krankhafte Fortentwicklung der embryonalen Bindegewebsfasern zu einem polaren Extrem kennzeichnet, dem keine weiteren Möglichkeiten nach Tätigkeits- und Formentwicklung offenstehen, so gilt das in noch höherem Maße von der vermutlichen Funktion der tuberkulösen Faser. Sie dürfte vorzugsweise eine negative sein, indem sie in der Hauptsache der Abkapselung und Ausscheidung toten Materials dient — wenigstens solange, wie sie nicht in frisches Granulationsgewebe zurückverwandelt ist.

Die Bindegewebsbildung charakterisiert eine bestimmte Phase der Erkrankung. Sie braucht nicht mit dem etwaigen Stillstand derselben identisch zu sein. Kann doch auch das neugebildete Bindegewebe wiederum diffuser Verkäsung anheimfallen. Mit K. E. RANKE sehen wir in der Bildung des Bindegewebes den Ausdruck einer Abnahme der entzündlichen Quellung der gewucherten fixen Bindegewebszellen zugunsten der Auswirkung eines mehr dem Physiologischen angenäherten formativen Reizes in Gestalt der kollagenen Faserbildung. Wie für die elementaren Gewebsreaktionen gilt auch für Verkäsung und Bindegewebsbildung ganz allgemein die weitgehende und obligatorische Abhängigkeit von Reizstärke und Reizantwort. Wir führen hier als treffendes Beispiel die tuberkulösen Lymphknotenerkrankungen des Meerschweinchens an; sie zeigen je nach Menge und Virulenz der Bacillen auf der einen, Immunitätslage des Organismus auf der anderen Seite, die Stufenleiter von der diffusen Verkäsung etwa des Primärkomplexlymphknotens über die fibrös-käsige Erkrankung zur reinen und primären Lymphknotensklerose, die oft ein lymphogranulomatoseähnliches Aussehen darbietet.

Naturgemäß ist diese Art und Weise der Bildung von Fasersubstanz mit hyaliner Einlagerung zu trennen von der Bildung faserigen Hyalins, d. h. hyalindegenerierender gewöhnlicher Bindegewebsfasern, die schon SCHÜPPEL, WIEGER und CORNIL studiert haben, und der degenerativen hyalinen Einlagerung im Reticulum durch Quellung. Auf jeden Fall ist das bindegewebige Hyalin der Tuberkel vom fibrinoiden Bestandteil des käsigen Gewebes zu unterscheiden. Es sind das Vorgänge, die ebenfalls unter dem Einflusse des tuberkulösen Virus sich regelmäßig besonders an bestimmten Stellen, zumal etwas abseits von der tuberkulösen Herdbildung, abspielen. Die Kenntnis von der starken Ansprechbarkeit der retikulären Bindesubstanzlager im tuberkulösen Gewebe, deren Widerstandskraft an die der elastischen Fasern angrenzt, der Rolle ihrer Wucherung bei Entstehung und Heilung nicht nur von Tuberkeln, sondern auch mancher Formen käsiger Pneumonie — käsige Retikulärpneumonie — verdanken wir W. SN. MILLER. Ich habe vor kurzem eine bisher nicht beachtete Form des Milztuberkels beschrieben, die in größter Reinheit elektive und primäre Wucherung des vorgebildeten Reticulums der Follikel unter gleichzeitiger Bildung von Epithelioid- und Riesenzellen zeigt.

Grundsätzlich unterschieden vom eigentlichen tuberkulösen Bindegewebe ist das unter dem Reiz nach außen vom Herd diffundierender Tuberkulosegifte am Herdrand aus dem vorgebildeten Bindegewebe in stark vermehrter Menge sich entwickelnde Kollagen. Dieses übertrifft naturgemäß an Bedeutung für den nosologischen Ablauf und die anatomische Erscheinungsform bei weitem die fibrös-hyaline Umwandlung des epitheloiden Gewebes selbst. Von ihr erhalten, ebenso wie von der Verkäsung, große Perioden und Krankheitsgenerationen in dem an das ganze Leben gebundenen Ablauf der Infektionskrankheit Tuberkulose ihren bestimmenden und bestimmten Charakter. Dieses Bindegewebe nimmt seinen Ursprung von den vorgebildeten bindegewebigen Scheiden der Gefäße und anderer Organkanäle, von dem vorgebildeten Reticulum und Gitterfasergerüst und den kollagenen Eigenfasern der Organe. Ungeheure Massen von Bindegewebe können hier unter dem Einfluß des tuberkulösen Virus zur Ablagerung kommen. Besonders eindrucksvoll zeigen dies die Verhältnisse beim Versuchstier, wo unter den sekundären Tuberkulosereaktionen des Gewebes die Bindegewebsbildung die Verkäsung bei längerem Verlauf weit zu überbieten pflegt.

Und ein längerer Ablauf und ein gemilderter Reiz ist es auch beim Menschen, ohne den Bindegewebsbildung nicht gedacht werden kann. Unter solchen Umständen sehen wir auch herdäquivalente Bindegewebswucherungen, tuberkulöse Schwielen, d. h. Veränderungen, bei denen statt eines Herdes mit allen seinen degenerativen Merkmalen — denn auch die Bildung des Epithelioidzellgewebes als solches ist letzten Endes ein degeneratives Moment, wenn in ihm auch das progressive der Zellwucherung eingeschlossen ist — lediglich und von vornherein umschriebene Bindegewebswucherung vorliegt. Beim Meerschweinchen werden solche Veränderungen besonders in Milz und Lymphknoten gar nicht so selten beobachtet. Naturgemäß sind sie von weitgehender fibröser Umwandlung tuberkulösen Gewebes zu scheiden, wie sie als mehr oder weniger ausgedehnte Ersetzung von Tuberkeln durch fibröse Knäuel bei von vornherein geringer Aktivität des Prozesses auftreten kann.

Produkt perifokaler Entzündung, also eines Ausdrucks allmählichen Vorrückens des Herdes in die Nachbarschaft, ist die Bindegewebsbildung doch in eigentümlicher Doppelstellung, auf die besonders K. E. RANKE verwiesen hat, auch wiederum der an tuberkulösen Herden vorzüglich zu beobachtende *Heilungsvorgang*.

Dabei ist es gleichgültig, welcher Art und welchen Grades der tuberkulöse Grundprozeß ist. Das trifft besonders eindrucksvoll bei der Geschichte der cirrhotischen Lungenphthise hervor. Bei ihr haben wir zu trennen die selbständigen und die sekundären Formen. Erstere entsprechen völlig den auch an anderen Organen (Pankreas, Niere, Speicheldrüsen, vor allem Leber) zu beobachtenden, einer gemilderten Bacillenwirkung entstammenden, indurierenden Organsklerosen. Kein Zweifel, daß sie selbständiger interstitieller Entzündung der Parenchyme ihre Entstehung verdanken. Es kann hierbei zu einem völligen Umbau der Organe mit ausgedehnten restitutiven Epithelgangswucherungen und sonstigen Regenerationserscheinungen kommen. Einzelne verstreute Tuberkel, oft erst nach Durchmusterung vieler Schnittserien, ferner die Zugehörigkeit zu einem tuberkulösen Gesamtprozeß, ausgedrückt vor allem im positiven Ausfall des Tierversuchs bei Verimpfung von Organstücken, weisen auf die richtige Ätiologie hin. Oder aber dem Bindegewebe sind — wie in den Fällen KIRCHS — mehr oder weniger reichlich Tuberkel beigesellt. Nach SPRING ruft die Tuberkulose allein keine Bilder hervor, die mit der LAENNECschen annulären Lebercirrhose morphologisch genau übereinstimmen. Vielmehr handelt es sich in den einschlägigen Fällen nur um cirrhoseähnliche Lebersklerosen, denen der für die LAENNECsche Cirrhose kennzeichnende Milztumor, gewöhnlich auch der Ascites fehlt. Skleroseerscheinungen der tuberkulösen Leber werden nach SPRING besonders durch gleichzeitigen Alkoholismus begünstigt. Die regenerativen und Umbauvorgänge sind bei der tuberkulösen Lebersklerose viel geringer als bei der echten Cirrhose. Diese als durch eine larvierte Tuberkulose verursacht anzusehen sei nicht angängig. Zweifellos gibt es auch hierhergehörige Prozesse in den Lungen.

Meist jedoch entspricht die cirrhotische Phthise einem ausgesprochen aufgepfropften Prozeß. Der Grundprozeß wird dann gewöhnlich von der sich in der Nachbarschaft ausbildenden Bindegewebswucherung an Ausdehnung und Stärke weit überflügelt. Das gilt besonders für exsudative Grundprozesse, die gar nicht so selten klein und beschränkt bleibend ganz massive Wucherungen sowohl des elastischen wie des leimgebenden Bindegewebes veranlassen können, durch die sie dann mehr oder minder verdeckt und in den Hintergrund gedrängt werden. Gewöhnlich handelt es sich um bereits in Verkäsung übergegangene alveolär-pneumonische oder bronchitische Veränderungen. Letztere zeigen gar nicht selten eine Durchsetzung der cirrhotischen Schwiele in Form von käsigen Streifen und Strichen. Aber auch noch nicht in Verkäsung übergegangene, das Bild der gelatinösen Pneumonie darbietende Prozesse können starke, rasch wachsende bindegewebige Verdichtungen ihrer Umgebung veranlassen. Daß alle die genannten käsigen und noch nicht käsigen Veränderungen wirklich die Grundprozesse der Cirrhose und nicht etwa sekundäre käsige Infiltrationen einer vorher bestehenden Cirrhose darstellen, zeigt die einfache Überlegung, nach der massive bindegewebige Verdichtungen wohl nur beschränkt sekundärer Infektion von außen oder auf dem Blutwege zugänglich sind [1]). Selbstverständlich können Bindegewebswucherungen besonders in der Umgebung rasch wachsender tuberkulöser Herde per continuitatem diffus verkäsen.

Die so sekundär-tuberkulösen Grundprozessen aufgepfropften Cirrhosen haben naturgemäß den Charakter von Heilungsvorgängen. Bei den exsudativen Grundprozessen stellen sie sich gewöhnlich in Form der Carnifikation dar. CEELEN hat gezeigt, daß wir hierbei zwischen der unspezifischen, gewöhnlich von den Alveolarsepten aussprossenden und der spezifischen, gewöhnlich vom gefäßnahen interlobulären und peribronchialen Bindegewebe ihren Ausgang nehmenden Carnifikation zu unterscheiden haben. Das Bindegewebe durchwächst hierbei in der von der chronischen Pneumonie her bekannten Weise die Lungenbläschen, indem es sich von Alveolarporus zu Alveolarporus vorschiebt, dabei die Interalveolarsepten selbst meist intakt läßt und, an elastischen Fasern mehr oder weniger reich, von spezifisch-tuberkulösem Gewebe mit Riesen- und Epithelioidzellen — zum Teil selbst wieder verkäsend — erfüllt ist oder nicht. Auf den von BUHL erhobenen Befund glatter Muskelfasern in cirrhotischen Schwielen, die sog. muskuläre Cirrhose DAVIDSOHNS, sei nur nebenbei hingewiesen. Gute Erhaltung der Gefäße bildet die Voraussetzung, das Vorhandensein fibrinreicher, exsudativer Herde einen mächtigen Anreiz zur Carnifikation.

Das Erhaltenbleiben des elastischen Fasergerüsts in alveolärem Verbande, das für die exsudativen Grundprozesse ein so entscheidendes Merkmal darstellt, trifft auch gewöhnlich für die narbig veränderte Umgebung des exsudativen Herdes zu. Oft verschwindet allerdings hier in den dicken, krausen, vielfach gefältelten Elastinmassen die alveolare Anordnung vollständig.

Sehen wir bei exsudativen Herden gewöhnlich mächtige, diffuse Cirrhosen, meist allerdings neben bindegewebiger Einkapselung des Herdes selbst, so pflegt doch bei den produktiven Herden die aufgepfropfte Cirrhose anscheinend länger und deutlicher herdförmig zu bleiben und nur selten zum Zusammenfließen zu neigen.

Nach alledem entspricht unter den sekundären Gewebsreaktionen die *Bindegewebsbildung* dem *produktiven*, wie die *Verkäsung* mit ihrer Fibrinoidablagerung dem *exsudativen* Geschehen unter den elementaren Reizantworten des Gewebes gleicht.

Endlich ist noch der Schrumpfung des Gewebes als sekundärer Reaktion zu gedenken. Sie verursacht durch Wasserverlust und langsame Eindickung Deutlicherwerden der Konturen und das Heraustreten der Fortsätze von Riesen- und Epithelioidzellen. Mit RANKE ist sie als Rückkehr von dem Zustande der Quellung zu einem den normalen Verhältnissen angenäherten Gewebstonus aufzufassen.

---

[1]) Die von TENDELOO angeführten Beispiele, wie tuberkulöse Infektion eines chronisch-entzündeten Nebenhodens und die sekundär tuberkulöse Steinhauerlunge zeigen doch wohl mehr die Bedeutung einer Pars minoris resistentiae. Die eigentlich narbigen Partien pflegen nach meiner Erfahrung frei zu bleiben, während ihre Umgebung tuberkulös erkrankt. Die Abnahme der Bewegungsenergie des Lymphstroms ist hier nach TENDELOO für die Ansiedlung des Virus verantwortlich zu machen.

5. Das tuberkulöse Gewebe als nosologische Gegebenheit und Individualität.

Haben wir so gleichsam in einem analytischen Verfahren die Bestandteile tuberkulösen Gewebes[1]) im einzelnen durchgenommen, so ist dieses nunmehr als Ganzes, als organisches System oder Individuum in seinen Entstehungsbedingungen und seiner Stellung im kranken Organismus zu betrachten.

Als Tuberkel zeigt es ein nur an gewissen Stellen des Körpers gefäßreicheres, meist aber bald gefäßarmes, aus regelmäßig wiederkehrenden Entzündungszellen zusammengesetztes Knötchen, das nach einer gewissen Zeit einer bestimmten Form des Gewebstodes bis zu einem gewissen Grade geweiht ist. Keineswegs ist es gefäßlos. Schon 1880 hat KIENER den gesamten tuberkulösen Prozeß als einen gefäßbildenden bezeichnet. („Le processus tuberculeux se résume donc en un processus vasoformativ, qui emprunte à son origine les procédés de l'histogenèse normale et dèvie peu à peu dans le cour de son évolution

---

[1]) Die „Spezifizität" des tuberkulösen Erkrankungskomplexes schließt naturgemäß nicht ein, daß die zur Beobachtung kommenden geweblichen Veränderungen nur bei ihm Wirklichkeit werden. Vielmehr spielt gerade bei der Tuberkulose in ihrer histologischen Gestaltung die Differentialdiagnose eine besondere Rolle. Die eigentlichen Fremdkörpertuberkel (durch Einfuhr von Kieselgur — BAUER und FLEISSIG — mit dem Effekt der Erzeugung riesenzellreicher Granulationswucherungen, von Kohleteilchen, Lycopodium und ähnliches — GARNIER und CHAOUL —, wobei allerdings die Mitwirkung von Mikroben — Bacillus subtilis — unerläßlich erschien, von Bakteriensubstanz selbst, durch Einheilung von Nähten u. a. m.) können dem echten Tuberkel ganz ähnlich sehen, besonders wenn das mit der Einführung des Fremdkörpers verbundene Trauma Nekrose hervorgerufen hat. Ebenfalls völlige gewebliche Identität mit dem echten Tuberkel besteht bei denjenigen „Pseudotuberkulosen", die durch säurefeste Pseudo*tuberkel*bacillen („pseudotuberkuläre Stäbchen), die Gras-Butter-Mist-Timotheebacillen hervorgerufen werden. Doch sind derartige Erkrankungen beim Menschen bisher nicht nachgewiesen. Zur Unterscheidung sind wir jedenfalls auf die bakteriologisch-biologische Analyse angewiesen. Die nicht säurefesten Pseudo*tuberkulose*bacillen (pseudotuberkulöse Stäbchen) rufen — besonders bei Nagern — Herdchen hervor, die mehr makroskopisch Miliartuberkulosen ähnlich sehen, histologisch aber ein Zurücktreten der Histiocyten (Epithelioidzellen) und der Verkäsung zugunsten von Leukocyten und eitrigem Zerfall — also Absceßähnlichkeit — zeigen. Ähnliches gilt für Sporotrichosen, Aspergillus- und Mucorinvasionen u. a. m. Die der Tuberkulose mindestens verwandten Hauterkrankungen (papulo-nekrotischen Tuberkulide, Erythema induratum *Bazin*, Lichen scrophulosorum, Lupus erythematodes u. a. m.) zerfallen nach LUBARSCH in solche mit tuberkelähnlicher histologischer Struktur ohne entsprechende biologische Reaktionen und solche mit diesen, aber ohne entsprechende histologische Struktur. Zu ersteren gehören vor allem der Lichen scrophulosorum, das Erythema induratum und die sog. Sarkoide, zu letzteren die Folliclis, Acnitis, Acne scrophulosorum, Lupus erythematodes u. a. m.

Gegenüber den unter Umständen tuberkuloseähnlichen gummösen Neubildungen ist nicht ein Fehlen von Riesenzellen bei letzteren Unterscheidungsmerkmal, sondern abgesehen von der Massigkeit der Verkäsung, ferner dem Vorwiegen der übrigen Granulationszellen zu ungunsten der Epithelioiden, sodann dem Nachweis reichlicher verschlossener Gefäße besonders der Umgebung vor allem die Tatsache, daß im Gummi bereits gebildetes Bindegewebe in großen Massen der Verkäsung anheimfällt, das Gummi also im Stadium der Bindegewebsbildung verkäst, während der Tuberkel gewöhnlich vorher nekrotisch und erst sekundär vom Bindegewebe eingekreist wird (LUBARSCH). Auf ortsgebundene Unterschiede von Gummen und Tuberkeln z. B. im Gehirn (landkartenförmige Begrenzung, Sitz an der Oberfläche, Vorkommen bei Erwachsenen für das Gehirngummi gegenüber dem meist rundlichen, tiefliegenden, gewöhnlich bei Kindern vorkommenden, leicht erweichenden Konglomerattuberkel) sei kurz verwiesen.

du plan d'organisation physiologique.") Danach ist der Tuberkel angioblastisches Gewebe, das den Milchknötchen des Netzes vergleichbar ist. Die pathologische Abweichung von diesem besteht in einer Hypertrophie der Angioblasten, der erst die käsige Degeneration Halt gebietet.

Besonders die Tuberkel der Milzfollikel, eines an sich ungemein capillarreichen Gewebes, zeigen von vorneherein und noch ziemlich lange eine ganze Anzahl von Capillaren und nach deren Zerstörung an ihrer Statt Anhäufung roter Blutkörperchen — Verhältnisse, auf die nach dem Vorgange von ORTH, LUBARSCH, JUSTI u. a. HEITZMANN aufmerksam gemacht hat. Deutlich zeigen das vor allem frische Milztuberkel des Meerschweinchens, bei denen die Epithelioidzellen drüsenähnliche Formationen um eine zentrale Capillare gestalten können. Auch der reichliche Gehalt der Riesenzellen an roten Blutkörperchen weist hier auf Nähe und Beteiligung der Blutbahn hin. Nach RICKERs Beobachtung am tuberkulös infizierten Kaninchenmesenterium wird die Tuberkelbildung sogar von Gefäßerweiterung und Gefäßneubildung eingeleitet und bleibt in ihrem Schicksal von den vorhandenen Capillaren abhängig. Neuerdings hat WURM eindrucksvoll auf das unter Umständen reichliche Vorkommen von Capillaren, ihre große Resistenz gegen die vordringende Nekrose und ihre Bedeutung als Bestandteil eines alte Herde unter Umständen neu aufrührenden Granulationsgewebes hingewiesen. Die Neubildung von Gefäßen in der Umgebung tuberkulösen Gewebes haben an Injektionspräparaten in alter Zeit besonders SCHRÖDER VAN DER KOLK und LEBERT studiert. Dieser wendet sich gegen die Auffassung, als sei sie entzündlichen Ursprungs. Vielmehr seien sie Ausdruck einer Gewebsverdrängung und der Bildung von Kollateralbahnen. Aber im allgemeinen ist der Tuberkel mindestens gefäßarm, eine seit mehr als 100 Jahren bekannte Tatsache (STARK, LAENNEC, ANDRAL, LEBERT). Wo sich die tuberkulöse Wucherung ausbreitet, gehen die vorhandenen Gefäße zugrunde, nachdem sie meist vorher blutleer geworden bzw. die Konturen der Blutkörperchen durch Stase verschwunden sind. Die Veränderung der größeren Gefäße bei Übergreifen des Tuberkelpilzes auf sie sind zum großen Teil genau studiert. Wir werden auf sie weiter unten bei Besprechung der generalisierten Tuberkulose noch zurückzukommen haben.

Die spezifischen Tuberkelzellen sind ihrer Struktur und mutmaßlichen Herkunft nach bereits oben genauer besprochen. Hier wäre nunmehr noch ein kurzer Blick auf die Phasen ihres Auftretens zu werfen. Die Vorgänge im Beginn der Tuberkelbildung sind, soweit sie unserer Beobachtung zugänglich erscheinen, noch nicht restlos und einheitlich geklärt. Während nach WEIGERT und neuerdings HUEBSCHMANN Gewebsschädigung notwendige Voraussetzung der Tuberkelzellproliferation, d. h. also der Tuberkelbildung überhaupt ist, BAUMGARTEN der Proliferation die Rolle des Einleitungsvorganges vindiziert, hat man auch Zirkulationsstörungen (RICKER) und exsudatives Geschehen (BENDA, KOSTENITSCH und WOLKOW) an den Anfang der Tuberkelentstehung gestellt. Indessen scheint nach unseren heutigen Erfahrungen eine Verallgemeinerung, so erstrebenswert sie an und für sich ist, doch nicht am Platze. Man muß vielmehr eine Multiplizität der Tuberkelstruktur (LUBARSCH) schon für den ersten sichtbaren Entstehungsbeginn annehmen. Ebenso wie die späteren Reizantworten variieren die ersten Vorgänge nach dem Organ sowie nach Stärke und sonstiger biologischer Konstellation des Erregerangriffs. So ist für die Leber neuerdings von SCHLEUSSING einwandfrei die große Rolle primärer Gewebsschädigung bei der Entstehung des Tuberkels dargetan worden.

Sie gilt vor allem für den miliaren Tuberkel und die Tuberkel bei Phthisikern der Endstadien. Ob sie auch für die granulierende Hepatitis und die aus ihr hervorgehende Lebersklerose nachweisbar ist, ist noch nicht eindeutig entschieden. In der Milz z. B. liegen die Verhältnisse nach eigenen Untersuchungen ebenfalls durchaus verwickelt. Man muß hier unterscheiden zwischen dem gewöhnlichen verkäsenden Tuberkel, wie er bei Miliartuberkulose, einschließlich der subakuten und subchronischen sowie bei gewöhnlicher Phthise mit Darmtuberkulose auftritt und andererseits der schleichenden tuberkulösen Reticulumwucherung, die mit Bildung von Riesen- und Epithelioidzellen einhergehen kann. Läßt sich für die zuerst genannten Formen zuweilen primäre Gewebsschädigung nachweisen oder wahrscheinlich machen, so geht das für die letztere Form nicht an. Bei ihr handelt es sich lange Zeit und anscheinend auch primär um reine Wucherungsvorgänge, meist zunächst innerhalb der Milzfollikel, die zur Ausbildung dicker Reticulumfilze mit wechselndem Gehalt an Epithelioid- und Riesenzellen führen. Dabei bestehen auch keine Anhaltspunkte für vorgängige Zerstörung vorgebildeter Lymphocyten. Diese sind in durchaus normaler Zahl erhalten. Ihnen entsprechende runde Kerntrümmer fehlen. Ähnliches gilt für manche Formen des Lymphknotentuberkels, worauf schon K. E. RANKE mehrmals aufmerksam gemacht hat. Endlich lassen sich primär exsudative Erscheinungsformen auch für richtige Tuberkel bzw. die produktive Reaktionsform einwandfrei nachweisen, wie für die produktiven Lungenherde besonders eindrucksvoll neuerdings von HUEBSCHMANN und ARNOLD für den Nierentuberkel von BENDA geschehen ist.

Allerdings wäre ja auch hier Voraussetzung der Ausschwitzungen eine wenn auch noch so geringfügige Gefäßwandschädigung bei Ausscheidung der Tuberkelbacillen mit dem Blutstrom von innen her bzw. durch den aus den Lungenbläschen an die Capillaren gelangenden Tuberkelbacillus. In diesem Zusammenhange interessieren wiederum auch die schon oben beim Problem der Verkäsung angeführten Untersuchungen BENEKEs, betreffend die Autoschisis homöoplastisch überpflanzter Organe in die Bauchhöhle. Hier ist es auch in Nekrose übergehendes Gewebe, das den mächtigen Anreiz zu Leukocytendurchsetzung abgibt. Übertragen auf die Verhältnisse des Tuberkels wäre es die primäre Gewebsschädigung, die die primäre Leukocyteneinwanderung auslöst. So scheint es auch in den Versuchen SCHIECKs zu liegen, in denen die Schädigung des Hornhautepithels die Wanderzelleinwanderung erst ermöglicht haben soll. Wie — unbeschadet der grundsätzlichen Richtigkeit der BAUMGARTENschen Lehre — der ganze experimentelle Hornhauttuberkel von äußeren Einflüssen und der Beschaffenheit des Mutterbodens, von Variationen der Versuchstechnik und des Zufalls abhängt, so auch Grad und Eintritt der Leukocytenbeteiligung, die vor allem an die Möglichkeit ihres Eindringens gebunden ist. Im allgemeinen folgte die Reaktion der fixen Gewebszellen erst der Durchsetzung des Stichkanals mit Leukocyten aus dem Conjunctivalsack nach. Es steht jedoch dahin, ob Nekrotisierung des Gewebes obligatorisch für die Anlockung von Leukocyten ist, oder ob nicht vielmehr ein einfacher Fremdkörperreiz, wie z. B. der durch Ablagerung eines fremden Pilzes, des Tuberkelbacillus, ausgelöste Reiz allein in der Lage ist, die Leukocyten anzulocken.

Hinzu kommt, daß gerade beim exsudativen Lungenprozeß anscheinend stets und von vornherein proliferative Züge in Form von Wucherungen der Septumzellen und Alveolardeckzellen mitgegeben sind. Das Exsudat ist ein plastisches (so wörtlich bereits BUHL). Man denke auch an die Versuche TÖPPICHS, in denen Alterationen vor der Leukocytenbildung in keiner Weise aufzuzeigen waren, diese vielmehr durch den mächtigen Reiz auf die verdauenden Apparate des Bindegewebsgefäßsystems ausgelöst wurde.

Überhaupt dürfte jenes Vorstadium erster Reizantworten des Gewebes auf Eindringen des Virus bis zur Einstellung von Zelle und Erreger kaum einheitlich zu kennzeichnen sein. MILLER hat z. B. einen Wechsel von Reaktionen je nach Vorwiegen primärer Gewebszerstörung und primärer Leukocytenauswanderung vorausgesetzt. Danach erfolge Gewebswucherung dann, wenn die Gewebsschädigung im Vordergrunde steht. Das Kaninchen zeige im allgemeinen erheblichere Leukocytenausschwitzung als das Meerschweinchen; deshalb spiele bei diesem die Proliferation eine größere Rolle. Die Wucherung bleibt aus, wenn Leukocytose und Alteration einander die Wage halten. —

Im allgemeinen wird man jedenfalls jenes von uns auch schon oben bei Besprechung der Riesenzellformen berührte Vorstadium bis zur endgültigen Epitheloidzellbildung als das der großartigen, gegen das Virus gerichteten Aufsaugungs-, Verdauungs- und Abbauvorgänge kennzeichnen dürfen. Es erhält seinen morphologischen Stempel durch die leukocytäre Phagocytose auf der einen, die Neubildung großer, lebhaft resorptiv tätiger, stark basophiler und vakuolärer Einkerniger auf der anderen Seite. Die in den Grundzügen auffallend übereinstimmenden Erhebungen von BORREL, BRODEN, HERXHEIMER, WATANABE, TÖPPICH, GROMELSKI u. a. haben das immer wieder gezeigt.

Daß die Allergie, also die Bekanntschaft des Gewebes mit dem Virus ebenso von ausschlaggebender Bedeutung für Art und Ablauf dieses Vorstadiums ist wie die Virulenz der Bacillen, haben DEMBINSKIS lichtvolle Versuche schon vor vielen Jahren dargetan. In diesen begann beim normergischen Tier die Phagocytose nach 24 Stunden. Sie lag bis zum 2. Tag bei den polymorphkernigen Leukocyten, die am 3. Tag von Mononukleären abgelöst waren.

Das allergische Tier zeigte dagegen schon nach 1 Stunde sowohl Mono- wie Leukocyten in lebhafter Tätigkeit. Bei Tauben ferner rufen Bacillen vom Geflügeltypus nach 18—24 Stunden Phagocytose hervor, die — sehr aktiv — in den ersten 2 Tagen nur von Polymorphkernigen besorgt wird. Diesen sind von da ab Monocyten beigesellt, die vom 5. Tag allein das Feld beherrschen. Ganz anders bei Verwendung humaner Bacillen! Hier fehlt Phagocytose zunächst überhaupt. Wenn sie einsetzt, zeigen sich immer Polymorphkernige und Monocyten gemischt, aber letztere bilden den Hauptanteil, fließen zu Syncytien zusammen und verhindern das Eintreten der Erkrankung.

Kein Zweifel, daß die Leukocyten den Ausdruck starker Giftwirkung, die Monocyten den der Virusblockade bedeuten, das Vorstadium als Ganzes jedoch recht verschiedenartigen Ablauf nimmt (vgl. auch die oben S. 17 angeführten Versuche von KAGEYAMA).

Es bleibt noch hervorzuheben, daß natürlich auch der fertige Tuberkel reichlich Aufsaugungsvorgänge erkennen lassen kann, diese aber gegenüber der cellularen Aktivität in dem geschilderten Vorstadium weitgehend zurücktreten. Die von KOSTENITSCH und WOLKOW angegebene, von allen späteren, so besonders SCHIECK, ASCHOFF u. v. a. übernommene Phaseneinteilung der Tuberkelentstehung hat im großen und ganzen nur den Wert eines auf Grund häufig wiederkehrender Beobachtung am Tier gewonnenen Schemas. Dessen Einzelglieder können nicht nur nach ihrer Quantität verwischt sein und zurücktreten, sondern auch gewiß zuweilen völlig ausfallen bzw. unter die Schwelle der Wahrnehmbarkeit treten. Die Relation Virus-Organismus ist es auch hier, von der das Zustandekommen des Urbildes des Tuberkels abhängt, das den Forderungen des Schemas am nächsten kommt.

Die soeben berührte Streitfrage nach dem morphologischen Ausdruck der ersten Tuberkelentstehung ist nur Teilproblem innerhalb der Grundfrage nach den eigentlichen und letzten Ursachen derselben. Sind wir in der Lage, den komplexen Vorgang der Tuberkelbildung kausal und entstehungsgeschichtlich in bestimmte Beziehungsverhältnisse und Verknüpfungen einzelner Komponenten von Gewebe und Tuberkelbacillus zu zerlegen und aufzulösen? Hier sind besonders die Versuche von Tuberkuloseerzeugung bzw. Herstellung tuberkelähnlicher Strukturen ohne den Tuberkelbacillus selbst bzw. mit abgetötetem Virus, d. h. nur durch unmittelbare Einwirkung seiner löslichen, diffundierbaren giftigen Leibessubstanzen bzw. toxische Fernwirkung des Virus von Interesse (PRUTTEN, VISSMANN, STERNBERG, CORNET, KLINGMÜLLER, NOESSKE, KLETT). STERNBERG hebt die Tatsache histologisch weitgehendster Ähnlichkeit und das Vorkommen richtiger Verkäsung, aber auch besonders den Unterschied in der Verbreitung der durch totes und lebendes Virus erzeugten Knötchen, KLETT wie auch KELBER (unter BAUMGARTEN) ihren Fremdkörpercharakter und das Fehlen von Verkäsung hervor, CORNETs Ansicht setzt hauptsächlich Proliferationsprozesse bei Aufnahme lebender und Vergiftungserscheinungen bei Aufnahme toter Bacillen voraus. Die Bestrebungen, aus den Bacillen etwa durch Extraktion mit lipoidlöslichen Substanzen (Chloroform, Äther, Xylol) Gifte mit nekrotisierenden Eigenschaften oder der Fähigkeit der Erzeugung tuberkelähnlicher Struktur zu isolieren (AUCLAIR, JAFFÉ, MORSE und SHOTT, BOQUET und NÉGRE) sind altbekannt. Doch steht dahin, inwieweit die hervorgerufenen Nekrosen echter Verkäsung (und nicht einer Embolie durch grobe Bacillenbröckel — KLETT) und die tuberkuloiden Strukturen nicht spezifischen, sondern einfachen unspezifischen Fremdkörperbildungen[1]) entsprachen. Dagegen beanspruchen die Versuche von GUILLERY (sen.) hier großes Interesse, da sie wohl zum ersten Male die experimentelle Grundlage der toxischen Fernwirkung geliefert haben. GUILLERY bediente sich der Einbringung von tuberkelbacillenhaltigen Schilfsäckchen in die Bauchhöhle, eine Methode, die bereits vorher erfolgreich zur Erzeugung von Tuberkulinempfindlichkeit normaler Tiere (HEYMANS, MOUSSU, ZIELER, PREYSICH und HAIM) benutzt war. Mit diesem Verfahren erzielte GUILLERY schon nach dem 5.—7. Tage tuberkuloide Strukturen und periphere Nekrosen der Leberläppchen, ferner

[1]) Daß sich Fremdkörperwirkung und Spezifizität keineswegs gegenseitig ausschließen, haben letzthin besonders die bedeutungsvollen Untersuchungen ZIELERs zur Spezifizität der Tuberkulinreaktion gezeigt. Letztere ist eine spezifische Reizantwort des Gewebes auf Einverleibung eines löslichen Extraktes und natürlich nicht mit der morphologisch gleichartig beantworteten Beibringung etwa von organisierter, schwer resorbierbarer Bact. coli-Substanz zu vergleichen. Lösliche Extrakte aus Bact. coli — analog dem Tuberkulin hergestellt — zeigten naturgemäß niemals ähnliche Reaktionen.

richtige, z.um Teil verkalkende Nekrosen in den Lagen der Schilfsäckchen, starke Netzinfiltration durch Epithelioidzellen, Lymphocyten und Riesenzellen vom Typ der LANGHANSschen, endlich auch solche um das Säckchen herum. *Niemals* aber bestand *Verkäsung*. Nach einer gewissen Zeit gingen die Versuchstiere marantisch zugrunde.

Diese wichtigen Ergebnisse GUILLERYs scheinen in einem gewissen Widerspruch zu der uns seit RANKE geläufigen Einteilung der tuberkulösen Krankheitsherde nach ihrer Genese in solche, die durch spezifische Fremdkörperwirkung des Bacillus und solche, die durch Giftwirkung des Virus erzeugt sind, zu stehen. Sind wir doch gewohnt, gerade in der tuberkuloiden Struktur den Ausdruck einer Fremdkörperwirkung, in Exsudation und Verkäsung recht eigentlich den der Giftwirkung zu sehen. Die Differenz erklärt sich unseres Erachtens einmal aus den Verhältnissen des Versuchstieres, bei dem die richtige Verkäsung gegenüber der Gewebswucherung besonders anfangs überhaupt zurücktritt und sodann daraus, daß wir es hier mit einem ganz besonderen, sozusagen filtrierten und denaturierten Gift zu tun haben, dessen eigenartige, anscheinend höchst milde Wirkung kaum befremdet. Bemerkenswert erscheinen noch an den Versuchen die zahlreichen Lebernekrosen, die immer wieder wie schon zu den Zeiten KOCKELs den Verdacht auf unspezifische thrombotisch-embolische Vorgänge als Basis der Veränderungen nahelegen, obschon sie für die Frühstadien der hämatogenen Lebertuberkulose des Meerschweinchens kennzeichnend sind. So ergäbe sich auch daraus wieder ein Abhängigkeitsverhältnis von Nekrose und tuberkuloiden Herden. Indessen erlaubt doch der ziemlich häufige Befund reiner Tuberkelherde der Meerschweinchenleber überhaupt mit typischer proliferativer Infiltration der GLISSONschen Scheiden bei völligem Fehlen der kleinen Nekrosen keineswegs ein Abhängigkeitsverhältnis zwischen ihnen und den Herden in dem Sinne aufzustellen, daß die Herde auf dem Boden der Nekrosen entständen.

Die wichtigen Versuchsergebnisse GUILLERYs — wieweit übrigens bei allen diesen und ähnlichen Versuchsanordnungen invisibles und filtrierbares (kryptantigenes) Virus (FRIEDBERGER, ARLOING) eine Rolle spielt, wird in Zukunft zu klären sein — werden uns mithin nicht in der Auffassung beirren können, daß in der Tat die tuberkuloide Struktur den Ausdruck einer Art Fremdkörperwirkung darstellt, eben eine relativ milde Reaktion eines gefestigten Gewebes auf einen relativ schwachen Reiz. Die Partialschädigung findet dabei ihren Ausdruck in starker Wucherung fixer Gewebszellen, die JESIONEK — in Analogie etwa zur Auffassung der Leukoblastomzelle durch ZYPKIN — geneigt ist, als desensibilisierte und entdifferenzierte Elemente aufzufassen, die wegen ihrer geringen Affinität zum Bacillus die Fähigkeit zunächst schrankenloser Neubildung haben. Diese findet ihr Ende, wenn die eigentliche toxische Wirkung der zugrundegehenden Bacillenleiber einsetzt oder diese restlos zerstört sind. Gewiß ist die Verkäsung nur möglich durch Zusammenwirken von Virus und Gewebe. Zweifellos kommt den Stoffwechselprodukten des kranken Gewebes ein nicht nur additioneller Einfluß auf Eintritt und Ablauf des Verkäsungsprozesses zu. Ebenso wie ihre Produkte können sich auch die Reize, nämlich Fremdkörper- und toxisches Agens selbst mannigfach bis zur Unkenntlichkeit der einzelnen Bestandteile mischen. Ja, wahrscheinlich schließen sie überhaupt keinen konträren Gegensatz ein. Dürfte doch die Fremdkörperwirkung letztlich auch nichts anderes darstellen als Giftwirkung auf die Zellen, die, partiell und leicht bleibend, eine in Zellwucherung betätigte, mit Reizung derselben verbundene Teilschädigung bedeutet.

Machen wir uns die neuerdings von v. MÖLLENDORFF aufgestellten Thesen hinsichtlich des Zellnetzes im lockeren Bindegewebe als eines, das Retikuloendothel mitumfassenden Bindegewebsstoffwechselapparates zu eigen und wenden sie auf die Verhältnisse der tuberkulösen Reizantwort des Gewebes an, so ergibt sich folgende, manches nur schlecht Verständliche, aufklärende Überlegung: Danach wäre die Bildung sowohl der Tuberkelzellen als auch die der tuberkulösen Exsudatzellen die Funktion jenes umfassenden fibrocytären Zellnetzes, d. h. eine Stoffwechselleistung, in Art und Grad verschieden nach der Intensität des zur Wirkung kommenden spezifischen, qualitativ gleichartigen Reizes. Im Tuberkel, d. h. der Bildung jenes durch zarte Zellausläufer anastomosierenden Epithelioidzellnetzes, dessen Elemente sich nur durch geringe Reizung vom Ausgangsstadium des ruhenden Fibrocyten unterscheiden (CASTRÉN) wäre der Ausdruck des geringstmöglichen Tuberkulosereizes gegeben. Hierbei erfolgt nur geringe Weiterbildung des Fibrocyten zu einer Art niederen Histiocytenstufe unter Erhaltung des netzartigen Verbandes und seiner starken Leistungsfähigkeit und Aktivität im Stoffwechsel. Die Bildung des tuberkulösen Exsudates dagegen mit seinen phagocytär stark beanspruchten, reich beladenen Makrophagen entspräche der Wirksamkeit eines erheblich stärkeren, des eigentlichen Giftreizes, der zur Entstehung jener Ruheformen mit starker Mästung und verhältnismäßig trägem Stoffwechsel bei Darniederliegen der Zellabwehrkräfte führt. Man denke nur an MÖLLENDORFFs Vergleich des Makrophagocyten mit der Encystierung, die Mikroorganismen unter ungünstigen Außenweltsbedingungen eingehen. Haben wir aber in diesen Elementen noch zur Ausgangszelle reversible Formen zu erblicken, so begegnet uns in der leukocytären Gewebsreaktion — soweit es sich um Bildung von Gewebsleukocyten handelt — der stärkste Grad möglichen Reizes der zur Ausformung von irreversiblen, großenteils dem Untergang geweihten Leukocyten führt. Seine Stoffwechselbeanspruchung — ausgedrückt in Polymorphie des Zellkerns und mit dieser parallel in starker Oxydasereaktion — ist besonders hochgradig. Ganz evident aber wird die Rolle der Stoffwechselstörung an der Riesenzelle, deren amitotische Kernteilungen der Polymorphie des Leukocytenkernes in gewissem Sinne nahestehen. Daß hier mit großen Stoffwechselleistungen des Gewebes allenthalben zu rechnen ist, zeigt vor allem das Verschwinden der Tuberkelbacillen, ihre Auflösung und Verdauung dann, wenn der Tuberkel in einem ersten Aufbau fertig ist. Naturgemäß sind auch die eigentlich regressiven tuberkulösen Veränderungen, vor allem die Verkäsung und Erweichung als Stoffwechselleistungen des Gewebes zu werten.

Bei alledem ist also keineswegs der stärkste Grad der Schädigung, d. h. Nekrose und Auflösung des Gewebes *allein* der Ausdruck tuberkulotoxischer Wirkung. Vielmehr müssen wir mit RANKE auch Wucherungen, besonders Bindegewebsproliferationen an Herdrändern auf mittelbare Wirkung langsam diffundierenden Giftes beziehen. Hier, wo Tuberkelbacillen anscheinend völlig fehlen, kann auch von ihrer Fremdkörperwirkung nicht gut die Rede sein.

Überhaupt sichert ja die Auslösung durch Giftwirkung der perifokalen Entzündung ihre große Wichtigkeit für die Erkenntnis der Zugehörigkeit eines Herdes zu einer durch bestimmte Giftempfindlichkeit bzw. Quantität der Giftausfuhr gekennzeichneten Krankheitsperiode.

Schon TENDELOO hat der kollateralen Entzündung eine wichtige Rolle zuerkannt, RANKE sie in ihrer grundlegenden, durch die anatomische Beobachtung am Menschen begründeten Bedeutung gewürdigt. TENDELOO versteht unter tuberkulösem Herd die Summe bzw. das Produkt aus einem Kern, der eine scharf umschriebene Entzündung tuberkulösen Ursprungs darstellt, und der kollateralen Entzündung. Oft tritt letztere allein klinisch in Erscheinung, ähnlich wie wir von einem subphrenischen Absceß nur die seröse Pleuritis, und von einer tiefsitzenden Phlegmone zuweilen nur das oberflächliche Hautödem wahrnehmen können. So erscheint uns häufig allein eine tuberkulöse Pleuritis bei kleinem subpleuralem Lungenherd, eine seröse Gonitis bei kleinem Knochen- oder Weichteilherd die ganze Erkrankung zu erschöpfen, obwohl sie doch nur sekundäre Symptome darstellen. Sowohl bei tuberkulösem wie bei nicht tuberkulösem Herdkern zeigt sich die kollaterale Entzündung häufig in schichtförmigem Aufbau. Dabei wechseln seröse, fibrinöse, zellige kollaterale Entzündung nach Maßgabe der Giftkonzentration ab, die natürlich mit der Entfernung vom eigentlichen Kern immer geringer werden muß. Daß dem wirklich so ist, hat TENDELOO durch einen einfachen, eleganten Versuch demonstrieren können. Spritzte er 150 ccm einer $60^0/_0$igen Ameisensäurelösung an einer bestimmten Stelle der Kaninchenlunge durch die Brustwand, so erhielt er einen sterilen Entzündungsherd, dessen Zentrum nach 3—4 Tagen nekrotisch war. Auf das nekrotische Zentrum folgte nach außen ein Ring zerfallender, dann lebendiger Leukocyten, darauf eine fibrinös, dann eine serös entzündete Schicht und schließlich die Lungenbläschen mit Hyperämie und desquamativem Katarrh. Durch Injektion schwächerer Konzentrationen ließen sich nun die Schichten einzeln und für sich allein erzeugen, so daß daraus unmittelbar die Entstehung der Mäntel durch Diffusion immer schwächerer Giftkonzentrationen hervorgeht. Die örtlich verschiedene Bewegungsenergie der Lymphe bedingt eine gewisse, von Ort zu Ort wechselnde Ungleichmäßigkeit in der Ausbildung der einzelnen Schichten — wie ja überhaupt Menge, Diffusionsgeschwindigkeit und kinetische Energie des als Vehikel des Giftes dienenden Gewebssaftes hier die beherrschenden Faktoren sind. Verstopfung der Gewebsspalten durch Leukocyten kann unter Umständen die Ausbildung bzw. Fortsetzung kollateraler Entzündung verhindern. Im allgemeinen ist letztere um so erheblicher, je stärker der Herdkern erweicht ist, und umgekehrt kann starke kollaterale Entzündung durch Verstopfung der Spalten und Stauung des Giftes die Erweichung im Herdkern befördern. Vielleicht ist die Nekrose des Herdkerns und die Entstehung der kollateralen Mäntel verschiedenen Giften zuzuschreiben, erstere der Wirkung eines Toxomucins, letztere vielleicht diffundierenden Fettsäuren oder anderen Stoffen. Das wechselnde Schicksal und die in weitem Umfange mögliche Resorbierbarkeit der kollateralen Veränderungen gebietet dem Arzte besondere Vorsicht bei der Vorhersage: Rasche Resorption der kollateralen Gebiete bedeutet noch lange nicht Verschwinden des gefährlichen Kerns. Auch bietet das kollateral entzündete Gebiet der Ansiedlung neuer Herdkerne günstige Möglichkeit.

Auch aus einem anderen Beispiel mag die Wichtigkeit der Herdränder ersehen werden. Treten uns auf der einen Seite diffus verkäste Kartoffeldrüsen mit von vornherein heftiger, schwieliger Periadenitis und auf der anderen Seite Spättuberkel entgegen, die, Ausdruck offenbar mildester Fremdkörperwirkung, reaktionslos in sonst wenig verändertem Lymphknotenparenchym liegen, so ist hieraus ohne weiteres, wie RANKE grundlegend gezeigt hat, eine starke Differenz nicht sowohl in der Ausschüttung, als vielmehr in der Giftempfindlichkeit abzunehmen.

Allerdings ist die Anwendung dieser perifokalen Gesetzmäßigkeiten nicht immer und ohne weiteres möglich. So stellte ich an bestimmten aerogenen Primäraffekten der Meerschweinchenlunge — auch bei Serienuntersuchung — nicht nur keine Abnahme, sondern eine Verstärkung der einzelnen Entzündungsintensitäten der Zonen nach der Peripherie hin fest. Hier folgt auf eine Zone relativ milder Alveolitis mit Erhaltung des elastischen Fasergerüstes lymphocytäre Demarkation und auf diese ein Ring massiger Verkäsung mit wiederum anschließender Demarkation, dann evtl. wieder Verkäsung usf. Hier liegt naturgemäß nicht gewöhnliche kollaterale Entzündung vor, sondern eine Art der Herdausbreitung, die allem Anschein nach durch bestimmte Änderung der Gewebseigenschaften, nicht mechanischer, sondern biologischer Natur im Ablauf der Herdbildung hervorgerufen wird.

So besitzen wir in der gedanklichen Trennung von toxischer und Fremdkörperwirkung wenigstens ein auch dem reinen Begriff der Bacillenwirkung gerecht werdendes Hilfsmittel zum Verständnis der verschiedenen zur Beobachtung gelangenden Reizantworten des Gewebes.

Liegt der Sitz des Tuberkels vorwiegend in den perivasculären bindegewebigen Scheiden der Organe, also vorzüglich interstitiell, so gehört diese Lage keineswegs zu den unmittelbaren Bestandteilen des Begriffes: Tuberkel. Die Teilnahme von Parenchymzellen an seinem Aufbau steht mindestens für das Versuchstier fest. Daß ferner die größeren Tuberkel der Lunge zu einem großen Teil durch primär exsudative Entzündung des Parenchyms entstehen (HUEBSCHMANN), wurde mehrfach hervorgehoben. Ebenso spielt sich nach NICOL der „produktive“ Prozeß innerhalb des Acinus ab und nicht im Zwischengewebe. Daraus geht auch hervor, daß hämatogen entstandene Tuberkuloseherde nicht immer Tuberkel darzustellen brauchen, wie auch umgekehrt anderweit als auf dem Blutweg entstehende tuberkulöse Herde auch als primäre Tuberkel auftreten können.

Dennoch hat stets die Auffassung vorgeherrscht, daß wir im Tuberkel die Folge einer Ausscheidung des Virus mit dem Blute vor uns haben. LEBERT (ähnlich übrigens auch HENLE) hat diese grundlegende, später von ORTH, HUEBSCHMANN, KAGEYAMA ausgesprochene Auffassung bereits klar vertreten. Nach LEBERT beweist der Sitz des Tuberkels, der, so verschieden er sei, stets in der Umgebung von Gefäßen gefunden werde, d. h. da, wo die geringste Gewebsdichte, der geringste Gewebswiderstand herrscht, daß der Tuberkel auf *Ausscheidung* einer im Blut vorhandenen Materie beruhe. Die Tuberkelmasse werde auch leichter in das Zellgewebe der Lunge, als in die Alveolen und Bronchialverbreitungen ausgeschieden, welch letztere der Ausscheidung größten Widerstand entgegensetzen. Liegen die Punkte der tuberkulösen Ausscheidung dicht nebeneinander, so entsteht an Stelle des Tuberkels die tuberkulöse Infiltration. Nicht nur durch den Mangel an Vascularisation und Ernährung, sondern vor allem durch sein Wachstum sei der Tuberkel vom Krebs unterschieden. Denn dieses erfolge beim Tuberkel genau wie bei dem der Pseudomembranen per appositionem, d. h. also durch Neuausscheidung tuberkulöser Materie und nicht etwa aus sich heraus.

HERXHEIMER hat darauf hingewiesen, daß bereits HIPPOLYTE MARTIN im Tuberkel eine Endoarteriitis, ähnlich RAAB und auch WALDENBURG in capillären Gefäßembolien durch corpusculäre Elemente den Kern der Tuberkelbildung sah, und zwar bei Gelegenheit der Bekanntgabe seiner eigenen Versuchsergebnisse betreffend die Wirkung experimentell eingeführter Tuberkelbacillen. Diese hatten die große Bedeutung primärer tuberkulöser Gefäßerkrankung, von peri- und intravenösen Lymphocyten- und Monocytenansammlungen ergeben, die häufig Knötchen darstellten, an denen erst die Elasticafärbung das Gefäßrohr klarlegte. Ähnliche Befunde wie er hatten auch KOSTENITSCH und WOLKOW, WATANABE, MOREL und DALOUS beschrieben.

Die gewöhnlich hämatogene Entstehung der Tuberkel und ihre Nachbarschaftsbeziehungen zu Gefäßen hat endlich MEINERTZ, später AUFRECHT veranlaßt, darüber hinaus den ersten Ansiedlungsort der Tuberkelbacillen in die Gefäße selbst zu verlegen; dort sollten sie eine primäre tuberkulöse Thrombose erzeugen. MEINERTZ ging von auf dem Gefäßwege erzeugten intraglomerulären Tuberkeln aus, die — eine homogene braune Masse mit kugeligen, großen Mononukleären entstammenden Kernen — im ersten Beginn einen Thrombus darstellen sollen. Was die Bacillen zusammenhält und die Schlingen völlig ausfüllt, kann nach MEINERTZ als Ausfüllung von Capillaren nur Thrombusmasse sein. Die anämische Nekrose, nicht die Giftwirkung der sich nachträglich im Thrombus erst vermehrenden Bacillen bedinge die anfänglichen Absterbeerscheinungen an den Zellen, die in Umlagerung und Schwund des Chromatins ihren Ausdruck finden. Entsprechend lauten die an ähnlicher Versuchsanordnung gewonnenen Daten BUDAYS. Nach allen diesen Erhebungen sind Anhäufungen von Makrophagocyten und capilläre Thrombose die ersten, morphologisch erfaßbaren Erscheinungen des Glomerulustuberkels.

Daß diese Thesen auf Verallgemeinerung eines Spezialfalles primärer durch grobe Bacillenembolie erzeugter Gefäßerkrankung beruhen, liegt auf der Hand. In den geschilderten Versuchen ist, möchte man sagen, das Blut das gewebliche Substrat, das auf seine Reizantwort gegenüber dem Virus geprüft wird. Die capilläre Thrombose als ständige und notwendige Basis der zur Tuberkelbildung gehörigen Veränderung ist durch diese Versuche nicht bewiesen und auch nicht einmal wahrscheinlich gemacht. Gerade der unter natürlicheren Verhältnissen entstehende Glomerulustuberkel des Versuchstieres zeigt sehr oft ebenso wie zuweilen der menschliche Wucherungen und epitheloidezellige Umwandlungen des Epithels der BOWMANschen Kapsel als einwandfrei primäre Veränderungen.

Auch sonst spricht das häufig recht lange Erhaltenbleiben von Capillaren und auch deren Neubildung bei aufflackernder Entzündung der Herdränder, Befunde, wie sie nicht nur an Milztuberkeln, sondern auch sonst überall und besonders in der Lunge sich darbieten, unmittelbar gegen die allgemeine Verlegung der erstmaligen Tuberkelveränderungen in die Gefäße.

Auch die Behauptung AUFRECHTS, der Tuberkelpilz wachse gern im nekrotischen Gewebe, woraus sich auch im Verein mit gewissen tatsächlichen Befunden die Entstehung der ersten tuberkulösen Lungenherde auf dem Boden von Thrombosen mit sekundärer Gefäßwandverkäsung und die traubige Herdanordnung um verkäste, bzw. verengte Gefäßchen ergebe, ist nicht nur unerwiesen, sondern auch irrig, wie besonders TENDELOO gezeigt hat. Der Tuberkelbacillus braucht Sauerstoff. Ferner: in frischem Käse finden wir reichlich Bacillen, während sie in älterem mehr und mehr schwinden. Mit alledem soll naturgemäß nicht die Möglichkeit thrombogener Entstehung des Tuberkels bestritten oder ihre extreme Seltenheit behauptet werden. Gar nicht so selten finden wir Tuberkel, in deren zentralen Teilen wir durch hyaline, bacillenhaltige Pfröpfe verstopfte Gefäßreste antreffen, die die Möglichkeit oder eine gewisse Wahrscheinlichkeit der ersten und ältesten Veränderung für sich haben.

Von den Gefäßen geht auch RICKERS Lehre der Tuberkelentstehung aus. Nach ihm ist Capillargehalt eine häufige Eigenschaft des Tuberkels und abhängig vom Ort seiner Entstehung in capillarfreien oder capillarhaltigen Teilen. Erst spät erfolge nach voraufgegangener Stase Capillarschwund. Mit Auflösung der statischen Blutsäule wird auch die Capillarwand immer undeutlicher. Zerfall des Tuberkels erfolge, weil ein Teil des ihn durchsetzenden Gefäßnetzes nicht mehr durchströmt wird. Die allererste aus polymorphkernigen Leukocyten zusammengesetzte Tuberkelform zerfällt wegen der Hinfälligkeit dieser Zellen.

Die ersten sichtbaren Vorgänge nach Bepinselung oder Berieselung des Kaninchengekröses am Zwölffingerdarm mit einer Reinkulturaufschwemmung oder aber nach Einspritzung einer solchen in die Bauchhöhle — es wurden vorzugsweise humane Bacillen benutzt — bestanden vorwiegend in Hyperämie und Dilatatorenreizung. Diese verursachen eine Neubildung von Capillaren. Die mit der Dilatatorenreizung gegebene Aufhebung des Constrictorentonus bewirke eine gegenüber dem Physiologischen besonders starke Capillarneubildung, weil sie eine intensivere und dauerhafte Berührung der Mutterzellen mit der das Wachstumsmaterial enthaltenden Blutflüssigkeit gestattet. Der Capillarneubildung folgt Vermehrung der Bindegewebszellen und -fasern. Dann setzt Abschwächung des Reizzustandes der Gefäßnerven ein. Auch Leukocytenausschwitzung (auf Dilatatorenreizung und damit gegebene Verlangsamung des Blutstroms zurückzuführen) steht am Anfang der Reaktionen und geht sogar der Capillarneubildung voran. Die Vorgänge gestalten sich zusammengefaßt etwa in folgender Reihe, wenn Tuberkelbacillen auf schonende Weise in den Bauchfellraum gebracht werden: 1. Alteration der Strombahnweite (Erweiterung), 2. Alteration der Stromgeschwindigkeit (Verlangsamung), 3. Ausschwitzung von Leukocyten (wo Stase, dort Durchtreten roter Blutkörperchen), 4. Capillarneubildung, 5. Vermehrung der fixen Zellen, 6. Bildung eines bacillenhaltigen, capillarhaltigen oder capillarfreien Knötchens, 7. allmähliches Aufhören der Blutstromverlangsamung und Erweiterung; Bindegewebsvermehrung.

Dabei sind die Gefäße und Capillaren im infizierten Gebiet nicht mehr kontraktions-, sondern nur erweiterungsfähig. Die Tuberkelgefäße stellen sich dar als arterielle, in venöse übergehende Netze oder als eine Arterie, die als Netz die Vene umspinnt, ferner ausschließlich als eine Vene; oder aber ein

Arterien- und zwei Venenästchen lösen sich in das Capillarnetz des Tuberkels auf, oder endlich eine Arterie und eine Vene sind durch ein Capillarnetz verbunden, das in der Peripherie den Tuberkel berührt.

Die bei alledem dennoch mindestens im späteren Ablauf ausgesprochene negative Angiotaxis des Tuberkels ist schon STARK, BAILLIE und BAYLE aufgefallen. Besonders wurde sie von ANDRAL, LEBERT und den Autoren dieser Zeit hervorgehoben.

Der Aufbau des frischen Tuberkels fällt im wesentlichen mit den Phasen seiner Entwicklung zusammen. Ist primäre Alteration als wesentliche Veränderung nachweisbar, wie häufig beim Lebertuberkel, so finden wir die Nekrose der Parenchymzellen als wesentliche und älteste Veränderung meist die Mitte des Herdes einnehmen. Gingen ausgedehntere exsudative Prozesse der Ausbildung des eigentlichen Tuberkels vorauf, so sehen wir meist Fibrin, fibrinoide Nekrose, tote polynukleäre Leukocyten u. a. m., auch hier gewöhnlich im Zentrum. Beim üblichen Beginn des Tuberkels mit unmittelbar hervortretender Proliferation beherrschen Epitheloid- und Riesenzellen das Bild. Der Bildung dieser Zellen haftet, obschon sie einen progressiven Vorgang darstellen, auch etwas Degeneratives an. Das tritt besonders in der amitotischen Kern- und mangelnden Plasmateilung der Riesenzellen deutlich hervor. Die bereits oben erwähnte Hypothese, die ZYPKIN zur Erklärung der systematischen Blutkrankheiten gegeben hat, in deren Mitte die nosologische Einheit der Pseudoleukämie steht, fordert zur Übertragung auf die Verhältnisse des Tuberkels heraus. Danach kommt es, durch die Wirkung des reizenden Agens zur primären Entdifferenzierung und Embryonalisation der ausgebildeten Arbeitszelle. Die mit Erzeugung ausgedehnter Proliferationsneigung einhergehende Entdifferenzierung trifft nicht sowohl die empfindlichen, mit Absterben reagierenden Parenchymzellen, als vielmehr die elementareren, mit Wucherung antwortenden Stützzellen. Die entstehenden Tochterzellen, die um ein Etwas verminderte, also weniger differenzierte Mutterzellen sind, besitzen geringere Giftempfindlichkeit und können durch größere Giftintensität zu weiterer Wucherung veranlaßt werden. Die Pathobiose der Zellen, wenn man so will, ihr Partialtod zeigt also eine Verstärkung einzelner Lebensäußerungen.

Nach Eintritt der zentralen Verkäsung nehmen die Epithelioidzellen die sog. Wirbel- oder Pallisadenstellung (ARNOLD) ein, d. h. sie richten sich parallel Zelle an Zelle in konzentrischer zwiebelschalenähnlicher Anordnung um einen Wirbel herum aus. Ehe sie der Verkäsung anheimfallen, ordnen sie sich also in ganz bestimmter Richtung an. Wenn man so will, ein Phänomen der Toxotropie. Die Peripherie des Tuberkels nimmt eine meist sehr deutliche Lymphocytenzone ein. Sie ist vielleicht ein Ausdruck der Wirkung fettspaltender Enzyme (BERGEL) gegen diffundierende äther- und alkohollösliche Giftsubstanzen. Jedenfalls demarkiert sie das eigentlich kranke Gebilde gegen die mehr oder weniger veränderte Gewebsumgebung und gibt damit erst dem Tuberkel seinen rechten, scharf umrissenen Knötchencharakter. Der örtliche Ursprung der Lymphocyten wird immer mehr offenbar. Und so haben wir auch in ihrem Auftreten ein Glied in der Kette von Reizungsfolgen der lokalen, mesenchymalen Keimlager zu sehen.

Daß die Gefäßlosigkeit der Tuberkel irgendwie beim Auftreten der Verkäsung mitspielt, braucht nicht erst auseinandergesetzt zu werden. Man weiß das seit dem Anfang des 19. Jahrhunderts. Doch ist die Anämie sicherlich nicht allein Ursache der Verkäsung — ebensowenig wie die Gefäßlosigkeit Ursache der Tuberkelbildung ist, ist sie auch Ursache der Tuberkelverkäsung, d. h. des Untergangs neugebildeter Zellen. Vielmehr ist es hier ebenfalls das Virus selbst, das zur Verkäsung Veranlassung gibt. Zweifellos aber ist die Gefäßarmut dabei wichtiges Hilfsmittel, indem sie eine Stauung der eigentlichen Bacillentoxine und der toxischen Stoffwechselprodukte der beschränkt und in pathologischer Richtung arbeitenden Tuberkelzellen hervorruft. Letztere sind es vielleicht erst, die die eigenartige Form der Nekrose, nämlich die Verkäsung ermöglichen. Auch die Versuchsverhältnisse JESIONEKs, der verkäsungsähnliche Nekrose ohne den Bacillus selbst, nur mit Extraktsubstanzen erzeugt hat, schließen die Mitwirkung geschädigten Gewebes nicht aus. Endgültige Klärung dieser grundlegenden Fragen ist vielleicht auch von den Untersuchungen käsigen, noch nicht verkästen, tuberkelhaltigen und endlich allein tuberkelbacillenhaltigen, aber noch nicht veränderten Gewebes auf seinen Stoffwechsel nach dynamischen Gesichtspunkten zu erwarten.

Die bei der Verkäsung gebildeten Stoffe erweisen sich wieder leukocytenanziehend. Daß die Erweichung des Käses keineswegs ausschließlich auf diese zurückzugehen braucht, haben wir bereits oben ausführlich besprochen. Das große Rätsel, welche Kräfte fermentativer oder sonstiger Natur die Erweichung bewirken, haben die Erfahrungen der ersten Tuberkulinära in den 90er Jahren einer gewissen Klärung entgegengeführt. Der exogenen Tuberkulinisierung, die hier großartige Erweichungen hervorruft, steht die endogene, aus dem Herd selbst stammende Tuberkulinausschüttung, die Autotuberkulinisation, gegenüber, die ganz Ähnliches auslöst. Auf diese Verhältnisse werden wir weiter unten noch zurückzukommen haben. Besonders sind es die mit dem Eintritt des Virus in die Blutbahn geschaffenen Verhältnisse, die zur endogenen Tuberkulinausschüttung in Beziehung stehen.

Von dem Quantitätsverhältnis zwischen Verkäsung und Bindegewebsbildung ist Gestalt und Schicksal des Tuberkels weitgehend abhängig. Er kann gänzlich fibrös werden, so daß man ihm seine ursprüngliche Gestalt gar nicht mehr ansieht; die Bindegewebsbildung kann auf der anderen Seite so winzig sein, daß sie fast gar nicht in Erscheinung tritt und nur bei eingehender Untersuchung aufgedeckt werden kann.

Betrachten wir nur kurz die Heilungsvorgänge an tuberkulösem Gewebe, so sehen wir, daß die Bindegewebsbildung es nicht allein ist, welche den Tuberkel der Latenz entgegenführt. Auch total verkäste tuberkulöse Herde können obsolet werden durch Eindickung und Verkalkung des Käses, denn Käsemassen sind bekanntlich fibröser Umwandlung, wenn überhaupt, nur in sehr beschränktem Umfange zugänglich. Es gibt zwar auch eine fibröse Durchwachsung von Käsemassen nach vorheriger Durchfurchung derselben durch Granulationsgewebe. Aber bei diesem Vorgang ist doch der Käse als solcher schon nicht mehr erhalten, sondern weitgehend abgebaut, resorbiert und zerstört. Gewöhnlich erfolgt vielmehr nur bindegewebige Einkreisung und Abkapslung der Käsemasse. Die im frischen Käse reichlichen Bacillen verschwinden allmählich, doch niemals so vollständig, daß man nicht auch noch aus ganz verkalkten Herden virulente Bacillen isolieren könnte (LUBARSCH, RABINOWITSCH, SCHMITZ u. a.). Auf die Knochenbildung im Käse wird weiter unten noch näher einzugehen sein.

Ein in seiner Wichtigkeit und Bedeutsamkeit früher vernachlässigter, jetzt aber immer mehr erkannter Heilungsfaktor bei der Tuberkulose ist die Resolution von Entzündungsprodukten. Schon LEBERT hat sie erwähnt und berücksichtigt und dabei bemerkt, daß ein voll ausgebildeter Tuberkel, also die produktive Reaktion des Gewebes, wohl nicht mehr resorbierbar ist (ähnlich bereits auch SCHÖNLEIN). Um so großartiger können Resorptionserscheinungen an tuberkulösen Exsudaten sein. Daß auch erweichte Käsemassen der Aufsaugung zugängig sind, wurde bereits erwähnt. Für die klinischen und morphologischen Einzelheiten der einschlägigen Vorgänge verweisen wir auf die folgenden Abschnitte.

Besondere Gestaltungen zeigen die Heilungsvorgänge an tuberkulösen Oberflächen- (Schleimhaut-) und Hohlgeschwüren (Kavernen, Vomicae). LAENNEC hat ja bereits in denkwürdiger Art die Kavernenheilung abgehandelt und abgebildet. Inwieweit der von HANSEMANN betonte Modus der Reinigung und epithelialen Überwachsung der Kaverneninnenfläche von seiten der Bronchen überhaupt vorkommt, und dahingehende Beobachtungen nicht vielmehr Verwechslungen mit Bronchektasen darstellen, steht nach SCHMINCKEs bedeutsamen und abschließenden Ausführungen über die morphologische Seite des Kavernenproblems, die ich dank der Güte des Verfassers, meines hochverehrten Lehrers, schon vor der Drucklegung einsehen konnte, durchaus dahin. Auf der anderen Seite spielt fraglos konzentrische oder exzentrische Schrumpfung der Kavernenwände, nach meinen Erfahrungen durch ein in das Innere des Hohlraumes vordringendes und die noch mehr oder minder breite Granulationsschicht vor sich herschiebendes fibröses Gewebe mit dem Ziel der Ausbildung einer fibrösen Narbe eine ungleich gewöhnlichere Rolle. Auch Eindickung des Käses bei Abschluß der Höhle von der Außenwelt kann klinische Heilung durch Obsoleszenz einschließen (HART). Kavernenheilung ist danach kein so ganz seltenes Vorkommnis, selbst wenn man den strengen histologischen Maßstab einer auch in Serien von Käseherden freien Kavernenwand anlegt (Freiburger Schule mit GRÄFF, GIEGLER). Zweifellos besteht entschiedene Abhängigkeit in der Gestaltung der Wand vom biologischen Gesamtstatus des Organismus, besonders in Ansehung seiner tuberkulösen Durchseuchung. Wie die Krankheitsperioden selbst, ist auch Entstehung und Gestaltung der Kaverne den diese beherrschenden Momenten sichtbar unterworfen. Für die Hohlgeschwüre des Primär-Sekundärstadiums bleibt wie für dieses selbst die Anamnese in Ansehung der Virusbeziehung des Organismus, für die des Tertiärstadiums die Disposition — in einer durch unseren nächsten Abschnitt verständlich zu machenden Weise — von richtunggebender Bedeutung. Für die einzelnen im Gesamtablauf der Tuberkulose epochal gebundenen und zyklisch verknüpften Formen verweise ich auf die manches bisher Dunkle schlagartig erleuchtenden und ordnenden Grundlegungen SCHMINCKEs. Daß dem Immunitätsgedanken eine ungeahnte, praktische Wichtigkeit in der Frage der Kavernenheilung vorbehalten bleibt, ist auf klinischer Seite zuerst von DIEHL gewürdigt worden. Überraschende „Wunderheilungen“ von Kavernen sind für die chronische Generalisationsperiode des Sekundärstadiums durchaus typisch, während die isolierte Lungenschwindsucht derartiges nur ausnahmsweise erkennen läßt. Dementsprechend finden wir im ersteren Falle oft gereinigte, lochartig ausgestanzte Höhlen in ruhendem, auch histologisch nur in schmaler

Schicht verändertem Gewebe, während die schmierigkäsig belegten oder ausgefüllten Höhlen meist der isolierten Lungenschwindsucht (Tertiärstadium) angehören. Hierbei sind noch die Kavernen mit schlaffer pyogener Membran, wie sie meist durch akute Sequestration käsig-pneumonischen Gewebes entstehen (akute Generalisation oder Überempfindlichkeit im Endstadium), von denen mit guter scharfer Abgrenzung durch eine eigene Wand mit eigenartigem Bauplan zu unterscheiden. Letztere entstehen in protrahiertem Ablauf. Ihre Wand zeigt eine leukocytär durchsetzte (pyogene) käsig-nekrotische Innenschicht, auf die eine gefäßarme, faserreiche, dann eine faserarme, gefäßreiche Bindegewebsmembran gegen das umgebaute, luftleere und indurierte Lungengewebe hin folgt. Schon LEBERT unterschied drei verschiedene Arten der Kavernenheilung:

a) Durch Isolierung vermöge der inneren Eiterhaut und Zusammenschrumpfen der Höhle.

b) Durch Faserstoffablagerung, welche die Höhle ausfüllt, mit ihren Wänden verwächst und so eine fibröse Narbe bildet.

c) Durch mineralische Ablagerung in der Höhle und Bildung von Fasergewebe um dieselbe.

Überhaupt bedeutet für LEBERT, wie schon fast 100 Jahre vorher für STARK, die Ausbildung der gefäßhaltigen, faserreichen wahren Eiterhaut im Innern der Kaverne ein „Heil- und Abgrenzungsbestreben der Natur".

II. Die allgemeinen pathomorphologischen Grundlagen des Ablaufs der Tuberkulose als infektiöser Gesamthandlung.

1. Einleitung.

Wie haben eine Fülle in ihrem Wesen unterschiedlicher geweblicher Reaktionsformen an uns vorüberziehen lassen und erheben nunmehr die Frage nach dem gemeinsamen, dem verbindenden Glied dieser Reizantworten und den Gesetzmäßigkeiten, denen sie in Entstehung oder Ausbleiben folgen. Ihre ätiologische Einheitlichkeit, ihre Erzeugung durch das gleiche Virus, denselben Gewebsparasiten, liegt als Antwort auf diese Frage ja unmittelbar auf der Hand. Aber daß mit ihr keineswegs eine erschöpfende Lösung der Fragestellung gegeben sein kann, ist ebenso unmittelbar erweislich. Kaum eine Tatsache hat wohl jemals soviel Verwirrung auf einem Gebiet der Krankheitslehre hervorgerufen, wie die Entdeckung der ätiologischen Gleichartigkeit der skrofulös-tuberkulösen Formenreihe, deren saubere Trennung durch eine eben vorher triumphierende, rein patho-morphologische Betrachtungsweise sicher durchgeführt erschien. Und doch, oder gerade eben deshalb, bedeutete diese Entdeckung keineswegs die Problemlösung selbst, sondern warf ihrerseits wieder eine Reihe grundlegender Fragen auf. Diese führten an den letzten, innersten und unmittelbaren Kern des Wesens der Tuberkulose als Infektionskrankheit heran. Und in diesem Sinne bedeutete die Entdeckung des Tuberkelpilzes, indem sie über morphologisch-parasitologische Teilfragen und damit über sich selbst hinausweisend die eigentlichen Quellen und Möglichkeiten des Verständnisses vom Ablauf der tuberkulösen Gesamthandlung im Organismus wenigstens in der

Ferne zeigte, tatsächlich den großen Schritt, der uns dem endlichen Ziele weit näher gebracht hat. Gerade die Gleichartigkeit des Erregers, vielleicht auch nur unsere Unfähigkeit, bestimmte Differenzen in Leben und Wirken des Parasiten auf bestimmte Gewebszustände zu beziehen, wies auf den Organismus als den großen und einheitlichen Lenker und Steuerer des Infekts, ganz nach Analogie mit anderen Infektionskrankheiten hin. Die Unterschiede der Reizantwort des Gewebes mußten somit wirklich in diesem Gewebe selbst begründet sein. Es mußten, wenn man so sagen darf, außerhalb rein morphologischer und bakteriologischer Sphäre gelegene Kräfte am Spiele sein, die letztlich in der übergeordneten Größe der Reaktions*art* des Organismus gegeben waren, nicht dagegen in rein dispositionellen, die unmittelbaren Voraussetzungen der Erkrankung umfassenden Größen aufgingen.

Läßt doch kein krankhaftes Geschehen so eindrucksvoll und unmittelbar seine Ganzheitsbeziehung, seinen Reflex auf den Gesamtorganismus und seine Abhängigkeit von diesem hervortreten wie die Tuberkulose. Hatte das schon bei den Alten für die Betrachtung einer bestimmten Periode der Erkrankung die Beobachtung der Phthisis geleistet und in dem alten Streit über die Beziehungen von Skrofulose und Tuberkulose stets mit angeklungen, so mußte es seinen erweiterten, die Tuberkulose in ihrem Wesen allererst erfassenden Ausdruck in der Erkenntnis der Zugehörigkeit des Virus zum Individuum während des ganzen Lebens, seines Einflusses auf Leben und Entwicklung des Menschen in seinem *ganzen* Ablauf, wie umgekehrt der Abhängigkeit des Infektverlaufes von den Phasen wechselnder Resistenz des Organismus finden.

Grundvoraussetzung dieser Erkenntnis war die Wertung der Tuberkulose als Infektionskrankheit, die durch die Versuche und Befunde VILLEMINS, BUHLS u. a. angebahnt, in der grandiosen Forscherarbeit ROBERT KOCHS ihre exakte Begründung fand. Die damit gegebene Einreihung der Tuberkulose in den Kreis der Infektionskrankheiten schloß die Zurückführung des krankhaften Geschehens auf ein Kampfverhältnis von Erreger und Organismus ein. Das Virus nahm mehr und mehr den Charakter eines fremden Eiweißes mit antigenen Eigenschaften an, das ebenso wie der Organismus mit seinen Abwehrkräften den Gesetzmäßigkeiten der Immunität unterliegt. Hier lagen also auch für die Tuberkulose die Quellen und Wurzeln zur Erfassung ihres eigentlichen Wesens, und es ist bezeichnend, daß kein anderer als ROBERT KOCH auch hier die Richtung gewiesen und die Fundamente gelegt hat, über die wir genauer besehen, nur um ein geringes hinausgekommen sind.

In seinem *Grundversuch* kommt recht eigentlich zum ersten Male in der Geschichte der Tuberkulose die Abhängigkeit zum Ausdruck, die zwischen Ablauf und Erscheinungsform der Tuberkulose und der Empfindlichkeit des Organismus auf der einen und von dem Grade der Bekanntschaft mit dem Virus auf der anderen Seite besteht. Im Tuberkulin schuf dann ROBERT KOCH das Mittel, gewisse eigenartige Reaktionsabläufe willkürlich nachzuahmen und nachzuprüfen, um so die Vorgänge am Herd, soweit sie ein allgemeineres Geschehen widerspiegeln und abbilden, in ihrer nosologischen Notwendigkeit zu begreifen.

Der Grundversuch lautet: „Wenn man ein gesundes Meerschweinchen mit einer Reinkultur von Tuberkelbacillen impft, so verklebt in der Regel die Impfwunde und scheint in den ersten Tagen zu verheilen; erst im Laufe von 10 bis

14 Tagen entsteht ein hartes Knötchen, welches bald aufbricht und bis zum Tode des Tieres eine ulcerierende Stelle bildet.

Aber ganz anders verhält es sich, wenn bereits tuberkulöse Meerschweinchen geimpft werden. Am besten eignen sich hierzu Tiere, welche 6 Wochen vorher erfolgreich geimpft worden waren. Bei einem solchen Tier verklebt die kleine Wunde auch anfangs, aber es bildet sich kein Knötchen, sondern schon am nächsten oder zweitnächsten Tage tritt eine eigentümliche Veränderung an der Impfstelle ein. Dieselbe wird hart und nimmt eine dunkle Färbung an, und zwar beschränkt sich diese nicht auf die Impfstelle selbst, sondern breitet sich auch auf die Umgebung bis zu einem Durchmesser von 1 cm aus.

In den nächsten Tagen stellt sich dann immer deutlicher heraus, daß die so veränderte Haut nekrotisch ist; sie wird schließlich abgestoßen und es bleibt eine flache Ulceration zurück, welche gewöhnlich schnell und dauernd heilt, ohne daß die benachbarten Lymphdrüsen infiziert werden.“

Es kann nicht unsere Aufgabe sein, die im Rahmen der Medizingeschichte durchaus typische Literaturgeschichte dieses Grundversuches und die sich an ihn mehr oder weniger nahe anschließenden Immunitätsforschungen der Tuberkulose zu erörtern. Unsere Bemerkungen zu diesem Thema, die lediglich eine allgemeine Einführung und Hinleitung zu dem großartigen Aufbau K. E. RANKES bezwecken, haben sich in der Haupsache nur noch mit den Untersuchungen RÖMERS zu beschäftigen, die unmittelbar den Anschluß an das RANKEsche System vermitteln.

RÖMER ging von den nahen Beziehungen aus, die zwischen einer spezifischen Überempfindlichkeit bei Tuberkulose und der Tuberkuloseimmunität bestehen. Ganz allgemein waren diese schon mit der paradoxen Reaktion BEHRINGS gegeben, der zeigte, „daß ein Pferd in 1 ccm seines Blutes genug Antitoxin besitzt, um eine solche Giftmenge für nicht vorbehandelte Tiere unschädlich zu machen, von welcher ein Bruchteil genügt, um das Antitoxin liefernde Pferd zu töten“.

RÖMER beobachtete nun bei Applikation einer großen Dosis stark virulenter Tuberkelbacillen an Rinder, die mit schwach virulenten Bacillen immunisiert waren, heftigste Reaktionen, die nach Abklingen völliges Wohlbefinden hinterließen; bei den Kontrollen dagegen keinerlei Reaktionen, jedoch nach mehr oder weniger langem Inkubationsstadium ein sich immer mehr verstärkendes Infektionsfieber, bis das Tier nach 3—4 Wochen an einer Miliartuberkulose verendete. Aus dieser Beobachtung erhellt die Gleichzeitigkeit von ausgesprochener Immunität und einer Art Überempfindlichkeit bei den vorbehandelten Tieren. Diese Überempfindlichkeit ist nach RÖMER nicht nur Begleitsysmptom der Immunität, sondern auch mindestens eine der Ursachen des willkürlich erzeugten Schutzes. Ebenso ließ sich für das Meerschweinchen relative Immunität gegen Superinfektion nachweisen. Während die Kontrollen je nach Stärke der Infektion nach 3—9 Wochen starben, verendeten die vor der zweiten Injektion mittelstark infizierten Meerschweinchen erst nach 7—9 Monaten — offenbar infolge der ersten Infektion. Aus den bei den Versuchstieren auftretenden schweren, sogar vereinzelt tödlichen Reaktionserscheinungen ergibt sich auch hier starke Überempfindlichkeit. Bei den immunen Meerschweinchen war die außerordentliche Neigung zu ausgedehnter Bildung von glattwandigen Kavernen bis zu Erbsen- und Bohnengröße in Lungen, Drüsen und Leber ein ungemein sinnfälliges Kennzeichen. Das gleiche gilt von der Ausbildung geschwulstartiger Abscesse an der Infektionsstelle.

Für Immunisierung durch *spontane* Tuberkulose gegen nachfolgende künstliche Infektion verweist RÖMER auf die Versuche von VALLÉE, ferner auf die von WELEMINSKY, die von einem gewissen Zeitpunkt ab beim Meerschweinchen eine Art Immunität der Drüsen ergeben haben. Während die Tuberkulose in den betreffenden Organen weiter fortschritt, wurden neue Lymphknoten nicht mehr ergriffen. WELEMINSKY wies damals auf die Möglichkeit hin, daß die Verhältnisse beim Menschen ähnlich lägen, indem dieser während des Lebens nur einmal infiziert werde, neue Infektionen aber an ihm abprallen. Auch die Ergebnisse PIRQUETS und SCHICKS zieht RÖMER heran; nach diesen ist die Inkubationszeit der Neuinfektion dadurch verkürzt, daß durch Erstinfektion die zur Ausbildung von Krankheitserscheinungen notwendigen Reaktionsprodukte bereits gebildet sind. Nach Einführung vermehrungsfähiger pathogener Substanz (Infektionen) tritt die Reaktion um so schwächer, nach Einführung nicht vermehrungsfähiger pathogener Substanz (Serum) um so stärker ein, je früher sie in Erscheinung tritt. PIRQUET war es ja auch, der den Begriff der Allergie, d. h. des Andersseins der Reaktion eines sensibilisierten gegenüber dem jungfräulichen Organismus geprägt hat, doch wies PIRQUET darauf hin, daß Allergie nicht identisch mit Immunität ist. Bei der Vaccination z. B. wird der Organismus nicht unempfindlich (Immunität), sondern er reagiert graduell und besonders zeitlich anders als bei der ersten Infektion.

Bei Nutzanwendung seiner Versuche auf die Verhältnisse des Menschen zieht RÖMER die bekannten Statistiken NÄGELIS, BURKHARDTS und die Ergebnisse der Tuberkulinprüfungen an großen Menschengruppen heran, welche die Bekanntschaft des Großteils der Menschen mit dem tuberkulösen Virus von einer gewissen Zeit ihres Lebens an demonstrieren [1]). Nach RÖMER wird derjenige tuberkulös, der reichlich Bacillen aufnimmt zu einer Zeitperiode, wo er noch nicht Gelegenheit gehabt hat, sich durch eine vorgängige schwächere

[1]) Wir kommen heute wieder auf die großen Zahlen NAEGELIS, der bekanntlich bei 97% der Erwachsenen Anzeichen stattgehabter Tuberkuloseinfektion gefunden hat, zurück (vgl. später z. B. die Befunde PUHLS und SCHÜRMANNS). LUBARSCH buchte dann bei 62%, ORTH bei 68%, BEITZKE bei 51,4%, HART bei 63,4%, HESSE bei 72,8% der Fälle Reste einer mußmaßlichen oder sicheren Tuberkuloseinfektion. Neuerdings hat KOOPMANN auffallend niedrige Zahlen angegeben, was er auf die Art seines außerordentlich gemischten, hauptsächlich plötzliche und gewaltsame Todesfälle umfassenden Materials zurückführt. Die erwähnten großen Zahlen der Autoren gelten — wie allgemein bekannt — nur für das Lebensalter über 18 Jahre und sind auch örtlich sehr verschieden. So fand LUBARSCH in Posen 69,1%, in Zwickau 36,2% und in Düsseldorf 62,4%. Bei den Individuen unter 18 Jahren bewegen sich die Zahlen zwischen 5 (NAEGELI) und 57,95% (SCHÜRMANN), bei den älteren zwischen 36,2% (LUBARSCH) in Zwickau und 98% (NAEGELI).

Daß schon MORTON die modernen Ergebnisse in gewissem Sinne vorweggenommen hat, dürfte wenig bekannt sein. Die einschlägige bemerkenswerte Stelle sei deshalb ausdrücklich hier angeführt: „Et procul dubio, horum tuberculorum adeo frequens et familiaris est pullulatio, ut necesse foret, Phthisin pulmonarem communem esse humani generis pestem, nisi tumores isti, tam facili opera, vel sponte sua evanescerent vel arte tollerentur, quam primitus ortum habuere. Et quidem non sine ratione coniectari soleo, quod sicuti benigniora tubercula solent sponte sua et cito detumescere, ita nulla ex his Herculei huius morbi...s truunt fundamenta, praeter ea, quae sunt aliquantum maligna, et mali moris, quaeque citius, vel serius, proprietate quadam naturae, a quacunque tandem corporis parte originem ducant, putrescere solent.“ Die vorgetragenen Anschauungen MORTONS ergeben sich zwangsläufig aus seinen Grundbegriffen bezüglich Phthise, Tuberkel und Skrofulose.

Infektion einen gewissen Schutz gegen weitere Infektion zu verschaffen. Wer das Glück gehabt hat, eine schwache Infektion erlitten zu haben, dem können dann spätere Infektionen nicht mehr viel anhaben. Er ist durch seine erste Infektion und die durch sie erzeugte Überempfindlichkeit gegen weitere Infektionen geschützt. Auch der Tuberkulöse, der Phthisiker wird, ist gegen neue Infektionen geschützt, aber die Erstinfektion war genügend intensiv, um bei ihm schwere Erkrankung und Tod herbeizuführen. Der Schutz gegen Neuinfektion gilt auch für den Syphilitiker, er sei leicht oder schwer infiziert. Die Durchseuchungsresistenz gegen Tuberkulose ist auch z. B. bei in der Gefangenschaft geborenen Affen größer als bei Freilebenden (Reid-Blair). Die zahlreichen Ablehnungen des Wahrheitsgehalts im Kochschen Grundversuch erklären sich ganz einfach daraus, daß die Immunitätszüge im Bilde der Erkrankung durch die Überempfindlichkeit bei ungeeigneter Dosierung des Reinfekts vollkommen überlagert waren. Ähnlich wie einer der ersten Autoren über Tuberkuloseimmunität, Falk, ist ja auch ganz neuerdings Kalbfleisch zu dem Ergebnis gekommen, daß der Kochsche Grundversuch nicht der Ausdruck einer bestehenden Immunität ist, weil die Vorgänge beim normergischen und hyperergischen Tier lediglich Graddifferenzen zeigten. Das Wesentliche der Veränderungen liege in einer erhöhten Reizbarkeit des Strombahnnervensystems des hyperergischen, reinfizierten Tieres, bei dem die Geschwürsheilung schnell erfolgt, weil in der Geschwürswand ein leichter peristatischer Zustand im Sinne Rickers besteht, der ohne die langdauernde Eiterung des normergischen Tieres einhergeht. Es ist klar, daß der hieraus gegen das Vorhandensein von Immunitätsvorgängen gezogene Schluß recht problematisch ist und kaum einer logisch-exakten Formulierung des Immunitätsbegriffs gegenüber standhalten dürfte.

Hamburger erklärte die negativen Ergebnisse der Autoren bei Nachahmung des Kochschen Grundversuches (Bail u. a.) nach der Pirquet-Schickschen Theorie so, daß die spezifischen Antikörper des tuberkulösen Tieres bei der zweiten Infektion mit den eingespritzten an sich ungiftigen Antigenen reagieren. Das nun in großer Menge entstandene Reaktionsprodukt ist giftig und tötet das Tier. Wenn aber wie im Kochschen Grundversuch die eingespritzte Bacillenmenge zu klein ist, kommt es zwar auch zu sofortiger Giftwirkung, aber das giftige Reaktionsprodukt ist nur in geringer Menge vorhanden. Das betreffende Tier erholt sich von der Giftwirkung rasch. Die bei der Reinfektion getöteten oder geschädigten Bacillen vermögen, wie das Koch eindrucksvoll gezeigt hatte, die Lymphknoten nicht zu Schwellung und Verkäsung zu bringen.

Um möglichst natürliche Verhältnisse nachzuahmen, die aber doch fortlaufende Beobachtung des Infektes gestatteten, wählte Hamburger cutane Infektionen durch Kratzen der rasierten Rückenhaut mit einer spitzen Nadel; an die betreffende Stelle schmierte er eine relativ dünne Tuberkelbacillenaufschwemmung. In den Versuchsreihen wird die Entwicklung des Primärkomplexes — deutlicher Beginn desselben nach 11—12 Tagen mit gleichzeitiger Drüsenschwellung — genau verfolgt. Es besteht ein Parallelismus zwischen dieser Inkubationszeit und der Zeit bis zum Eintritt positiver Tuberkulinreaktion. Neuerliche Cutaninfektion ruft nur vorübergehende Injektion an der Impfstelle hervor bei weiterhin völligem Normalbleiben der Haut an dieser Stelle. Dagegen zeigen die Kontrollen das Bild des typischen Primäraffekts. Auch in ihrem Allgemeinbefinden kann die Zweitinfektion die Tiere nicht wesentlich gestört haben (beträchtliche Gewichtszunahme). Plötzliche Zuführung großer Bacillenmengen etwa im Sinne der Versuche von BAIL verursachte bei einem tuberkulösen Tier den Tod desselben. Ein mit Tuberkulin und toten Tuberkelbacillen vorbehandeltes Tier verhält sich auf intraperitoneale Beibringung größerer Bacillenmengen wie ein normales Tier. Ein tuberkulöses Tier reagiert mit schweren Erscheinungen auch auf die *intraperitoneale Superinfektion,* übersteht diese aber und überlebt die nur einmal milde infizierte Kontrolle. Die zweite Infektion muß also nicht den Tod des Tieres beschleunigen. Aus den HAMBURGERschen Versuchen erhellt mithin: Die cutane Superinfektion setzt keine bleibenden Veränderungen an der Haut, während die Erstinfektion immer einen bis zum Tode nachweislichen, gewöhnlich ulcerösen Primäraffekt hervorruft. Die örtlichen Lymphdrüsen schwellen nach der Erstinfektion beträchtlich und immer an, nach der zweiten Infektion anfangs gar nicht, später nur sehr wenig. Die mit Humanus infizierten Tiere reagieren auch auf Reinfektion mit Bovinus. Das Nichtangehen der Zweitinfektion bei der Cutanapplikation ist als Immunitätserscheinung aufzufassen. Entsprechend ist auch die Tuberkulinreaktion Indikator einer relativen Immunität gegen neuerliche Tuberkuloseinfektion. Aus der positiven Tuberkulinreaktion bei über 90% der Angehörigen des Pubertätsalters und der Tatsache, daß viele Menschen nur einen Lungenherd mit zugehörigem Lymphknoten haben, ergibt sich, daß sie trotz häufiger Aufnahme von Tuberkelbacillen nur einmal erkrankt sind. Die Immunität gegen neuerliche Infektion ist keine absolute und daher in der Nomenklatur durch das Wort spezifische Tuberkuloseallergie zu ersetzen.

In weiteren Versuchsreihen zeigte dann RÖMER noch, daß die Vorbehandlung mit toten oder lebenden, aber für Meerschweinchen avirulenten Tuberkelbacillen keine nachweisbare Immunität hinterläßt. Dagegen verleiht auch spontane Tuberkulose chronischeren Charakters Meerschweinchen gegen eine ziemlich schwere Zweitinfektion erheblichen Schutz. Die Stärke der erhöhten Widerstandsfähigkeit erscheint um so intensiver, je chronischer die Erstinfektion verläuft, und je länger der Zeitpunkt der Erstinfektion zurückliegt. Völlige Immunität wurde mit geringer Zweitinfektionsdosis erreicht. Die Spezifizität der erzielten Resistenzerhöhung rechtfertigt den Ausdruck Immunität. Sie ist eine Immunität *gegen* Tuberkulose *durch* Tuberkulose und trifft für Meerschweine, Rinder und Schafe zu. Auch gegen Neuzufuhr eigener Tuberkelbacillen besteht die Immunität in Versuchen, die mittels Injektionen der Extrakte eines tuberkulösen Organs (Drüse) beim selben Meerschweinchen eine metastasierende Autoinfektion nachahmten, die im Gegensatz steht zu exogener, additioneller Infektion. Mithin besitzt ein tuberkulöser Organismus auch gegenüber den *eigenen* Tuberkelbacillen erhöhte Widerstandskraft. Auch diese Immunität ist natürlich nur eine relative. Einem gewaltsamen Einbruch enormer Bacillenmengen gegenüber wird auch der allergische Organismus versagen. Dagegen werden größere Bacillenmengen, die bei dem jungfräulichen Organismus etwa eine Miliartuberkulose hervorrufen würden, hier nur zu chronischen Prozessen, vielleicht mit Erweichungen, führen. *Es ist also die isolierte Organ-Schwindsucht eine Tuberkuloseform, die sich in der Regel niemals findet als Folge einer Tuberkuloseinfektion eines jungfräulichen, d. h. noch nicht früher mit Tuberkulosevirus in Berührung gekommenen Organismus, sondern sie entwickelt sich nur in einem schon seit längerer Zeit vorbereiteten Körper.*

Als wahrscheinlichere Grundlage der Phthisis nimmt RÖMER metastasierende Autoinfektion (endogene Reinfektion) gegenüber der additionellen (exogenen) Infektion an. Qualität und Quantität der Kindheitsinfektion ist daher für das spätere Auftreten oder Ausbleiben einer Phthisis maßgeblich. In letzten Untersuchungsreihen hat schließlich RÖMER seine Lehre auch für die intracutane und cutane Reinfektion bestätigen können. Auch für das Schaf, das hinsichtlich seines biologischen Verhaltens zum Tuberkelbacillus sehr dem des Menschen im Gegensatz zum Meerschweinchen ähnelt (geringe Infektionsempfindlichkeit bei starker Tuberkulinempfindlichkeit), ließ sich bei subcutaner Erst- und intravenöser Reinfektion die Immunität elegant demonstrieren. Besonders die Temperaturkurve der Schafe ist kennzeichnend: Bei den Kontrolltieren nach der intravenösen Infektion fieberfreies Intervall, dann vom 4. Tage ab bis zum Tode anhaltendes hohes Fieber, bei den doppelt infizierten Schafen nach der intravenösen Reinfektion sofortige 8 Tage anhaltende Fieberreaktion, dann aber Abfallen des Fiebers und dauerndes Wohlbefinden. Der organische Befund bei den Kontrolltieren ergibt ausgedehnte Miliartuberkulose besonders der Lungen, bei den reinfizierten Tieren einzelne zum Teil verkalkte Knötchen in Lunge und Lymphknoten.

Die Tatsache der Immunität *gegen* Tuberkulose *durch* Tuberkulose ist mithin genau so ein Naturgesetz wie die Erzeugung von Immunität gegen nachfolgende Pockeninfektion durch Impfung mit Vaccinevirus.

Nicht nur Resistenz gegen Superinfektion, nicht nur ein Nichtangehen des Reinfekts durch eine entzündliche Reaktion im überempfindlichen Organismus, sondern wirkliche Immunität liegt vor. Denn 1. handelt es sich um spezifischen Schutz, 2. hat Immunität als Begriff einen korrelativen Inhalt: Es handelt sich um einen Schutz unter Bedingungen, bei denen ceteris paribus ein anderes Individuum erkrankt oder verstorben wäre. 3. Zur Erfüllung des Begriffs Immunität ist nicht erforderlich wirkliche Zerstörung und Ausstoßung des Virus, sondern es genügt die Behinderung des Angehens der Infektion. 4. Die Tuberkulose schreitet beim bereits tuberkulösen Tier nicht hemmungslos fort; sie unterscheidet sich wesentlich von der Infektion des normalen, noch nicht mit dem Virus in Berührung gekommenen Organismus. Unter Umständen heilt sie auch aus oder bleibt sehr lange beschränkt oder latent (vgl. RÖMERs und JOSEFs „Kasuistik der experimentellen Meerschweinchentuberkulose")[1]).

[1]) Es sei noch bemerkt, daß die geschilderten Versuchsanordnungen in späterer Zeit öfters — meist unter voller Bestätigung der RÖMERschen Effekte — wiederholt wurden. Wir nennen hier nur die nach der morphologischen Seite näher ausgewerteten Versuche von BALDWIN und GARDNER. Nach ihnen entstehen bei der Reinfektion durch Inhalation tuberkulöser Meerschweinchen — im Gegensatz zum Primärherd — *nie verkäsende,* unter Umständen flüchtige Monocytenpneumonien, an denen die starke leukocytäre Reaktion und Fibrinausschwitzung sowie das Fehlen eigentlicher Herdgestaltung an Stelle diffuser entzündlicher Veränderung mit Zurücktreten der Zellproliferation hervortritt. Es erfolgt gewöhnlich rasche Resorption *vor* etwa einsetzender Verkäsung, zurück bleibt umschriebene Verdickung der Alveolarsepten. In den Lymphknoten fehlt Reizung, Verkäsung oder Fibrosis. Im einzelnen ergab Reinfektion tuberkulöser Meerschweinchen mit virulenten humanen Bacillen 11 oder 12 Monate nach der schwachen, mit Bildung des Primärkomplexes vollendeten Erstinfektion eine viel langsamere und geringere Tuberkulose als bei den Kontrollen. Starke Primärinfektion mit nach 11 Monaten folgender gleich starker Reinfektion bewirkte sodann keinerlei Verstärkung der Lungen oder Drüsenerkrankung. Drei sukzedente Infektionen ferner mit dem gleichen Stamm verursachten bestimmte Lungen- und

Mit der Wiedergabe dieser grundlegenden Versuchsergebnisse ist im wesentlichen der Status causae et controversae aufgezeigt zu der Zeit, als K. E. RANKE auf Grund von Antecipationen aus der klinischen Beobachtung an die histologischen Untersuchungen der verschiedenen Tuberkuloseformen, gemessen vor allem an den Veränderungen der Lymphknoten der Lungenpforte, herantrat. Hier ergaben sich für ihn sinnfällige Unterschiede, die er geneigt war, auf die Reaktionsweise des Organismus als den Motor und Steurer der Erkrankungsform zurückzuführen. Die scheinbare Antinomie von Einheitlichkeit der Genese und weitgehender anatomischer Differenz und damit auch notwendiger Differenz der zugrunde liegenden Prozesse, die zur Zeit von RANKEs Auftreten ungelöstes Problem war, schien durch den von ihm eingeschlagenen Weg des Vergleichs histologischer Erscheinungsformen und biologischer Ablaufsphasen einer Lösung zugänglich. Diese Lösung hatte zur Voraussetzung, den einen wichtigen Faktor in der Relation Virus-Organismus invariabel zu gestalten und die Differenzen des anderen Faktors genauer zu betrachten.

RANKE unterschied drei verschiedene Reaktionsformen, die sich in eigenartiger Weise mit den verschiedenen Möglichkeiten der Ausbreitung des Prozesses verknüpft erwiesen und damit die Beispiele ganz bestimmter Beziehungen von Wirt und Parasit darstellten. Den Ausgangspunkt für ihre Erforschung bildet der Primäraffekt, dessen genaue Kenntnis conditio sine qua non des weiteren Vorgehens bilden mußte. Dieser Weg war durch die grundlegenden Untersuchungen vor allem A. GHONs vorgezeichnet, der den KUSSschen Primäraffekt aus der Kenntnis bloßer Einzelbeobachtung zu einer gutumrissenen pathologisch-anatomischen Gegebenheit erhoben hatte. Das PARROT-CORNETsche Gesetz von der korrespondierenden und gleichsinnigen Erkrankung des örtlichen Lymphknotens, allein bedingt durch einen Quellgebietsherd, ergab zusammen mit dem GHONschen Herd für RANKE die Einheitlichkeit des Primärkomplexes. Er ist es, der die Bekanntschaft des Organismus mit dem Virus vermittelt, der seine Jungfräulichkeit zugunsten der Allergie beendet. Von ihm also müssen alle Beeinflussungen des Organismus für später, im Sinne der RÖMER-HAMBURGERschen Versuche ausgehen, er muß nachweisbar sein, wenn anders bestimmte Tuberkuloseformen als die Produkte einer veränderten Reaktionsart betrachtet werden dürfen. Die große Häufigkeit der Primärinfektionen bei einem großen Prozentsatz der Menschen, von denen nur ein relativ geringer Prozentsatz an manifester Tuberkulose erkrankt, ergab für diese von vorneherein eine zur Latenz und Statik hinneigende Reaktionsform, die in Formung eines aus sich herauswachsenden, aber auch in sich abgeschlossenen Herdes ihren entsprechenden Ausdruck findet. Bei einem exakt nicht bestimmbaren, sondern nur etwa auf $50^0/_0$ zu schätzenden Teil der Individuen führt dieser primäre Herdkomplex zu weiterer Ausbreitung des tuberkulösen Prozesses. War die zu ihm gehörige Allergieform eine proliferative und sklerotisierende, die ihm entsprechende Ausbreitungsweise die homologe Appositionsinfektion, alles in allem also der Ausdruck einer relativ geringen Empfindlichkeit und Giftproduktion,

---

Drüsenerkrankung mit ausgesprochener Fibrose. Die Krankheitsherde standen nicht so dicht wie bei den Kontrollen; wie die Tiere bei Reinfektion zeigten auch die hintereinander Infizierten Vermehrung der Lymphknötchen in der Lungenperipherie. Eine Reinfektion endlich 2 Jahre nach Erstinfektion wurde von der Mehrzahl der Tiere im Vergleich mit den Kontrollen gut überstanden.

so tritt uns nunmehr eine ganz andere Form der Empfindlichkeit und damit auch der Gewebsreaktion entgegen. Hier setzt zum ersten Male eine eigentliche Allergie ein, ein Anderssein der Reaktion des mit dem Virus durch den Primäraffekt bekannt gewordenen Organismus gegenüber dem jungfräulichen Individuum. Denn wenn wir schon beim Primärkomplex von einer Allergie I, der sklerotisierenden Allergie sprechen, so kann damit streng genommen nur eigentlich die letzte Phase in der Ausbildung des Herdkomplexes getroffen sein, während die eigentliche Ausbildung des Herdes eine präallergische Zeit erster Ansiedlung des Virus mit kurzer Überempfindlichkeitsphase auf eine erste indifferente Reaktion hin umfaßt[1]). Nun aber bei weiterer Ausbreitung des Herdes über die örtlichen Lymphknoten hinaus — im Sekundärstadium besteht floride Allergie. Sie zeichnet sich aus durch die hochgradige Giftempfindlichkeit des Organismus und natürlich parallel gehende starke Giftbildung. Sie findet ihren Ausdruck in starker Sero-, Leukocytotaxis und Angiotaxis. Der hochgradigen Giftempfindlichkeit entspricht, daß dem Prozeß alle nur möglichen Ausbreitungsweisen: der Lymphweg, der Weg der vorgebildeten Kanalsysteme der Organe (intracanaliculäre Metastase), vor allem aber der Blutweg offenstehen. Es umfaßt daher in erster Linie diejenige Epoche des Tuberkuloseablaufs, die durch das Auftreten von Metastasen auf dem Blutweg gekennzeichnet ist. Recht charakteristische Merkmale, meist auch vorhanden, sind sie doch nicht die wesentlichen Züge des morphologischen Bildes im Sekundärstadium. Diese sind vielmehr mit der Bereitschaft zu hyperergischen, entzündlichen Reaktionen besonders an den Herdrändern als den wichtigsten Kampfstätten, also der starken perifokalen Entzündung gegeben. Sie stehen in Analogie mit den Herdreaktionen auf Grund von Tuberkulininjektionen, und es ist kein Zufall, daß Grad und Ausdehnung von perifokaler Entzündung und hämatogener Dissemination bis zu einem gewissen Grade in Parallele zu setzen sind. Im Gegensatz zu den Verhältnissen bei rein canaliculärer Metastasierung sehen wir hier eine Trennung in den Angriffspunkten und den Angriffskräften des Virus. Das aus dem Herd diffundierende Toxin greift an dem Herdrande an; die Verschleppung des Bacillus auf dem Blutwege löst eine Reaktion an entferntem Orte aus. Andererseits aber erzeugt die hämatogene Verschleppung, die Bildung entfernter Metastasen, an dem alten Herde eine heftige Reaktion im Sinne einer Selbsttuberkulinisierung, die aber dennoch einen Angriff von außen auf den Herd darstellt, der nur unter Beihilfe der Vorstellung sessiler Receptoren verständlich wird. Die hämatogene Ausbreitung ist also nicht sowohl Ursache der exsudativen Vorgänge am Herdrande, sondern vielmehr Begleiterscheinung derselben. Die Metastase kann deswegen auch trotz vorhandener Allergie 2 fehlen. Wie innig hyperergische Herdrandreaktionen mit Massigkeit von Verkäsung

[1]) Wie jedem tuberkulösen Herd schlechthin, läßt sich auch dem Primäraffekt ein Stadienablauf unterlegen — wenn man so will, im Sinne einer Differentialstadienlehre, die nicht nur das Gesamtgeschehen der Tuberkulose nach den drei Stadien der Primäransiedlung, Überempfindlichkeit und Partialimmunität (Virusblockade) ordnet und erklärt, sondern auch am Einzelherd diese drei Perioden verwirklicht findet. Für den gewöhnlichen Tuberkel entspräche das Vorstadium bis zur Einstellung des Epithelioidzellgewebes der Primäransiedlung, die Verkäsung der Überempfindlichkeitsepoche und die bindegewebige Abkapselung der erreichten — gewöhnlich ebenfalls partiellen — Immunität. Wie ja auch die Herde — mindestens in ihrem Zusammenspiel — Züge aufweisen, die ihre Zugehörigkeit zu bestimmten Reaktionsabläufen, eben den Stadien, kennzeichnen.

und Erweichung verbunden zu sein pflegen, sich gegenseitig bedingen und begünstigen, haben wir bereits weiter oben bei den allgemeinen geweblichen Grundlagen ausführlich besprochen. Kein Wunder also, daß die Allergie 2 mit ihrer Beförderung von Erweichungsprozessen auch Einbrüche in die verschiedensten präformierten Hohlräume und Hohlraumsysteme zur Folge hat. Da ferner überall auch intensives Kontaktwachstum der Herde besteht, steht die Krankheit jetzt in voller Blüte, alle möglichen Ausbreitungswege sind gangbar und werden begangen.

Die reinliche Trennung eines so charakterisierten Sekundärstadiums vom Primärkomplex bleibt noch zu vollziehende Aufgabe. Meist wird die mit intensiver Lymphocytotaxis einhergehende beginnende Metastasierung mehr oder weniger exakt die Zäsur im Rhythmus der beiden Stadienabläufe anzeigen.

Ähnlich wie das primäre, erfährt auch das sekundäre Stadium eine natürliche Einteilung in zwei Untergruppen. Diese sind gegeben mit einer Teilzäsur im Sekundärstadium selbst, die ihrerseits den Gipfel der Ausbreitung, die Acme des Verlaufs kennzeichnet, der die Allergie 2 rasch zustrebt. Dabei kann der Primärkomplex in den Konzern der sekundären Herde mit aufgenommen werden, oder aber — häufiger — kommt er in reiner Auswirkung der Allergie 1 zur Abheilung.

Die erste zur Acme hinleitende Unterabteilung des Sekundärstadiums umfaßt die akuten, meist rasch zum Tode führenden Formen. Ihnen stehen die protrahierteren Abläufe als zweite, jenseits der Acme liegende Unterabteilung gegenüber, in denen lympho- und hämatogene Metastasen allmählich zurücktreten, nur schwerere hämatogene Einbrüche noch haften, die Organdispositionen für Angehen der Metastasen mehr und mehr in den Vordergrund treten, und dabei häufig noch das Kontaktwachstum bei Abflauen der perifokalen Entzündung ausgedehnte Fortschritte macht. Es besteht das Stadium decrementi der Sekundärperiode, die allmähliche Ausbildung humoraler Immunität und relativer Giftfestigkeit bei Verminderung der Giftempfindlichkeit durch fortschreitende und fortgeschrittene Durchseuchung. Daß dabei die Kurve der Empfindlichkeit der anatomischen Ausbreitung nicht gleichzugehen braucht, haben wir bereits oben angedeutet. Nicht so selten sehen wir hochgradige Empfindlichkeit im Sekundärstadium bei Vorhandensein beinahe isolierter Herde, und umgekehrt bei ausgedehnten Generalisationen relativ geringe Empfindlichkeit.

Die intensive Mischung des Virus mit Blut und Lymphe, wie sie im Sekundärstadium Ereignis wird, muß irgendwann mal einen Augenblick herbeiführen, in dem das Virus innerhalb von Blut- und Lymphgefäßen unschädlich gemacht ist, ehe es sich irgendwo im Körper festzusetzen vermag. Ist dieser Grad einmal erreicht, so ist bis auf evtl. anergische Perioden der Blut- und Lymphweg als Ausbreitungsstraße der Tuberkulose versperrt. Das Stadium der Allergie 3, die Partialimmunität durch humorale Immunisierung, ist erreicht. Die Durchseuchung hat eine Immunität der nur von Blut oder Lymphe zu beanspruchenden Teile hinterlassen.

Nunmehr sind es nur die vorgebildeten Kanäle, die, von den Humores, den Trägern der Immunität, nicht bespült, die Metastasen vermitteln. Es liegt in der Natur der Sache, daß es sich bei diesen Metastasen gewöhnlich um grobe und massive Verbreitungen handelt. Auch stärkste lokale Giftwirkungen geradezu ungeheuerlicher Virusmengen kommen hier zur Geltung. Aber auf dem Blutwege finden wir ansehnlichere Metastasen nicht mehr angehen, und auch auf dem Lymphwege fehlt die Bildung gröberer Tochterherde. Gehen solche dennoch an, kommt es also zur Entstehung kompakter, wenn auch meist kleinerer Käseherde in den Lymphknoten, so lassen sich auch stets noch nach RANKE auf dem Blutweg angegangene Metastasen auffinden. Die Allergie 2 ist dann noch nicht auf den tiefsten Punkt gesunken, der mit dem Auftreten der partiellen Immunität, der Ausbildung eines neuen Tuberkuloseablaufs, des Tertiärstadiums mit seiner Allergie 3, der isolierten Organphthise, zusammenfällt.

In der Tat ist es das Isoliertsein der tuberkulösen Erkrankung, welche diesem neuen 3. Stadium den Stempel der Eigenart aufdrückt. Nur ein Organ erkrankt. Der Prozeß schreitet lediglich in diesem einen Organ auf Wegen fort, die in ihm vorgebildet sind. So kann es zu restloser Zerstörung dieses Organes kommen, während auf dem Blutweg kreisendes Virus in diesem Stadium nicht mehr in der Lage ist, Herde zu setzen. Entsprechend fehlen auch gröbere Metastasen im Lymphabflußgebiet. Gerade das Verhalten der örtlichen Lymphknoten ist es ja, das so sinnfällige und unmittelbare Unterschiede der geweblichen Reaktion und damit auch der Reagibilität in den einzelnen Stadien erkennen läßt. Im Primär-Sekundärstadium die diffuse Verkäsung der Lymphknoten, ihre direkte oder nach mehr oder weniger weitgehender epithelioider und bindegewebiger Umwandlung einsetzende Verkäsung (Kartoffeldrüsen), ihre heftige exsudative und schwielige Periadenitis, die zur Vermauerung mit den Hilusgebilden, zu Verwachsungen und Einbrüchen in Bronchen und Gefäße führt, oder bei längerem Ablauf die großzellige Hyperplasie, im Tertiärstadium dagegen trotz weitgehendster Zerstörung des Quellgebietsorgans die kleinen anthrakotischen, meist nur wenig vergrößerten Lymphknoten, die reaktionslose Spättuberkel, auch Sinuskatarrh, aber keine kompakten Verkäsungen enthalten.

Auch für das Tertiärstadium zeigt sich, daß eine scharfe Abtrennung gegenüber der vorgängigen Allergieperiode noch Gegenstand der Aufgabe ist. Eine brauchbare Zäsur zwischen Sekundär- und Tertiärstadium ist uns bisher nicht gegeben. Das allmähliche Erlöschen der Allergie 2 zwingt uns, das Ausbleiben hämatogener Herde als Kriterium zu verwenden. Das Auftreten dagegen abortiv bleibender Lymphabflußmetastasen bildet keine scharfe Grenze.

Kontinuität des Virus ist für alle Stadien, also auch für das 3. Stadium durchaus denkbar. Indessen sprechen doch gewichtige Gründe für exogene Neuinfektion bei Entstehung des 3. Stadiums. Einmal deutet z. B. der bemerkenswerte Befund eines Virus vom bovinen Typus in verkreideten primären Herden und zugleich eines solchen von humanem Charakter in tertiären Manifestationen (ORTH und RABINOWITSCH) auf diesen Modus der Entstehung hin. Aber auch die weitgehende Immunität, die bei Auftreten des Tertiärstadiums erreicht ist, spricht schon dafür. Anders dagegen die phthisischen Erkrankungen, die sich im Verlauf der Generalisationszeit oder aber in mehr unmittelbarem Anschluß an diese ausbilden. Auch der hämatogene Herd kann in der Lunge Latenzperioden durchmachen und seine spätere Ausbildung dann noch in die Immunitätsperiode fallen. Die sich hierbei ergebenden Kombinationen der drei Allergien und der vier Ausbreitungsweisen sind in ihrer genaueren Erforschung noch künftige Aufgabe von großer Bedeutung.

Für gewöhnlich ist es die Lunge, die dank ihrer weitgehenden Kanalisation, der damit gegebenen Möglichkeit eines Einbruchs auch kleinerer Herde, dank ihrer dauernden Exposition für die Außenwelt und für im Blut kreisende Bacillen Sitz der tertiären isolierten Organphthise wird. An ihr wird auch die Bedeutung des dispositionellen Zwischenfaktors und die Unabhängigkeit ihrer Erkrankung vom Zeitpunkt der Infektion eindeutig klar. Die Tuberkulose spielt ja vor Ausbruch des Tertiärstadiums die Rolle eines latenten Mikrobismus (RUHEMANN).

Die von RANKE vorgenommene weitschauende Gruppierung des gesamten Stoffes schließt somit einen zyklischen Ablauf der Tuberkulose ein, für den allein die spezifische Allergie die Gründe in den Differenzen der Einzelabläufe schafft. Nicht das Lebensalter ist es, nicht ein typischer Wandel der Konstitution während des Lebens, auf den es ankommt. Entsprechend ist auch die Neigung zu Zerfall, die Kavernenbildung, ein unmöglicher Maßstab der Vorgänge, der ebenso wie die Lebensalterlehre die Versuche[1]) einer zusammenfassenden Betrachtung der einzelnen Tuberkuloseformen unter dem Gesichtspunkt des Stadienablaufs vor RANKE kennzeichnet (BEHRING, PETRUSCHKY u. a.).

Was mit den Untersuchungen RANKES geleistet wurde, ist keineswegs die Schaffung eines zu dogmatischer Erstarrung verurteilten Systems. Vielmehr hat RANKE ein Gerüst von Zusammenhängen auf Grund von klinischer Antezipation und pathomorphologischer Analyse errichtet, dessen Ausfüllung uns weniger gegeben als aufgegeben ist. Es handelt sich im wesentlichen um Richtlinien, die allererst die Freilegung des Weges zur genetischen Erfassung der einzelnen Tuberkuloseabläufe, ihrem gegenseitigen Zusammenhange und ihrer Projektion auf die spezifischen Reizantworten des Gewebes ermöglichen. Am Einzelfall, seiner nosologischen und morphologischen Erscheinung, sind sie in ihrer noch nicht abzusehenden Fruchtbarkeit dauernd zu prüfen und zu bewahrheiten.

2. Die einzelnen Phasen des Ablaufs der tuberkulösen Gesamthandlung.

a) Primärkomplex.

Ist es nach alledem wirklich ein besonderer Immunitätszustand, der im Bilde der Organ- insbesondere der Lungenschwindsucht als einer Endphase der tuberkulösen Gesamterkrankung Wirklichkeit wird, so muß die Kenntnis des anatomischen Substrates der erstmaligen Berührung des Organismus mit dem Virus, die diesen Endzustand relativer Immunität ermöglicht, d. h. also des Primärkomplexes, von primärer und ausschlaggebender Wichtigkeit sein. Sowohl in dem Sinne, daß die Aufsuchung des primären Herdes im Einzelfalle allein die Möglichkeit bieten kann, spätere Tuberkuloseformen abzugrenzen und in ihren Beziehungen zum biologischen Gesamtstatus zu begründen, als auch an seinem Dasein die auf Grund von Beobachtung, Experiment und Überlegung gewonnene These dauernd zu prüfen. So rückt allmählich die Lehre vom Primärkomplex, seiner Morphologie und Klinik in den zentralen Blickpunkt der Tuberkuloseforschung. Ein umfängliches literarisches, bis heute noch nicht abgeschlossenes Material wurde zu seiner Kenntnis zusammengetragen und kann hier

[1]) Man findet hierbei nur selten BAUMGARTEN erwähnt, der vor Entdeckung des Virus immer auf die Analogie des Tuberkuloseablaufs mit dem der Syphilis verwiesen hat, vor allem rücksichtlich der großen, an Perioden gebundenen Polymorphie der Manifestationen, der Latenz und Kontagiosität beider Erkrankungen. Vgl. auch die moderner Lehre nahekommende Auffassung BENEDICTS.

naturgemäß nur ganz auszugsweise und fragmentarisch wiedergegeben werden. Die Grundfrage aber war, blieb und ist es noch heute: Kehrt der Primärkomplex mit derartig kennzeichnender Regelmäßigkeit in Erscheinungsform und Gelegenheit des Auftretens wieder, daß mit ihm bei der Pathogenese der Tuberkulose als fester Einheit zu rechnen ist, und vor allem ist er selbst — ebenso wie die biologische Einstellung des Gesamtorganismus mit allen ihren Folgen insgesamt nur von ihm bestimmt und beeinflußt ist — in seiner Entstehung nur von dem immunbiologischen Rapport des Organismus zum Virus, d. h. von seiner Jungfräulichkeit gegenüber dem Erreger abhängig, oder gehorcht er in seinem Werden und Sein auch anderen Faktoren konditioneller und konstitutioneller Art?

Der Primärkomplex ist also in erster Linie als der älteste tuberkulöse Herd im Organismus zu erweisen. Wo er allein, ohne andere tuberkulöse Manifestationen vorhanden ist, muß er begrifflich auch als ältester gelten. Und die hierher gehörigen Fälle sind die Quellen unserer Kenntnis vom Wesen und Werden des tuberkulösen Primärkomplexes. Zeigen sie ein klassisches, durch bestimmte histologische und makroskopische Eigenarten gekennzeichnetes Bild, so sind wir, wenn anders Morphologie überhaupt bestehen soll, gewiß berechtigt, das als Primärkomplex charakteristische, gleichsam abgestempelte Bild auf diejenigen Fälle zu übertragen, in denen noch anderweitige tuberkulöse Herde vorhanden sind. Auch dann, wenn man mit TENDELOO und BAUMGARTEN die Möglichkeit bezweifelt, daß morphologische Kriterien des Herd*alters* als solche im einzelnen bestehen. Gewiß ist ein Herd, weil er größer ist als ein anderer ebenso wenig älter als dieser, wie größere Menschen älter als kleine sind (TENDELOO), gewiß kann auch ein jüngerer rascher zu Reparation, Verkalkung usw. kommen als ein älterer, der diesem gegenüber aus irgendwelchen, z. B. in den mechanischen Verhältnissen seiner Umgebung liegenden Bedingungen rascher wächst, zu Ausdehnung neigt usw. Eine hierhergehörige Beobachtung hat z. B. HUEBSCHMANN gemacht. Einzelheiten sind also keineswegs verwertbar. Haben wir dagegen ein so ungemein kennzeichnendes Gesamtbild vor uns, wie es bei zahlreichen Nachprüfungen — wir nennen hier nur die letzte große von SCHÜRMANN —, der Primärkomplex RANKEs in den verschiedensten Phasen seines Ablaufs immer wieder gesetzmäßig zeigt, — unabhängig von Alter und Konstitution, Lage und Umgebung, Verlauf und Ausgang des Gesamtfalles —, so bedarf es keiner weiteren Begründung, wenn wir uns seiner als gesicherten und nicht nur fiktiven Instruments bei der Erkenntnis von Ablauf und Morphologie der menschlichen Tuberkulose bedienen.

Im *Sitz* des Primärkomplexes zunächst spiegeln sich die gewöhnlich und überwiegend bei der Tuberkulose beschrittenen Wege des Viruseintritts in den Organismus wieder. Daß der Primärkomplex in etwa 80—90% in der Lunge auffindbar ist[1]), deutet ebenso wie das Ergebnis der experimentellen Inhalationsinfektion unter möglichst den natürlichen angepaßten Bedingungen auf den aerogenen Weg und das Lungengewebe als die gewöhnliche Eintrittspforte hin. Besonders auch die älteren Zahlen von LUBARSCH enthalten ein hierfür sehr wertvolles Material. Von 1087 Tuberkulosefällen, bei denen der Gang

[1]) Auch die alten LOUIS-LEBERTschen Formulierungen deuten darauf hin: Danach zeigt die Lunge nach dem 15. Lebensjahr obligatorisch dann tuberkulöse Herde, wenn anderweit welche vorhanden, und umgekehrt zeigt die Lunge oft nur beschränkte und wenige tuberkulöse Herde, wenn solche andernorts reichlich auftreten.

der Infektion direkt aus dem Sektionsbilde erschlossen werden konnte, zeigten 334 Fälle *nur* in der Lunge Tuberkuloseherde, die sich wie folgt verteilten: 3 tuberkulöse Bronchitiden, 12 kleine tuberkulöse pneumonische Herde, 253 verkreidete und verkalkte Lungenherde, 66 fast geheilte Lungenherde. Diese Zahlen sprechen nach LUBARSCH für den Inhalationsweg. In ähnlicher Richtung bewegt sich die Beweisführung von E. ALBRECHT und GOLDSCHMIED, die unter 427 Fällen 196mal isolierte Lungenerkrankung feststellen konnten. Vor allem aber sind es die übereinstimmenden Angaben der Untersucher des primären Komplexes (GHON, HEDREN, E. ALBRECHT), daß in keinem einzigen Falle die tuberkulösen Veränderungen des Lungenherdes jünger sind, als die der regionären Lymphknoten, wobei letztere stets dem natürlichen Leitungssystem folgend erkranken, ferner die gelungenen Inhalationsversuche (wir nennen aus älterer Zeit nur TAPPEINER, R. KOCH, CORNET, VERAGUTH, BARTEL und NEUMANN, aus jüngerer BALDWIN und GARDNER, B. LANGE und Mitarbeiter) und das pathognomonische Bild des isolierten, meist auf Lunge und Lymphabflußgebiet beschränkten Primärkomplexes, die den Inhalationsweg als den überwiegend beschrittenen Eintrittsmodus des Virus sicherstellen. Die alte RIBBERT-KRETZsche Auffassung, wonach das Virus ohne örtliche Läsion — sicherlich oft durch Aspiration — eintritt, dann nach kurzer, rasch eintretender Bakteriämie in den Lymphknoten abgefangen und ohne Erzeugung anatomischer Veränderungen abgelagert wird, dort entweder Immunität auslöst oder zu sekundärer Ausschwemmung via Ductus thoracicus in das Gebiet der oberen Hohlvene gelangt, in den Lungencapillaren des jetzt sensibilisierten Individuums abgefangen wird und nunmehr erst einen pneumonischen, evtl. einschmelzenden Herd erzeugt, der eine embolische Metastase I. Ordnung darstellt — diese Ansicht dürfte heute allgemein verlassen sein. Sie fand eine gewisse experimentelle Stütze in Experimenten SELTERs, der bei schwachen Infektionen reaktionsloses Durchdringen der Bacillen durch die Lunge und primäre Ansiedlung in der Milz beobachtet hat. Ähnliches wie für den Standpunkt von RIBBERT und KRETZ gilt für den von AUFRECHT, nach dem die Eingangspforte die Mandeln darstellen, von denen aus Lymphknoten infiziert werden sollen, die mit Ästen der Lungenschlagader verwachsen und in diese durchbrechen. Auch die Hypothese von WELEMINSKY, laut der pathogene Keime überhaupt nicht in die jungfräuliche Lunge eindringen können, ist mit den Tatsachen nicht vereinbar. Tatsächlich erkrankt — wie besonders lichtvolle Versuche von B. LANGE gezeigt haben — im Inhalationsversuch auch beim Meerschweinchen die Lunge *vor* den Bronchialdrüsen (vgl. auch LÖWENSTEIN), es entsteht auch hier das klassische Bild des Primärkomplexes. Die scharfsinnigen Argumente, die noch letzthin BAUMGARTEN gegen den aerogenen Weg zugunsten der gennäogenetischen Infektionsweise beigebracht hat, stehen der klar und einfach für die aerogene Infektion sprechenden Tatsache des Lungenprimärkomplexes bei Mensch und Versuchstier gegenüber. BAUMGARTEN hat insbesondere durch seine Schüler (HARA) den Beweis zu erbringen versucht, daß die aerogene Infektion des Meerschweinchens in Wirklichkeit eine lympho-hämatogene sei, die den Weg der Schleimhäute benutzt. Die oft und auch von BAUMGARTEN angeführte Tatsache des gewöhnlichen Verschontbleibens von Leuten, die mit hustenden Phthisikern in dauernde Berührung kommen, ist aber u. E. schon deswegen kein Argument, weil es sich hier gewöhnlich um allergische, nicht mehr jungfräulich dem

Virus gegenüberstehende Menschen handelt. Diese Erklärung für die Immunität solcher Leute dürfte viel eher zutreffen als die Behauptung, der Gehalt der Luft an infektionsfähigen Keimen in der Umgebung schwerer Phthisiker sei zu gering, um Infektion hervorzurufen. Wenn BAUMGARTEN ferner die Kleinheit und Neigung zur Latenz des primären Lungenherdes als Gegenargument gegen die Lehre anführt, daß er den Ausgangspunkt großartiger tuberkulöser Generalisationen darstelle, so werden wir gleich sehen, daß dieses Verhalten des Primäraffekts biologisch gut zu begründen ist, ja sogar, daß er grade deswegen, *weil* er der Ausgang dieser großartigen Veränderungen ist, und um dieser zu sein, sich so darstellen muß. Daß zum aerogenen Primärherd keineswegs der Befund tuberkulöser Schleimhautläsionen erforderlich ist, erhellt im Gegensatz zu den Feststellungen der BAUMGARTENschen Schule aus zahlreichen Versuchsergebnissen anderer Autoren (B. LANGE). Und diese sind um so beweisender, je mehr man geneigt ist, das BAUMGARTEN-TANGLsche Lokalisationsgesetz auch für den aerogenen Primärherd anzunehmen, nach dem bekanntlich der Bacillus niemals den Körper betritt, ohne an der Eintrittspforte eine morphologisch erkennbare Spur hinterlassen zu haben. Was schließlich die BAUMGARTENsche Annahme lympho-hämatogener Infektion der Lungen, besonders im Tierversuch, angeht, so hat BEITZKE überzeugend dargetan, daß ein Durchbrechen der Lymphknotenschranke seitens eines in die Lymphknoten auf dem Schleimhautweg aufgenommenen Virus kaum eine nennenswerte Rolle spielen dürfte. Ein Kreisen der Bacillen im Stadium lymphoider Latenz, also ohne spezifische Veränderungen der Lymphknoten, wie es BARTEL annahm, besteht offenbar nicht. Eine Aspiration der verfütterten Keime oder Inhalation aus angetrocknetem Kot erklärt die Ergebnisse von BARTEL zwangloser als dessen Annahmen. Auch hat BEITZKE in einer bekannten Versuchsreihe Kinderleichen mit makroskopisch vollkommen fehlenden tuberkulösen Veränderungen die Hauptlymphknoten entnommen und mikroskopisch sowie auf Meerschweinchen verarbeitet. Unter 27 Fällen hatte er 9 positive Ergebnisse, darunter 5mal in Verdauungsdrüsen, 1mal in Bronchialdrüsen und 3mal in beiden, so daß auch danach von allgemeiner lymphohämatogener Verbreitung des Virus im Stadium lymphoider Latenz nicht die Rede sein kann. Bei diesem Zustand enthalten die Verdauungsdrüsen Multipla mehr Bacillen als bei manifester Tuberkulose. Umgekehrt die Bronchialdrüsen, die bei der lymphoiden Latenz frei von Virus, bei der manifesten Tuberkulose vollgepfropft mit solchem gefunden werden. Auch pflegen im Blut kreisende Bacillen für gewöhnlich die Lunge ungehindert zu passieren.

Im übrigen bevorzugt der Primärkomplex bis zu fast 30% den Darmkanal. Für diese Fälle liegt natürlich die Annahme primärer Fütterungsinfektion nahe. Daß hier nur seltener das voll ausgebildete Bild des Primärkomplexes zu finden ist, und meist nur der Drüsenteil deutlich erkennbar vorliegt, ist nach BAUMGARTEN entsprechend seinem Lokalisationsgesetz ein Gegengrund gegen den Darm als Eintrittspforte, besonders mit Rücksicht auf die Tatsache, daß die spätere Darmphthise bei der Bildung käsiger Mesenterialdrüsenveränderungen niemals ein Überspringen des Darmes erkennen läßt. Zieht man jedoch die Unterschiede in der Beschaffenheit eines primär-tuberkulös erkrankenden, mit dem Virus unbekannten, meist kindlichen Darms und der eines meist erwachsenen Phthisikers in Rechnung und andererseits die Differenzen in Dauer und Stärke des Bacillenangebots, so wird die Schwäche dieser Beweisführung offenbar. Auch ist bei dieser Argumentation nicht berücksichtigt, daß die primäre enterale Eintrittspforte spurlos abgeheilt sein kann. Entsprechend der milden Verlaufsform aller natürlichen und experimentellen enteralen Infekte muß gerade für diese oft spurloses Eindringen von Bacillen durch die resorbierenden Flächen im Gegensatz zu der viel empfindlicheren Lunge, die *stets* einen Primärherd zeigt, angenommen werden.

Dagegen stellt BAUMGARTEN bekanntlich den gennäogenetischen Infektionsweg in den Vordergrund. Die wenn auch wenigen sicheren Fälle dieser Art stehen dem aero- und dem enterogenen Infektionsmodus gegenüber, für den bisher kaum *ein* Fall sichergestellt sei. Die Zahl sicherer einschlägiger Fälle gennäogenetischer Infektion sei aber viel größer als gemeinhin im Schrifttum angenommen (20 Fälle bei HARBITZ, Zahl von LUBARSCH übernommen). Denn hier wurden nur die Fälle von Kindern unter 4 Wochen verwertet, weil sich bei ihnen Ansteckung von seiten ihrer Umgebung einigermaßen ausschließen ließe. Auf Grund experimenteller Erfahrungen muß nach BAUMGARTEN jedoch mit größerer Inkubation als 4 Wochen gerechnet werden. Die Zeitgrenze wäre auf 3—4 Monate nach der Geburt heraufzusetzen. Auch sei durchaus die Möglichkeit der Doppelinfektion, d. h. einer der intrauterinen folgenden extrauterinen gegeben. Es ist ferner nicht erwiesen, daß die gennäogenetische Infektion die Betroffenen in kurzer Zeit, spätestens mit Ablauf des ersten Lebenshalbjahres (RIETSCHEL) zugrunde richten müsse. Junge Meerschweinchen zeigten z. B. in den Versuchen WAKUSHIMAs ceteris paribus größere Resistenz gegen die Infektion als die erwachsenen. Gleiches gilt für junge Hunde (TITZE und WEIDANZ). Auch die Erfahrungen selbst an schwerkranken Säuglingen zeigen immer noch einen gewissen Prozentsatz Überlebender (SIEGERT). Die lange Latenz, die bei Annahme der Gennäogenese notwendig ist, würde in fast gleicher Ausdehnung auch bei frühzeitiger exogener Infektion erforderlich sein. Das von LUBARSCH geforderte Kennzeichen angeborener Infektion, nämlich Erkrankung der Pfortaderlymphknoten bei Freisein von Darm und Leber, ist nach BAUMGARTEN auch in den Fällen *manifester* kongenitaler Tuberkulose keineswegs ständig vorhanden, nicht einmal bei Rindern. Die Tuberkulose der Pfortaderlymphknoten ist wie auch bei der subcutanen Infektion des Meerschweinchens Teilerscheinung allgemeiner hämatogener Lymphknotentuberkulose. Die Portaldrüse hat keine Verbindung mit der Nabelvene. Auch die negative Tuberkulinreaktion im Säuglingsalter ist kein Beweis gegen die Gennäogenese, da sie mit der Latenz der Tuberkelbacillen und dem Fehlen einer durch sie hervorgerufenen Umstimmung erklärt ist (WOLFF-EISNER).

Der Weg BAUMGARTENs, die Gennäogenese, erschwert kaum die immunbiologische Betrachtung und entzieht keineswegs den gewöhnlichen phasischen Ablauf der Tuberkulosekrankheit jeder Verständnismöglichkeit. Abgesehen von den klinischen und experimentellen Erfahrungen an exponierten Individuen mit ihren frischen offenbar exogenen Primär- und Superinfekten, wäre die Verschiedenheit des Ablaufs der einzelnen Tuberkuloseformen, ihr Ausschliessungsverhältnis, die Beziehungen ihrer biologischen Gesamtbedingungen zur Struktur, kurz alles, was die Pathologie der Tuberkulose recht eigentlich interessiert und fruchtbar gestaltet, auch letztlich auf dem Umwege der Gennäogenese erklärbar. Was wir heute auf die eingetretene Infektion beziehen, die gewöhnlich mit der Invasion des Virus (ORTH) zusammenfällt, würde noch mehr als bisher mit Bildung oder Nichtbildung des allergieschaffenden *Herdes* gegeben sein, die der Invasion in meist weitem Abstande folgen würde. Eine Stütze der Lehre von der bevorzugten Erkrankung der Lunge vom Blutwege aus würden die Ergebnisse J. KOCHS und BAUMGARTENS bedeuten, wenn sie nicht anfechtbar wären, während die sorgfältigen Versuche von B. LANGE mit oraler, nasaler und konjunktivaler Infektion nur die gelegentliche Lungeninfektion von Schleimhäuten aus wahrscheinlich machen. In diesen zeigten sich auch bei Anwendung kleinster Bacillenmengen Überspringen der örtlichen Schleimhautlymphknoten und hämatogene, unter Umständen isolierte Erkrankung der Lunge. BEITZKE ist entsprechend seiner oben S. 82 wiedergegebenen Stellung zu den Versuchen BARTELS demgegenüber geneigt, diese als Folge einer Aspiration in die Lungen während des Versuchs aufzufassen, und erkennt B. LANGES Kontrollversuch, der diese ausschließen sollte, nicht an. Dieser bestand darin, daß oral mit $^1/_{10}$—$^1/_{100000}$ mg infizierte Meerschweinchen nach einigen Stunden bis Tagen getötet und nun die Cervical-, Mesenterial- und Trachealdrüsen gänzlich, Milz und Lungen zu je $^1/_4$ auf andere Tiere verimpft wurden. So konnte B. LANGE in 6 unter 15 Fällen bis zum 3. Tage Tuberkelbacillen in Cervical- oder Mesenterialdrüsen, 3mal auch in der Milz nachweisen, niemals aber in Lungen und Trachea. Den LANGEschen Schluß, daß Aspiration mithin nicht stattgefunden habe, hält BEITZKE nicht für zwingend, da LANGE nur $^1/_4$ der Lunge verimpft hat, ihm also die Bacillen entgangen sein könnten. Nach BEITZKE kommt es relativ häufig zu einer Aufnahme von Tuberkelbacillen in die Lymphknoten des Verdauungstractus. Diese stellen jedoch Kampforgane dar, die oft in der Lage sind, den Angriff der Tuberkelbacillen im Keime zu ersticken. Anders wenn die Keime unmittelbar auf dem Luftwege in das für Infektion hochempfindliche Lungengewebe gelangen. Hier tritt schon unter Bedingungen manifeste Erkrankung ein, unter denen die Lymphknoten die Infektion noch leicht überwunden hätten. Für die Lungeninfektion lediglich gilt HAMBURGERS Satz, daß bei Erstinfizierten tuberkulöse Disposition gleichbedeutend mit erfolgreicher Infektion ist, während zahlreiche Infektionen der Drüsen des Verdauungsrohres spurlos vorübergehen. Sie dürften eine kaum merkliche dauernde Resistenz erzeugen.

Die neueren Untersuchungen von GHON, KUDLICH und WINTERNITZ zur Anatomie und Genese der Säuglingstuberkulose sprechen nun doch sehr, wenn auch nicht unbedingt, gegen eine Verallgemeinerung der Gennäogenese. Sie stützen sich zunächst auf 5 Fälle von Säuglingstuberkulose im Alter von 1—6 Monaten. Diese boten im großen und ganzen ein anatomisch gleiches Bild, insofern als sie alle den typischen pulmonalen Primärkomplex mit käsigen oder kavernösen Lungenherden zeigten. Daneben bestand außer in einem Falle mehr oder weniger verbreitete hämatogene und Darmtuberkulose, wobei weder genetisch noch zeitlich die tuberkulösen Veränderungen einheitlich waren. In allen Fällen jedenfalls bildete der Primärkomplex der Lunge die Quelle der übrigen tuberkulösen Veränderungen, womit deren formale und genetisch-zeitliche Verschiedenheit erklärt ist. Ferner fand sich an 16 Fällen von Säuglingstuberkulose aus dem zweiten Lebenshalbjahr genau wie bei der vorhergehenden Gruppe ein pulmonaler Primärkomplex mit augenfälligen, käsigen oder kavernösen pulmonalen Primärherden. Abgesehen von verschiedenartigen hämatogenen Metastasen traten in diesen Fällen auch solche von tuberkulösen Darmveränderungen ohne sonstige hämatogene Metastasen auf, woraus die canaliculäre Entstehung der Darmveränderung erhellt. Die Lungen enthielten außer dem Primäraffekt miliare Tuberkel oder intracanaliculär entstandene acinös-käsige bis lobulärpneumonische Prozesse. Ein wesentlicher Unterschied im anatomischen Gesamtbild zwischen den Fällen von Säuglingstuberkulose im ersten und zweiten Lebenshalbjahr besteht *nicht*. Den 21 genau durchuntersuchten Fällen von Säuglingstuberkulose aus dem Jahre 1923 zu 24 fügt GHON noch 87 ältere Fälle seiner Beobachtung in Wien und Prag hinzu, die allerdings nur die in diesem Zusammenhange wichtigere Säuglingstuberkulose des ersten Lebenshalbjahres umfassen. Auch hier ergab sich der typische Befund des Primärkomplexes, überwiegend in den Lungen, in einer verschwindenden Zahl auch extrapulmonal. Nach alledem ist es jedenfalls nicht angängig, mit MOLL die hämatogene Frühform der Säuglingstuberkulose in Gestalt allgemeiner schwerer placentarer Durchseuchung und des Zusammenbruchs der Organe durch Ausbreitung ziemlich gleichmäßig und gleichzeitig entstandener großer Herde, vor allem in Lunge, Leber, Milz, Pfortader und Gekröselymphknoten, weniger in Gehirnhaut, Knochen und Darm, von der exogenen, durch Umgebungsansteckung vermittelten Spätform mit dem Bilde des pulmonalen Primärkomplexes und von ihm abhängiger Metastasen zu unterscheiden. Mit diesen Feststellungen ist jedoch nach GHON keineswegs die Möglichkeit hämatogen-placentarer Übertragung zu bestreiten, insbesondere nicht für die bekannten Fälle SITZENFREYS. Diesem verdanken wir die Kenntnis der Placentartuberkulose in der Hauptsache, und auf seine Fälle stützt sich MOLL. Indessen ist auch für dieses an sich viel zu kleine Material der zwingende Beweis, daß es sich um intrauterine Infektionen handelt, mit der Feststellung, daß die Kinder nach der Geburt mit ihren Müttern nicht in Berührung kamen, keineswegs erbracht. Unter 26 Fällen von Placentar- bzw. mütterlicher Tuberkulose, die SITZENFREY beschreibt, und bei denen Mutterkuchen, Nabelvenenblut und kindliche Organe histologisch und bakteriologisch untersucht werden konnten, befand sich nur ein tuberkulöses Kind, und aus dessen Sektionsprotokoll läßt sich unschwer das Bild des pulmonalen Primärkomplexes herauslesen. Dasselbe gilt für zwei weitere, von SITZENFREY ebenso wie die vorhergehenden als kongenital angesehene Fälle, in denen der Mutterkuchen nicht untersucht wurde. Allerdings ist ja die Latenz von Tuberkelbacillen im werdenden Organismus seit den bekannten Tierversuchen MAFUCCIS, ALBIENS, GÄRTNERS u. a. eine Tatsache, mit der zu rechnen bleibt, wenn auch ihre Übertragung auf menschliche Verhältnisse mehr als problematisch erscheint (vgl. SITZENFREY).

Wir verweisen aber auf der anderen Seite auf die Beobachtung von HEITZ, der die Leber des Fetus einer tuberkulösen Mutter mit positivem Erfolg auf Meerschweinchen verimpft hat; ein ähnliches Ergebnis hatte BIRCH-HIRSCHFELD (zit. nach SCHLÜTER). Daß beim Neugeborenen manifeste käsige Tuberkulose bestehen kann — wie häufig beim Rinde, aber auch bekanntlich beim Menschen (man denke nur an die bekannten Fälle von SCHMORL und KOCKEL, SCHMORL und GEIPEL, LEHMANN, VESZPRÉMI u. v. a.) — ist natürlich nicht imstande, die Annahme der Viruslatenz beim Neugeborenen zu entkräften.

Daß kongenitale, einer intrauterinen Infektion entstammende Tuberkulosen vorkommen, steht außer Frage. Die Annahme ihrer überwiegenden Häufigkeit gegenüber der Infektion nach der Geburt erfährt gewiß viel weniger

Beeinträchtigung als die Möglichkeit der Unterscheidung von hämatogenen Frühformen und exogenen Spätformen der Säuglingstuberkulose (MOLL) durch die GHONschen Feststellungen ihres gleichartigen Bildes in beiden Hälften des ersten Lebensjahres. Die Annahme ausgesuchter Bevorzugung der Lungen bei hämatogener Infektion wäre angesichts ihres anatomischen Baues und der funktionellen Verhältnisse zur Zeit der Geburt und mit Rücksicht auf die Anschauung, daß intrauterine Tuberkulose nicht immer zunächst Leberpfortendrüsentuberkulose zeitigen muß, durchaus verständlich.

Indessen kann es nicht unsere Aufgabe sein, der Lehre von den Infektionswegen, d. h. der gewöhnlich und überwiegend begangenen Eintrittspforte des Virus an Hand des Schrifttums nachzugehen, geschweige denn sie zu klären. Die Abschweifung von unserem eigentlichen Thema, der Darstellung des Primärkomplexes in seinem morphologischen Bilde, sollte nur eine gewisse Problematik der herrschenden Lehre, die möglichen und bereits erhobenen Einwände andeuten. Es sei aber nochmals unterstrichen, daß in der Lehre von den Infektionswegen diejenigen, die gewöhnlich begangen *werden,* von denen zu unterscheiden sind, die begangen werden *können* (alle anatomisch nur möglichen Eintrittspforten) und auf der anderen Seite die beim jungfräulichen Individuum im Gegensatz zum Allergischen benutzten Verbreitungsbahnen.

Nach GHON findet sich mindestens in 92,4 bzw. 95,87% seiner 187 bzw. 606 Fälle (hauptsächlich von Kindern) der Primärherd in der Lunge, nach PUHL in etwa 90%, nach HUEBSCHMANN und M. LANGE in nur 60% der Kinderfälle, während 26,8% auf den Darm hinweisen[1]). SCHÜRMANN hat bei gemischtem Material aus Kindern und Erwachsenen sicher pulmonale Primärherde in 80,12% festgestellt; sicher enterale in 11,93%, sichere Primärkomplexe in Halsdrüsen 1,99%, 0,44% im Gebiet der Hals- und Gekröselymphdrüsen, 0,47% im Bereich der Arm- und Achseldrüsen. Von der primären Darmtuberkulose ist gewöhnlich das Ileum betroffen. Unter 102 Fällen war dreimal das Gekröse zum Jejunum, neunmal das zum Blinddarm, 90mal das zum übrigen Dünndarm Sitz des Primärkomplexlymphknotens. In 45 Fällen, d. h. 44,12% fand sich im Darm ein entsprechender Herd, der in 57 Fällen, d. h. 55,8% nicht auffindbar war. Er bestand zweimal aus frischen, neunmal aus vernarbenden Geschwüren, 34mal aus strahligen Narben. Die Möglichkeit spurlosen Verschwindens eines ehemals vorhandenen Herdes muß für den Darm durchaus bejaht werden. Im Darm können also nur frische isolierte Drüsenprozesse gegen das BAUMGARTEN-TANGLsche Gesetz sprechen. In BLUMENBERGs Material war von 163 Gesamtfällen unter 28 Fällen enteraler Infektion 21mal Darm und Drüse ergriffen. Ob in den 7 übrigen Fällen frische Prozesse vorlagen, wird nicht ausgesprochen. Nach GHON bestehen extrapulmonale Primärkomplexe in 2,71%, und in 3,79 % unklare Fälle. Diese sind solche, in denen in mehreren als Eintrittspforte in Betracht kommenden Gebieten das gleichartige Bild des Primärkomplexes vorliegt. Besonders bei tödlicher Kindertuberkulose kommen solche Bilder sogenannte Doppelinfektion häufiger zur Beobachtung. Oft sind auch cervicale Drüsenverkäsungen (GHON und WINTERNITZ) vorhanden, die das Bild unklar gestalten. Die Gegend, in welcher der Primärkomplex

[1]) Den ersten einwandfreien Darmprimärkomplex bei freien Lungen hat — soweit ich sehe — LEBERT beschrieben (bei einem 45jährigen Manne).

besonders ausgesprochen ist, wird dann als wichtigste bzw. alleinige Eintrittspforte angesehen werden müssen. Mit LUBARSCH wird man jedoch besonders auf Grund seiner Befunde von echter primärer Darm*anthrakose* (der PEYERschen Haufen) bei sicher davon unabhängiger Lungenanthrakose die Doppelinfektion als durchaus gesichertes Vorkommnis voraussetzen müssen. RIBBERT, WAGNER und LUBARSCH haben solche tuberkulöse Doppelinfektionen beschrieben. Während GHON für Prag nur 3,79% unklare Fälle notierte, waren es in Wien 9,15%. Ähnliche örtliche Unterschiede treten in den Zahlen BEITZKEs hervor, der z. B. für Graz 4% und für Norddeutschland 15—16% enterale Primärinfektionen gebucht hat. Endlich fand GHON unter 184 Fällen, abgesehen von den 162 mit primärer Lungeninfektion, 3 Fälle mit Darm-, 1 mit Tonsillen-, 1 mit primärer Hauterkrankung, 15 Fälle mit der Möglichkeit mehrfacher Eintrittspforte, 2 Fälle ohne Primärkomplex. Um gleich die extrapulmonalen Lokalisationen zu erledigen sei hervorgehoben, daß die Fälle primärer Tuberkulose in den Mandeln viel häufiger notiert werden als sie wirklich vorhanden sind. Die einschlägigen Beobachtungen stammen zum Teil von chirurgischen Präparaten und zum Teil aus der Zeit vor RANKE, die Bedeutung und Wertigkeit des Primärkomplexes nur sehr wenig kannte. BLUMENBERG fand Tonsillentuberkulose fünfmal mit primärer Darmtuberkulose vergesellschaftet. Nur in einem Fall stellte sie die wahrscheinlich älteste Manifestation dar, und zwar auf Grund des Befundes total verkäster Hals- und nur partiell verkäster Gekröselymphdrüsen. Isolierte Mandel- und Halsdrüsentuberkulose hat BLUMENBERG nicht beobachtet. SCHÜRMANN nennt einen Fall primärer Tonsillentuberkulose, der nicht mit käsigen Lymphdrüsenerkrankungen vergesellschaftet war. Im übrigen hat er noch 5 Primäraffekte in den Tonsillen beobachtet. Auch auf den eingehend untersuchten Fall primärer Mandeltuberkulose, den RUF beschrieben und in der Eigenart seiner Lymphabflußmetastasen der sekundären Mandeltuberkulose gegenübergestellt hat, sei hier hingewiesen. Bei RUF findet sich auch die einschlägige Literatur. Wir notieren nur noch, daß STRASSMANN bereits 1884 die große Seltenheit wirklich primärer Mandeltuberkulose hervorgehoben hat. Von den übrigen extrapulmonalen Lokalisationen seien noch die Circumcisionstuberkulosen (LEHMANN, LINDEMANN, ELSENBERG, ARLUCK und WINOCOUROFT u. a.), die Primärherde in Vulva, Rachen, Bindehaut (HAMBURGER, KUDLICH), im Mittelohr (BEITZKE), ferner in der Wangenhaut (CHANCELLOR) und Rückenhaut (DIETL) erwähnt[1]).

Der primäre Lungenherd, dem natürlich die größte Bedeutung zukommt, wird gewöhnlich in den unteren Teilen des rechten Oberlappens, und zwar in den subpleuralen Schichten aufgefunden. Nur selten sitzt er in der Luftröhrenschleimhaut (Fälle von HEDINGER und RANKE) oder den Bronchien. Dann imponiert er gewöhnlich als Geschwür. In zwei Fällen SCHÜRMANNs zeigte ein Bronchus dritter und vierter Ordnung des linken Unterlappens und in einem anderen Falle der rechte eparterielle Bronchus eine narbige Verziehung

[1]) Für die Gesamtheit der älteren, großenteils unsicheren Beobachtungen „primärer" intestinaler Tuberkulose sowie die mit ihnen verbundenen theoretischen Kontroversen aus älterer Zeit (Permeabilität der Darmschleimhaut für Mikroben u. v. a. m.) verweise ich auf die Monographie von L. FÜRST (1905), der 124 Fälle damals „unanfechtbarer" primärer Intestinaltuberkulose zusammengestellt hat, unter ihnen eine Reihe mit verkalktem Lungenprimärkomplex.

mit zentral sitzendem, festhaftendem, kalkig-steinigem Konkrement. In den bisher frühesten Fällen von ZARFL, GHON und ROMAN, GHON und POTOTSCHNIG stellte sich der Primärherd als kleiner hanf- bis hirsekorngroßer, unscharfer, grauer oder graugelblicher isolierter Herd dar, während die zugehörigen Lymphknoten entweder makroskopisch noch gar nicht oder erst minimal verändert waren. Nach GHON und WINTERNITZ ist das Häufigkeitsverhältnis der einzelnen Lungenlappen hinsichtlich des Sitzes des Primäraffektes: Rechter Ober-, Mittel-, Unterlappen, linker Ober- und Unterlappen wie 3,7 : 1 : 2,3 : 3 : 2,2. Entsprechend war die rechte Lunge in 56,56%, die linke in 43,44% Sitz des Primäraffektes. PUHL fand den Primäraffekt in mehr als der Hälfte der Fälle in den beiden Oberlappen, jedoch nur 7mal in den oberen Partien, 26mal in den mittleren Partien und 27mal in den unteren Teilen von 68 Herden im ganzen. Im Kuppenteil der Spitze saß er niemals. Die Zahlen M. LANGES hinsichtlich der Lokalisation des Primäraffekts decken sich fast mit denen von GHON — abgesehen davon, daß bei LANGE der linke Oberlappen bevorzugt erscheint. Ebenso die von SCHÜRMANN an einem zahlenmäßig die übrigen Autoren weit übertreffenden Material. Für den rechten Oberlappen findet SCHÜRMANN unter 648 Gesamtfällen 183, d. h. 28,24%, für den Mittellappen 41, d. h. 6,32%, für den Unterlappen 126, d. h. 19,44%, mithin zusammen für die rechte Lunge 350 = 54,01%, gegenüber 298 Fällen = 45,99% auf der linken Seite, von denen 170 = 26,23% auf den Ober-, 128 = 19,75% auf den linken Unterlappen entfallen. Die für den Primäraffekt des Kindesalters angegebenen Zahlen von BLUMENBERG zeigen im großen und ganzen auch nur geringe Abweichungen. BLUMENBERG nimmt auch einen Einfluß des Lebensalters auf die Lage der Primäraffekte an, indem die Bevorzugung der Hilushöhe im Kindesalter, im mittleren und Greisenalter des Spitzendrittels der Oberlappen festzustellen war.

Der Primäraffekt ist für gewöhnlich solitär, kann aber auch multipel auftreten. In SCHÜRMANNS Material fanden sich unter 1000 24 Fälle mit doppeltem Primärkomplex, bei GHON 8%, unter PUHLS 60 Fällen 15mal; bei HEDREN bestanden unter 25 Fällen 14mal mehrere Lungenherde. BLUMENBERG verzeichnet 42mal solitäre (d. h. in 91,3%) und 4mal multiple Primäraffekte.

Der Primäraffekt zeigt sich meist bereits in regressiver Umwandlung. Und das auch in den jüngsten bisher beschriebenen Fällen, außer dem von ZARFL bei einem 27 Tage alten Kinde, bei dem lediglich eine kleine fibrinöse Hepatisation mit massenhaft säurefesten Stäbchen vorlag. Zur Kenntnis von Frühformen des Primäraffektes erscheint es daher angebracht, die Verhältnisse des Tierversuches heranzuziehen. Bei den aerogen erzeugten, meist subpleural gelegenen ein- oder mehrfachen Primäraffekten der Meerschweinchenlunge haben wir es, wie ich an von B. LANGE infizierten Tieren zeigen konnte, mit pneumonischen, innerhalb der Lungenbläschen gelegenen Herden zu tun, die, durch Größe, Form und Drüsenbeziehung von sonstigen tuberkulösen Herden der Meerschweinchenlunge unterschieden, vor allem aus epitheloiden kleinen Exsudatzellen bei Zurücktreten wässeriger Ergüsse bestehen. Die zelligen Elemente leiten sich sowohl vom vorgebildeten Epithelbelag als auch den mesenchymalen Septumzellen her und erscheinen — in gleicher regressiver Phase (Quellung) befindlich — gleichartig. Kennzeichen für diese Herde ist nun, daß sie ebenso wie die fast immer vorhandenen Appositionstuberkel bei Auftreten der Verkäsung, die sich oft subpleural, also an den offenbar ältesten

Stellen zeigt, gleichzeitig auch lebhafte Ansätze zu Reparation, Abkapselung und Latenz aufweisen. Nach 4—6 Wochen ist die Abkapslung meist schon stark ausgeprägt. Sie erfolgt durch Wucherung der bindegewebigen Alveolarsepten und des Hilusbindegewebes der unmittelbaren Herdumgebung, wodurch diese in eigenartiger Weise umgebaut wird. Auch frühzeitige Verkalkung der nekrotischen Herdmitte ist ein häufiger Befund. Nicht selten zeigen die Herde einen komplizierteren Bau, in dem nicht einfach ein käsiges Zentrum mit noch infiltriertem Rande von bindegewebig umgebautem Lungengewebe umgeben ist, sondern ein schichtförmiger Aufbau mit mehrfachen Zonen in Erscheinung tritt. Wir finden dann bei Untersuchung von Schnittserien in der Mitte ein Gebiet verhältnismäßig milder Erkrankung, längliche Kerntrümmer als Reste von Epitheloidzellen in einem durch Erhaltung ansehnlicher Elastinreste als alveolär kenntlichen Grundgewebe, das von rundlichen Kerntrümmern begrenzt wird die aus interstitiell gelegenen Lymphocyten entstanden sind. Die folgende Zone läßt von geweblichen Einzelheiten überhaupt nichts mehr erkennen. Auch sie zeigt sich von einem starken Lymphocytenkranz gegen eine weitere Schicht aufgehobener Struktur abgegrenzt. Auf diese folgt dann das kapselartig umgewandelte Lungengewebe mit seinen luftleeren Räumen, seinem gewucherten und kleinzellig infiltrierten Bindegewebe. In späteren Stadien (2—4 Monat) tritt uns beim Meerschweinchen gar nicht so selten kavernöse Umwandlung und Ausstoßung des Herdes evtl. mit Bildung größerer oft auffallend glattwandiger (man vgl. die Verhältnisse beim Menschen — GHON), auch bronchiektatischer Höhlen entgegen. Durch sie wird der statisch abgeschlossene und abgekapselte Herd nun wiederum der aktiven Teilnahme am tuberkulösen Gesamtprozeß zugeführt. Er vereinigt in sich dann offenbar die Rolle von Ursache und Folge der Exacerbation. Die reinsten Formen des beschriebenen Primärherdes, wie er auch BALDWIN und GARDNER bekannt ist, werden durch Inhalation feinst verteilter, also einzelner Bacillen hervorgerufen. Massigere aerogene Infektion, etwa durch intratracheale Zufuhr, bei der nach B. LANGE Bacillenklümpchen wirksam sind, ändert das Bild im Sinne der Entstehung unregelmäßig gebauter Herde, die sich aus konfluierenden Herdgruppen zusammensetzen und den tuberkulösen Lungenherden des Kaninchens ähneln, während der Inhalationsherd einen von vorneherein einheitlich gebauten, aus sich heraus — per continuitatem — wachsenden Fokus darstellt. Nach Analogie mit den Verhältnissen beim hoch empfindlichen Meerschweinchen darf man daher auch für den typischen menschlichen Primärherd mit Inhalationsinfektion, d. h. Wirkung weniger, wahrscheinlich nur eines Bacillus rechnen. So bestehen auch grundsätzliche Unterschiede in der Herdgestaltung des Primärherdes und später, durch grobe Aspiration — von Kaverneninhalt u. dgl. — zustandekommender käsig-pneumonischer Herde. Was aber allemal dem Primäraffekt des Meerschweinchens sein eigentliches Kennzeichen verleiht, ist seine obligatorische Beziehung zum gleichsinnig, d. h. kompaktkäsig erkrankenden regionären Lymphknoten. Mit ihm bildet er den RANKEschen Primärkomplex.

Und damit ist auch zugleich die wichtigste Parallele zum Substrat menschlicher Erstinfektion gegeben. Auch sonst — vor allem in Gewebsbildung — bestehen große Gemeinsamkeiten des Primäraffekts von Mensch und Versuchstier. Stets stellt er sich mindestens im Zentrum als käsige Pneumonie dar. Sie ist in der Frühperiode durch ihren starken Bacillengehalt gekennzeichnet, die Herde ergeben dann die bekannten Präparate, die sich bei der Tuberkelbacillenfärbung nicht entfärben und schon bei schwacher Vergrößerung die enormen rasenartigen Bacillenansammlungen erkennen lassen. Eine ziemlich heftige Verkäsung ergreift dann den Herd, aber bald bilden sich epitheloide Zonen der Peripherie an. Mit der Bildung dieser Proliferationszonen beginnt auch die Produktion abkapselnden Bindegewebes im Schoße derselben. Es entsteht die spezifische, d. h. aus spezifisch-tuberkulösem, epitheloidem Gewebe gebildete Kapsel. Sie ist durch Einlagerung hyaliner Massen in faserige Grundsubstanz und damit gegebene grobe Flechtung und Kernarmut ausgezeichnet.

Die Neigung zu Reparation und Statik geht am Herde meist noch weiter. Frühzeitig belädt sich das nekrotische Gewebe mit Kalkmassen, innerhalb deren sich Elastingerüst und virulente Bacillen noch lange erhalten. Nach meinen Feststellungen am Tierversuch, die denen von VERAGUTH an experimentellen Primärherden mit wenig virulenten Bacillen entsprechen, kann die Verkalkung schon nach 4—6 Wochen ausgebildet sein. Die Fälle von GEIPEL und SCHÜRMANN mit steinigen Primärkomplexen bei 6 bzw. $9^1/_2$ Monate alten Kindern demonstrieren einwandfrei die totale Verkalkung in Monatsfrist. Andererseits kann, wie ebenfalls ein Fall SCHÜRMANNS beweist, die Verkalkung auch jahrelang ausbleiben. In diesem fanden sich noch nach 4 Jahren frischkäsige Lymphknotenveränderungen. SCHÜRMANN ist geneigt, Konstitutionsunterschiede für das rasche Einsetzen oder Ausbleiben der Verkalkung als Heilungsvorgang verantwortlich zu machen. Die beschränkten verkalkten Lungenherde als „Heilungsversuche der Natur“ wurden — seit GALEN, ALEXANDER V. TRALLES, PAULUS V. AEGINA, HOHENHEIM (PARACELSUS), VAN HELMONT, MORTON u. a. bekannt — bereits von LAENNEC, SCHÖNLEIN, LEBERT und BUHL ausführlich gewürdigt[1]).

Schließlich entsteht Knochen im Primärherd dadurch, daß ein Granulationsgewebe in die Kalkmassen eindringt, sie auflöst und durch Überlastung mit den zur Resorption kommenden Kalkmassen (WURM) zunächst an den Grenzflächen von Granulationsgewebe und Kalk Knochen bildet (perikalkäre Knochenbildung von MEBIUS). Die jugendlichen Zellen des Granulationsgewebes umgeben reihenförmig den Kalkrand und bilden statt Bindegewebe an den Grenzflächen Knochengrundsubstanz. Meist entstehen dabei schmale Knochenbälkchen mit großen Markräumen. Oft erfolgt die erste Knochenablagerung zwischen der spezifischen Kapsel und der Kalkmasse. Verknöcherung ohne Bildung von Markgewebe nimmt nur geringeren Umfang an. Nach MEBIUS entspricht dieser Vorgang der Knochenbildung indirekter Metaplasie, indem die Bindegewebszellen statt fibrillärer osteoide Grundsubstanz bilden. Schließlich entstehen Lymphgefäßbindegewebsstiele (SIEGEN), durch die der verknöcherte Herd mit den Saftbahnen der Umgebung in Verbindung steht. Bei der Auflösung der Herde entwickeln sich unter Umständen bei Wirksamkeit immer noch virulenter, in den Kalkmassen eingeschlossener Bacillen frische Spättuberkel, teils im Granulationsgewebe, teils in der Umgebung des Herdes. Für die Anfangsstadien des verkalkenden Primäraffektes entsprechen die Stiele den schon von RANKE beschriebenen, die dort einzelne miliare und submiliare Tuberkel umschließen.

---

[1]) Merkwürdig ist die von LEBERT mehrfach erwähnte Angabe RILLIETS und BARTHEZS, daß fieberhafte Erkrankung interkurrenter Art die Verkalkung der Primärherde befördern können.

Doch haben wir mit der Schilderung dieser Umwandlung des Primäraffektes ein Stadium vorweggenommen, dem die Ausbildung der eigentlich charakteristischen Züge der Primärläsion weit vorauseilt. Auf diesem Gebiet verdanken wir unsere Kenntnis fast ganz den umfassenden klassischen Untersuchungen RANKES.

Schon sehr frühzeitig, sicher noch vor ausgedehnterer Verkäsung — wie der Frühfall von GHON und ROMAN zeigt — erkranken die örtlichen Lymphknoten des Primäraffektes mit Tuberkelbildung. Die Tuberkel entwickeln sich hier in durchaus typischer Weise. Es entstehen, wie wir das auch von den Verhältnissen des Versuchstieres her kennen, aus den Reticulumzellen durch Wucherung und unter Beiseitedrängung der vorgebildeten Lymphocyten Epitheloidzellentuberkel, die rasch zusammenfließen und verkäsen. Direkte Verkäsung des Lymphknotenparenchyms ohne vorgängige epithelioide Umsetzung findet sich auch, aber seltener. Die abgelagerten Chromatintrümmer erlauben hier eine retrospektive Diagnose. Finden sich lediglich rundliche Kerntrümmer, wie sie notorisch von zugrunde gehenden Lymphocytenkernen gebildet werden, so hat direkte Verkäsung vorgelegen. Sind verschiedenartig geformte, längliche, biskuitförmige, ganz bizarre Kerntrümmer abgelagert, so haben wir es mit dem gewöhnlichen verkäsenden Epitheloidzellentuberkel zu tun.

Meist ist der Verkäsungsprozeß im Lymphknoten intensiver und ausgedehnter als im Primärherd selbst. Entsprechend finden wir den Drüsenherd, auch wenn er bereits verkalkt oder verknöchert ist, fast stets größer als den primären Lungenherd. Der Weg, den das Virus vom primären Lungenherd zum örtlichen Lymphknoten nimmt, bleibt nicht ohne Spuren. Zwischen Herd und Drüse bildet sich jene strangförmige hyperplastische Lymphangitis aus, die an Makrophagocyten und Eosinophilen reich, mit Hyperämie und Wucherung des perivasculären und peribronchialen Bindegewebes verbunden, histologisch unspezifisch ist und nur seltener von Appositionstuberkeln unterbrochen wird. Letztere finden sich dagegen, wie schon für das Versuchstier hervorgehoben, stets in der unmittelbaren Umgebung des Primäraffekts und tragen zu seinem Wachstum per continuitatem bei. Ebenso wächst der Drüsenherd per continuitatem durch Apposition von Resorptionstuberkeln, die die Drüse allmählich ganz ersetzen, gewöhnlich aber zunächst nicht die Kapsel eines Lymphknotens überschreiten. Im Gegenteil pflegt diese mit heftiger schwieliger Periadenitis zu reagieren. Diese ist als toxogenes Äquivalent der eigentlichen tuberkulösen Drüsenherde aufzufassen und in das Kapitel der perifokalen Entzündung einzureihen. Sie führt oft zur Zerstörung der Randsinus und der Lymphknotenkapsel selbst sowie zur Verschmelzung mit der unmittelbaren bindegewebigen Umgebung des Lymphknotens. Es folgt Verlötung der käsig erkrankten Drüse mit den benachbarten Hilusgebilden: Luftröhrenästen, Gefäßen, Nerven. Beim Vordringen der Periadenitis in die Tunica propria und Schleimdrüsenschicht des Bronchus entsteht jener zähe katarrhalische Schleimpfropf, die anatomische Grundlage des RANKEschen Hiluskatarrhs. Verlegung und Verschlüsse größerer Bronchialäste durch die Schleimmassen führen dann unter Umständen zu Kollaps größerer Gebiete des Lungenparenchyms. Der Schleim, unter dem die Epitheldecke meist gut erhalten ist, und der daher nicht schleimiger Entartung der Deckzellen, sondern einer mit Hypersekretion verbundenen Schädigung der Schleimdrüsen seine Entstehung verdankt, enthält wie auch sonst bei chronischer Bronchitis reichlich Eiterzellen. Schwielige Umwandlung der Propria und Atrophie der Drüsenschicht sind Folgen des länger bestehenden Zustandes (RANKE). Zum Primärkomplex gehört also außer dem Lungenherd und dem komplementären Drüsenherd, der ersteren an Stärke, Ausdehnung und Akuität übertrifft, noch die perifokale Entzündung um beide mit Fortsetzung des entzündlichen Prozesses auf die benachbarten Bronchien (Hiluskatarrh), ferner die interfokale Lymphangitis mit Wucherung des Gefäßbindegewebes, Kollaps und chronischer Bronchitis der betreffenden Teile (Ausgang in Bronchektasen!), die diffuse Wucherung des Hilusbindegewebes, lymphogene Miliartuberkel, zum Teil in Verbindung mit der eben genannten Bindegewebswucherung, sowie endlich eine umschriebene fibrinöse Pleuritis an der Stelle des Primäraffekts, oder aber auch erheblich ausgedehnter. Sie entspricht der an umschriebenen Lungenherden (Pneumonien, Infarkten) stets feststellbaren Faserstoffausschwitzung, die der klinischen Beobachtung wichtiger Hinweis sein kann.

So stellt sich also der Primärkomplex als aus sich heraus wachsender, mindestens im Zentrum käsig-pneumonischer Herd dar, der gewöhnlich subpleural in den caudalen Abschnitten der Oberlappen oder in den kranialen der Unterlappen gelegen ist. Ihm steht, auf verfolgbarem Lymphwege entstanden, ein gleichsinniger aber ausgedehnterer und akuterer Herd in den örtlichen Lymphknoten zur Seite. Mit Bildung des Lymphknotenherdes erfüllt der Primäraffekt das CORNETsche Lokalisationsgesetz. Als komplementärer und sekundärer („sympathischer") Herd entspricht der Lymphknotenanteil des Primärkomplexes dem PARROTschen Gesetz der Adenopathie similiaire. Gewöhnlich erkranken die Lymphknoten der Lungenwurzel auf einem Wege mit gesetzmäßigen Stationen. Besonders oft erkranken die sog. Broncho-Pulmonaldrüsen als erste Station. Sie sind, bereits im Lungenparenchym liegend, vor allem in die Ausbreitungen der Lungenschlagader eingebettet. Ihr Quellgebiet umfaßt hauptsächlich den Oberlappen, doch auch Mittel- und Unterlappen. Letztere führen ihre Lymphe vor allem aber den Bifurkationslymphknoten, die besonders auf der rechten Seite stark ausgebildet sind, zu. Die Oberlappen bevorzugen im übrigen die früher tracheobronchial genannten, jetzt von BEITZKE treffend als seitlich mediastinale bezeichneten Lymphknoten, da sie weniger den Ausbreitungen der Luftröhre als den der großen Gefäße anliegen. Der Weg führt dann weiter über die Paratrachealdrüsen zu den Lymphknoten im Angulus venosus juguli. Von sonst noch betroffenen Lymphknoten des Thorax seien genannt: die hinteren Mediastinaldrüsen, die ihr Quellgebiet in medialen Teilen der Unterlappen und auch Verbindungen zu den Lymphknoten des Bauches haben (BEITZKE). Endlich noch die vorderen oberen Mediastinaldrüsen. Sie liegen hinter dem Brustbein und Thymus vor der Aorta und Hohlvene. Zu ihnen gehören auch die Lymphoglandulae aorticae, die nach ST. ENGEL dem linken Oberlappen regionär sind, die Lymphoglandulae cordis propriae (BARTELS), und im weiteren Sinn auch die Lymphoglandulae ductus Botalli (ENGEL). Den mannigfachen Überkreuzungen der Lymphbahnen entspricht es, wenn häufig bei einseitigem Primäraffekt auch gegenseitige Lymphknoten zugehörige Veränderungen zeigen. Doch gilt dieses Vorkommnis der Überkreuzung nicht für alle Lymphknoten. Ist eine anscheinend gegenseitige Bronchopulmonaldrüse erkrankt, so muß sich auch in ihrem Quellgebiet ein entsprechender Herd finden (BEITZKE).

Beide Anteile des primären Komplexes sind in ihrem biologischen Verhalten durch die sklerotisierende Allergie RANKES gekennzeichnet. Ihr anatomisches Korrelat ist mit frühzeitiger Abkapslung und Reparation, funktionell mit einer durch Verkalkung und Verknöcherung demonstrierten Statik gegeben. Doch verliert der Primärkomplex niemals ganz die Verbindung mit den Saftbahnen des Organismus (späterer Abbau durch Granulationsgewebe aus der spezifischen und unspezifischen Kapsel, bindegewebige Stiele, frische Tuberkel in unmittelbarer Verbindung mit den alten obsoleten Herden, sei es am Primäraffekt selbst, sei es am Lymphknotenanteil).

Nur selten ist dieses kennzeichnende Bild des Primärkomplexes nicht ausgesprochen. Befunde isolierter Lungenherde ohne Drüsenkomponente zeigen sich einmal bei den nur selten morphologisch zu erfassenden Initialstadien des Primärkomplexes (ZARFL, GHON und ROMAN, BLUMENBERG). Ferner ist mit einem selteneren Vorkommen ungleichmäßigen Einsetzens und Fortschreitens der Drüsenerkrankung zu rechnen wie in einem Fall von BLUMENBERG. Endlich spielt z. B. nach BLUMENBERG das Lebensalter der betreffenden Individuen beim Zustandekommen des klassischen Primärkomplexbildes die maßgebende Rolle. Danach tritt dieses lediglich in früherem Kindesalter in ausgesprochenem Grade auf. Wenn es bei älteren Individuen angetroffen würde, so wiese dieser Befund auf Erwerb des Primärkomplexes vor dem Reifungsalter hin.

Zum Beweise dessen dienen BLUMENBERG einmal die selteneren Fälle, bei denen im späteren Kindesalter trotz genauester Untersuchung die Drüsenbeteiligung selbst dann ausgeblieben sein kann, wenn der Tod an Tuberkulose eingetreten sei. Aus diesen Fällen ergebe sich bereits eine gewisse wohl individuell verschiedene Selbständigkeit der Lymphknoten. Ferner zeigten die Fälle des Reifungsalters, daß es ein gesetzmäßiges Verhalten im frühen Kindesalter nicht gibt. In einem seiner tödlichen Fälle mit nicht ausgeheiltem Primärkomplex bestand bei einem 18jährigen Manne ein kleinbohnengroßer, trockenkäsiger Bezirk im rechten Oberlappen hinten an der Basis unmittelbar subpleural (histologisch: käsige Hepatisation), ferner käsige Läppchenpneumonie der linken Lunge, Verkäsung des Lymphbrustganges, Miliartuberkulose. In den stark vergrößerten Hiluslymphknoten bis weit nach oben herauf nur histologisch erfaßbare zellige Spättuberkel, die als hämatogene Herde der lebensletzten Krankheitsperiode betrachtet werden. Ferner bestand in 17 Fällen von Tuberkulose 17—20jähriger Leute nur Drüsenbeteiligung in Form von zelligen und verkästen Tuberkeln. Jedenfalls ergab sich keine Beteiligung der Lymphknoten an der primären Infektion als Teilglieder des primären Komplexes. Verkalkte Stellen und fibröse Tuberkel wurden auch bei systematischer Serienuntersuchung der Lungenwurzel-, Achsel-, Gekröse- und Leistendrüsen in etwa der Hälfte der Fälle nicht gefunden. Den immerhin noch häufigeren Befund von kompakten Verkäsungen in den Gekröselymphknoten deutet BLUMENBERG als Ausdruck einer Disposition derselben zu ausgedehnterer Verkäsung. Für nicht tödlich-progrediente Tuberkulosefälle des mittleren Lebensalters gibt derselbe Autor zwei Fälle an von verschieden großen käsigen Herden ohne oder mit unbedeutender Drüsenbeteiligung. Er nimmt auch ein Fortschreiten des Primäraffektes für einen weiteren Fall an, dessen Pathogenese er sich so vorstellt, daß während oder unmittelbar nach der Entstehung des primären Herdes Bacillenemboli in den Kreislauf (Zwischenwirbelscheiben, Hüftgelenk, Niere) gelangt, und die sonstigen tuberkulösen Lungen- und Organveränderungen einschließlich der Hiluslymphknoten bei langsamem Fortschreiten der extrapulmonalen Tuberkulose erst in der letzten Zeit mit zunehmender Kachexie entstanden sind. Endlich fand er im mittleren Lebensalter 23 tödliche Tuberkulosen ohne Primärkomplex. Diese boten ein Bild dar, das in nichts von dem sonstigen, typischen Bilde abwich. Er kommt daher zu dem Schluß, daß die Tuberkulose des mittleren Lebensalters im Rahmen der Tuberkulose des Menschen ein Krankheitsbild eigener Art darstelle.

Für ihren Ablauf und ihre Morphologie kann daher eine Kindheitsinfektion im Sinne immunisierenden Bekanntwerdens des jungfräulichen Organismus mit dem Virus nicht von Bedeutung sein. Unter den nicht tödlichen, progredienten Fällen des Greisenalters zählt er eine Reihe von Fällen auf mit relativ frischem, als Primäraffekt angesprochenem Herd und nur geringer Drüsenbeteiligung. Unter den Fällen, in denen die Tuberkulose zum Tode geführt hatte, und der Primäraffekt nicht geheilt war, bestand der Primäraffekt aus käsig-hepatisierten Läppchen oder Kavernen. Die Drüsen waren jedesmal stark vergrößert und enthielten mehr und weniger reichlich zellige, zentral verkäste und fibrös-zellige Tuberkel. Kompakte, weit über das örtliche Gebiet hinausgehende Drüsenverkäsungen bei einem Darmprimärkomplex im Greisenalter werden nicht auf Mangel an Immunität, sondern besondere, mit der Konstitution des Individuums zusammenhängende Verhältnisse zurückgeführt.

Die Schlüsse, die BLUMENBERG aus diesen und ähnlichen Befunden zieht, gehen weit. Das CORNETsche Gesetz und seine morphologische Übertragung, die Ausbildung des RANKEschen Primärkomplexes trifft nur für das frühe Kindesalter zu. Später tritt die totale Drüsenverkäsung immer mehr in den Hintergrund, die teilweise Verkäsung wird häufiger, um schließlich ganz von zelligen Tuberkeln abgelöst zu werden. Und umgekehrt lasse der Befund kompakter Drüsenverkäsung den Schluß auf Erwerb des Herdes in früher Jugend zu. Damit schreitet BLUMENBERG bewußt zur Zeit vor RANKE zurück und leugnet das Fundament der RANKEschen Lehre: Die .Unabhängigkeit der Primärkomplexentstehung vom Lebensalter im Gegensatz zur Empfindlichkeit bzw. Immunität des Organismus. Doch BLUMENBERG geht noch weiter. Nach ihm erweist sich die isolierte Organphthise in keiner Weise von vorausgegangenen Tuberkuloseepochen abhängig. Vielmehr zeigt sie die gleiche Erscheinung, ob der Primärkomplex besteht oder nicht. Allein das Lebensalter und die mit ihm gegebenen Organ- und Gewebsdispositionen seien für die Form der Tuberkulose verantwortlich.

Den BLUMENBERGschen Beobachtungen stehen jedoch erstens jene keineswegs — wie er es glauben machen möchte — vereinzelten Befunde von frischen, wohlausgebildeten Primärkomplexen bei älteren und ältesten Individuen gegenüber. Sie unterscheiden sich in nichts von den Primärkomplexen Jugendlicher. Derartige Fälle waren schon den alten Autoren bekannt und sind neuerdings wieder zahlreich beschrieben worden. PUHL allein gibt uns an seinem verhältnismäßig kleinen Material vier Fälle typischer frischer Primärkomplexe bei Leuten im Alter von 19—35 Jahren an.

Auch die Beobachtungen bei Angehörigen nicht durchseuchter Völkerschaften bieten bekanntlich eine Fundgrube für frische, voll ausgebildete Primärkomplexe jenseits des Kindesalters. Wenn BLUMENBERG hierfür eine besondere

Rassendisposition verantwortlich macht, so ist diese kaum ernstlich aufrecht zu erhalten. Denn bekanntlich entspricht die Tuberkulose von Angehörigen dieser Völkerschaften nach Eintreten einer Durchseuchung völlig derjenigen primär durchseuchter Völkergruppen. Daß etwa die Bekanntschaft mit der Tuberkulose Umstellungen in der rassoiden Konstitution hervorgerufen habe, läßt sich für diese Völker ebensowenig wahrscheinlich machen, wie die Abhängigkeit ihrer Tuberkuloseformen von konditionellen Momenten, wie Wohnung, Lebensweise u. dgl., die BLUMENBERG als Hilfsfaktoren anführt.

Aus der Seltenheit käsiger, voll ausgebildeter Primärkomplexe im Greisenalter läßt sich doch nur schließen, daß der Hauptteil der Primärinfektionen in früherem Alter statthat. Daß Verlegung der Lymphabflußwege in höherem Alter a priori geringere Ausbildung der Drüsenkomponente erwarten lasse, ist ausführlich und mit guten Gründen von RANKE und erst neuerdings wieder von SCHÜRMANN entschieden zurückgewiesen worden. Allein wenn man die großen Möglichkeiten rascher Lymphknotenbildung und raschen Lymphknotenunterganges in indifferentem Mesenchym ins Auge faßt, wie sie unter allen möglichen Einflüssen bakterieller und toxischer Art über myeloide Umwandlung des Gewebes hier statthaben (PETRI), ferner die starken Regenerationsbestrebungen von Lymphsinus und Lymphbahnen überhaupt, endlich ihr ausgedehntes Anastomosennetz, so tritt damit schon die Annahme ursächlicher Verlegung der Lymphwege in höherem Alter zurück.

Es kommen hinzu die Grenzen unserer Technik. Bekanntlich bedeutet der nicht aufgefundene Primärkomplex längst nicht Fehlen desselben. Er kann in schwer zugänglichen Gegenden gesessen haben (Kopfregion). Ausgedehnte destruktive Lungentuberkulosen können sowohl Lungen- wie Drüsenanteil zur Einschmelzung gebracht haben. Erst kürzlich hat SIEGEN einschlägige Befunde von allmählicher Einbeziehung versteinter Primärherde und Kavernen, ihre bis zu völliger Kontinuitätstrennung gehende Abstoßung, bekanntgegeben. Die relative Häufung von Fällen mit nicht nachweisbarem Primärkomplex, besonders der Lymphknotenkomponente in höheren Altersstufen ist nicht mit dem Nichtentstandensein derselben (etwa durch anthrakotische Verlegung der Lymphbahnen; HESSE), sondern mit der Verdeckung bzw. den weitgehenden Abbau der Herde durch anthrakotisches Granulationsgewebe zu erklären. Es ist ja bekannt, wie auch relativ große Käse- und Kreideherde noch sekundär durch Erweichung, Durchwachsung mit Granulationsgewebe und ähnlichem einschließlich ihrer Kapseln abgebaut und zerschlagen werden können. Man denke auch in diesem Zusammenhang an einen Fall von PUHL, in dem lediglich eine dünne Knochenschale an Stelle eines Herdes vorhanden gewesen ist, der seinerseits ganz durch kohlenstaubhaltiges Mark ersetzt war. Ferner finden sich immer wieder bei allen Autoren einzelne Fälle, in denen man wohl steinige Lungenherdchen vorfindet, die nach Abwägung aller Kriterien als Primärherde anzusprechen wären, bei denen aber entsprechende Lymphknotenherde fehlen. SCHÜRMANN verzeichnet unter 1000 Fällen 6, GHON hat einen solchen Fall beschrieben, auch PUHL bei isolierter Phthise in einem Fall eine ähnliche Beobachtung gemacht und auch sonst öfter (in 13 Fällen von 54), führt sie aber auf ungenaue Untersuchung zurück. Umgekehrt werden auch zuweilen nur Lymphknotenveränderungen ohne primären Lungenherd gefunden. Bei PUHL allein 19mal unter 122 Fällen im ganzen, 8mal unter 35 Fällen isolierter Phthise.

GHON notiert unter 184 7 Fälle, davon 3 mit verkreideten Bronchialdrüsen, 4 mit Verkäsung und Verkreidung in ihnen, aber auch anderen Lymphknoten. Vielleicht erklärt sich der isolierte Befund von sicher primär-tuberkulösen Lymphknotenherden ohne entsprechenden Lungenherd aus der auch von BLUMENBERG diskutierten Möglichkeit, daß der primäre Lungenherd bei Obsolescenz in eine diffusere cirrhotische Narbe mit oder ohne Karnifikation übergeht, statt das gewöhnliche Bild des umschriebenen Herdes darzubieten. Solche Fälle, in denen eine derartige Annahme das sonst gar nicht oder nur mit Insuffizienz der Technik erklärbare Bild mit einem Schlag erleuchtet, habe ich mehrfach beobachtet und auch beschrieben. Dabei bestanden in beiden Oberlappen ziemlich dorsocaudal an der Lappengrenze umschriebene, schwielig-cirrhotische Verdichtungen, in die manchmal vom Pleuraüberzug ausgehende kartilaginöse Schwielen aufgenommen erschienen. Mit diesen verdichteten Stellen war deutlich im Übergange verbunden eine auffallende Verhärtung des entsprechenden Hilusbindegewebes. Die zugehörigen bronchopulmonalen Lymphknoten waren induriert und wiesen einzelne Kalk- und Kreideherde bis zu Kleinerbsengröße auf, sonst waren in der Lunge andere, den Drüsen etwa entsprechende Herde nicht auffindbar. Im übrigen bestand aber in zwei Fällen Miliartuberkulose mit verschiedenen zum Teil bemerkenswerten hämatogenen Manifestationen. Die histologische Untersuchung deckte in den derbfibrösen Lappenrandherden aufgelockerte, ehemals pneumonisch infiltriertem Gewebe entsprechende kleine Stellen mit großen kohlepigmenthaltigen Exsudatzellen und auch mal ganz vereinzelt säurefesten Stäbchen auf. Ich stehe nicht an, in diesen Fällen eine primäre Cirrhose als Äquivalent des GHONschen Herdes und als Rest primärer Lappenrandinfiltration aufzufassen. Auch einen Fall, in dem in der Lappenrandschwiele kleine Kreideherde abgrenzbar waren, gehört hierher. Er erhält eine eigene Note dadurch, daß die alten Herde nicht wie sonst in ruhendem, sondern in atelektatisch induriertem Gewebe, also in breiter „unspezifischer" Kapsel lagen. Ähnliche Beobachtungen hat kürzlich noch KOOPMANN veröffentlicht.

Nun sieht BLUMENBERG den Befund obsoleter Lungenherde, die subpleural in spitzenfernen Gebieten liegen, mehr oder minder verkäste oder verkreidete umschriebene Hepatisationen darstellen, als Beweise für Vorliegen des Primärherdes an. Und aus dem Fehlen diesen Herden komplementärer Drüsenherde außerhalb des frühen Kindesalters schließt er auf die Nichtpathognomonität des RANKEschen Primärkomplexes. Umgekehrt werden von ihm alle Fälle mit deutlich ausgebildetem abgeheiltem Primärkomplex in Hilushöhle als in früher Kindheit erstinfiziert aufgefaßt und registriert.

Diese Voraussetzungen enthalten mindestens in dieser allgemeinen Form etwas durchaus Problematisches. Das einzig ausschlaggebende, sichere, uns bekannte Merkmal eines Primärherdes ist seine gesetzmäßige Drüsenbeziehung. Zu diesem Merkmal treten alle übrigen Momente der Diagnose lediglich ergänzend hinzu. Mithin sind wir zur Zeit noch nicht berechtigt, Herde ohne Drüsenbeziehung als Primärherde anzusprechen, mögen auch noch so viel morphologische Einzelheiten an ihnen verwirklicht sein, wenn die Drüsenbeziehung fehlt. Es gilt in diesen Fällen, anderweit nach einem Komplex zu suchen und sich nicht mit dem Befund eines Herdes, auch mit Einzelzügen, wie sie sonst dem Primärherd zukommen, oder der subtilen, aber negativen Untersuchung der ihm regionären Lymphknoten zu begnügen. Hat doch schon HUEBSCHMANN einen Fall mitgeteilt, in dem ein nicht zum Primärkomplex gehöriger Lungenherd eine reparative Phase und ein Stadium der Abheilung aufwies, das dem des Primärkomplexes weit vorausgeeilt war. Ebenso treffen TENDOLOOs Bedenken für die Diagnose Primäraffekt bei Vorhandensein sonstiger tuberkulöser Veränderungen auf Grund rein morphologischer Kriterien naturgemäß auf die BLUMENBERGschen Fälle durchaus zu. Denn alle Kriterien des Primäraffektes außer der komplexartigen Einbeziehung der regionären Drüse können auch anderen nicht primären Herden zukommen. Die Pathognomonität des Primär*komplexes* jedoch bleibt von den TENDELOOschen Bedenken unberührt, da die komplexartige Zusammengehörigkeit einer Drüsenveränderung und eines gleichsinnigen Herdes im Quellgebiet der Drüse ebenso elektiv kennzeichnend für Primärläsion ist und seit alter Zeit angesehen wird, wie sie sonstigen Herden eben nicht eignet.

Ähnliches läßt sich auch für die Verhältnisse des Primärkomplexes beim Meerschweinchen dartun. Auch bei ihm gestattet nur die Zusammenfassung *aller* Kriterien mit vorwiegender Berücksichtigung des Drüsenanteils des Herdes die Diagnose. Nur wenige morphologische Einzelheiten, wie z. B. der von mir beschriebene Zonenbau und das biologische Verhalten in Gestalt rascher Neigung zu Abkapslung und Reparation und die unter Umständen frühzeitige Kavernenbildung, sind beispielsweise dem Primärkomplex der Meerschweinchenlunge typisch zugeordnet.

Daran mag es vielleicht liegen, daß BLUMENBERGs Urteil sich gegen den Primärkomplex als pathognostische Einheit wendet, und er die Abhängigkeit der Phthise von vorausgegangenen Tuberkuloseperioden in Abrede stellt. Denn letztere These steht und fällt ja letzten Endes mit der ersteren. Warum er den Primärkomplex in klassischem Bilde in der Kinderlunge so regelmäßig und beim Erwachsenen so ungleichmäßig gefunden hat, steht dahin. Vielleicht spielt hier auch die größere Übersichtlichkeit der kindlichen Verhältnisse mit. Ob ferner jeder in Hilushöhe gelegene obsolete Primärkomplex mit total veränderten Lymphknoten in frühester Jugend erworben sein muß, bleibt ebenfalls zweifelhaft. Ein großer Teil der BLUMENBERGschen Fälle jedenfalls läßt sich durchaus abweichend von seiner Erklärung deuten. Von einer Gesetzmäßigkeit seiner negativen Befunde kann endlich — besonders deutlich tritt das an seinen Protokollen für das Reifungs- und Greisenalter hervor — keine Rede sein, da viele Fälle vorhanden sind, die glatt in die RANKEsche Doktrin eingehen.

Ist andererseits für den Primärherd seine Lymphknotenbeziehung allein pathognomonisch und in erster Linie ausschlaggebend, so werden naturgemäß in der überwiegenden Mehrzahl der Fälle alle Überlegungen überflüssig, die sich auf die Differentialdiagnose versteinerter Lungen- oder Drüsenherde beziehen. Ganz abgesehen davon, daß, worauf besonders PUHL hinweist, der Großteil aller knochenenthaltenden Lungenherde alte tuberkulöse Veränderungen darstellt (so besonders auch die von LUBARSCH-POLLACK beschriebenen). Es kommen hier neben multiplen Osteomen, verkalkten Thromben, Reste anderweitiger Verdichtungsprozesse (chronische Pneumonie, Lues), pneumonokoniotische Herde, die racemösen Knochenbildungen, die in Bronchektasen auf dem Boden metaplastischer Umbildung, schleichender Verdrängung oder neoplastischer Neubildung entstehenden Verknöcherungen der Bronchialknorpel oder BEITZKES auf dem Boden chronischer Bronchitis entstandene Bronchialsteine in Betracht, ebenso wie verkalkte Pentastomen und andere Parasiten.

Ähnliches gilt für die Lymphknoten der Lungenpforte. Hier spielen Koniosen eine gewisse Rolle (FALK, ROBIN). In einer eigenen Beobachtung bei einem Steinmetzen mit deutlichem Primärkomplex, ausgedehnten miliartuberkelähnlichen, rein fibrösen oder massiv verkalkten Herden, diffuser Cirrhose, ferner einer ziemlich frischen tuberkulösen Kaverne des rechten Oberlappens und terminalen Aspirationsherden, war der Primärkomplexlymphknoten sekundär von Gipsmassen imprägniert. An den übrigen massiv versteinten, aber nicht verknöcherten Drüsen war die Entscheidung, ob ehemals tuberkulöse Grundprozesse vorlagen, nicht möglich. EPPINGER beobachtete Verkalkung von Cladothrixabscessen in den Bronchialdrüsen. Es ist klar, daß in solchen Fällen zugehörige Lungenherde in komplexartiger Verbindung zu den betreffenden Drüsen nicht vorhanden zu sein pflegen. GÖRDELER und BLUMENBERG berichten von Abscessen in den Hilusdrüsen nach Grippepneumonien. Sie hätten bei längerer Lebensdauer leicht induriert oder in verkreidetem Zustande betroffen werden können. GÖRDERLER erwähnt ferner verkalkte Lymphthromben in Lymphangiektasen, ferner Drüsennekrosen im Gefolge von Scharlach und Diphtherie nicht nur in den Lymphknoten des Halses, sondern auch in denen der Brust. Aus alledem ergibt sich das Gebot der Vorsicht und insbesondere der histologischen Untersuchung bei Beurteilung isolierter Verkalkung in den Lymphknoten von Brust und Hals. Noch schwieriger liegen meist die Verhältnisse bei verkalkten Gekröselymphknoten. Diese zeigen notorisch häufig, nach Typhus, Ruhr, akuter Enteritis, Vergiftungen, Diphtherien (EDENS), nach Parasiteninvasion (Pentastomen) irreführende Bilder. Für den Typhus gilt ja restlose Abheilung der Darmgeschwüre als Kennzeichen. So ließe sich diese neben Tuberkulose häufigste Ursache von Gekröselymphknotenverkalkung ausschließen durch die Betrachtung des zugehörigen Darmabschnittes, wenn nicht bekanntlich der tuberkulöse Primäraffekt des Darmes häufig genug schwer oder überhaupt nicht nachweisbar wäre. Auf der anderen Seite ist SCHÜRMANN doch wohl zu Unrecht geneigt, die Rolle des Unterleibstyphus beim Zustandekommen von Drüsenverkalkungen für recht gering und keineswegs bewiesen anzusehen. Der diagnostische Tierversuch bzw. das Ausstrich- und Antiforminpräparat von Drüsenbrei sind gewiß in einem großen Teil der Fälle durch positives Ergebnis wichtige diagnostische Hilfsmittel (SCHMITZ, RABINOWITSCH); aber die vielen Fälle, in denen das Ergebnis negativ ist, besagen nichts, da ja die Lebensfähigkeit der Bacillen innerhalb der verkalkten oder verkreideten Herde mindestens als beschränkt angenommen werden muß (GÖRDELER). BLUMENBERG hält besonders die total verkalkten Drüsen im Gegensatz zu den nur teilweise verkalkten ohne weiteres für dringend verdächtig auf Tuberkulose, besonders dann, wenn durch Katamnese sonstige infektiöse Darmerkrankungen ausgeschlossen werden können.

Die makroskopische, von den alten Autoren (LAENNEC, PIORY, ANDRAL) bis in alle Einzelheiten beschriebene Beschaffenheit der Herde, ihr gelber, schwer zertrümmerbarer Rand und das weichere, weißliche Zentrum der unregelmäßig gestalteten Lungenherde, die schwielige, die Gebilde mit der Umgebung verlötende Kapsel noch nicht ganz versteinerter Drüsenherde besonders bei randständigem Sitz und Konglomeratherden sind bei der Differentialdiagnose nicht ganz zu vernachlässigende Anhaltspunkte.

Endlich sind in diesem Zusammenhange auch die cartilaginösen, nicht selten verkreideten Pleuraschwielen zu erwähnen. Sie nehmen meist die Spitzengebiete ein, werden aber auch sehr häufig anderwärts, besonders an den Lappengrenzen angetroffen. Aus dieser Tatsache der häufigen Spitzenlokalisationen sowie ihrer offenbar ursächlichen Verknüpfung mit anthrakotischen Indurationen des Lungengewebes möchte SCHÜRMANN im Gegensatz zur ASCHOFFschen Schule (FOCKE) ihre nichtspezifische Natur herleiten. Nach eigenen Erfahrungen, in denen chronische, Jahre anhaltende Stauungszustände — abgesehen von der Anthrakose — das kasuistisch einzig anzuschuldigende Moment darstellten, möchte ich SCHÜRMANN beipflichten.

Es bleibt also für uns nach wie vor bestehen: unabhängig vom Lebensalter, unabhängig von Geno- und Phänotypus, unabhängig auch von allen konditionellen Faktoren außer Grad und Zeit der Jungfräulichkeit gegenüber dem Virus, ist die Reaktionsart des Organismus allein Voraussetzung und maßgebendes Moment der Erkrankung. Ein noch nicht oder nicht mehr durchseuchter Organismus erkrankt primär an Tuberkulose in Form des geschilderten und besprochenen Komplexes. Das PARROTsche Gesetz von der sympathischen, also unselbständigen Natur der Erkrankung des Lymphknotens besteht ebenso wie das CORNETsche, nach dem eine primär-tuberkulöse Gewebserkrankung gemeinhin nicht isoliert bleibt, sondern mindestens bis zur nächsten Drüse fortschreitet. Das BAUMGARTEN-TANGLsche Lokalisationsgesetz endlich — es besagt, daß die Eingangspforte des Tuberkelbacillus stets durch eine spezifische Erkrankung oder deren Reste gekennzeichnet ist — gilt mindestens für die Lunge des Menschen, im großen und ganzen wahrscheinlich auch für den Darm, obschon es hier sehr bestritten ist. Die sorgfältigen Erhebungen SCHÜRMANNS z. B. ergaben nur für 45 von 102 Fällen, d. h. für 44,12% primäre, teils ulceröse, größtenteils aber narbige Prozesse im Darm; in 57 Fällen, d. h. also in 55,88% war die primäre Erkrankung im intestinalen Quellgebiet der verkalkten Gekröselymphknoten nicht auffindbar. Bei M. LANGE fehlten die Quellgebietsprozesse sogar in 62,82% (für 78 Fälle). BLUMENBERG endlich fand unter 28 primären Bauchtuberkulosen bei Individuen bis zum 14. Lebensjahr 7mal lediglich die Gekröselymphknoten beteiligt, obschon die zugehörige Darmstrecke in histologische Schnittserien zerlegt worden war. Indessen muß — wie oben bereits hervorgehoben — in diesen Fällen stets mit restloser Abheilung ehemaliger Eintrittsläsionen gerechnet werden. Inwieweit auch für den primären Lungenherd eine solche in Frage kommt, steht dahin; es würde sich hierbei vor allem darum handeln, ob Primärherde noch vor eingetretener Verkäsung wieder aufgesogen werden, wie HUEBSCHMANN annimmt.

In der großen Mehrzahl der Fälle kommt die sklerotisierende Allergie des Primärkomplexes (RANKE) zu voller Betätigung und Auswirkung. Die Reparation des Herdes geht so weit, daß er später gewöhnlich in ruhendem, d. h. unverändertem Nachbargewebe gefunden wird. Jedenfalls erreicht bei ihm nach PUHL größere Ausbildung nur die sog. innere, spezifische, aus hyalinem Narbengewebe gebildete Kapsel, die den Epitheloidzellen des Herdes selbst entstammt. Eine unspezifische, d. h. eine aus relativ frisch erkranktem atelektatisch indurierendem Lungengewebe bestehende Kapsel zeigt er nur in geringer Ausdehnung. Für die Primärkomplexe des Greisenalters allerdings möchte BLUMENBERG stärkere Ausbildung einer unspezifischen Kapsel annehmen. Diese hat natürlich nichts zu tun mit der Beschaffenheit der Umgebung frischerer Prozesse mit ihren Appositionstuberkeln usw., sondern stellt die Restvorgänge gänzlich tuberkulosefremder, chronisch-indurativer Prozesse dar. Dasselbe gilt von breiten, bindegewebig-muskulären Einscheidungen verkalkter und verknöcherter Primärherde, wie ich sie sogar bei Angehörigen des späten Kindesalters beobachten konnte und den Granulationsgewebsstielen SIEGENS annähern möchte (vgl. auch die Fälle KOOPMANNS). Der obsolete Primäraffekt ist also weniger durch eine schmale unspezifische Kapsel, als dadurch gekennzeichnet, daß er in ruhendem, d. h. nicht frischtuberkulös erkranktem Gewebe seinen Sitz hat. Dieses braucht nicht gänzlich unverändertes, emphysematöses Lungengewebe darzustellen, wie es wohl meistens der Fall ist, sondern kann auch in abgeschlossenem, bindegewebig-muskulärem Narbengewebe bestehen. Auf die Spätbefunde an Primärherden werden wir weiter unten zurückkommen.

Die Ausdehnung der Drüsenbeteiligung obsoleter Primäraffekte scheint einer Gesetzmäßigkeit nicht unterworfen zu sein. Wir finden hier sowohl kleine Primäraffekte mit geringen Drüsenherden, wie größere mit mehrfachen Herden in mehreren Drüsen u. a. m.

Kompakte Verkäsung aller Drüsen der Lungenwurzel scheint dagegen mit Obsolescenz des Primärkomplexes nicht vereinbar. Doch ist kompakte Drüsenverkäsung für das Überschreiten des Virus über die erste Barriere keineswegs notwendige Voraussetzung. Wir kennen vielmehr durchaus das Bild eines auffallend kleinen massiv generalisierten Primärkomplexes, ohne daß nacheinander die Drüsen kompakt verkäsen und die Veränderungen der sog. Kartoffeldrüsen entstehen, deren Ausbildung für das nunmehr entstehende II. Stadium des Gesamtablaufs der Tuberkulose einigermaßen kennzeichnend ist.

b) Generalisationsperiode.

Sahen wir im Primärkomplex den jungfräulichen Organismus bis zu einem gewissen Grade des Virus Herr werden und einen Kampf sich abspielen, der gegenüber sonstigen lokalen Invasions- und Infektionsprozessen eigentlich nur darin verschieden war, daß er — der Natur des Virus entsprechend — zu bleibenden, aber obsolescenten Veränderungen führte, so sehen wir nunmehr nach Bekanntschaft von Virus und Organismus eine Phase der Erkrankung auftreten, die eine ganz markante Allergie erkennen läßt. Eine Änderung der Empfindlichkeit tritt hier auf, die, zur großen Gruppe der Immunitätsvorgänge gehörig, doch eigentlicher Immunität, dem Krankheitsschutz, polar entgegengesetzt Schutzlosigkeit, Überempfindlichkeit gegenüber dem Virus bedeutet. Eine Etappe auf dem Wege des Organismus von der Invasion des Virus (ORTH) über die Infektion zur Immunität, dürfte sie auch dann vorhanden sein, wenn sie latent bleibt — wie in denjenigen Fällen, in denen mit dem Erwerb des Primärkomplexes alle morphologisch erfaßbaren Beziehungen eines Individuums zum tuberkulösen Virus erschöpft erscheinen, oder da, wo lediglich Primärkomplex und späte Tuberkuloseformen, wie isolierte Organphthisen, in Erscheinung treten. Wo sie aber als selbständige Phase in größerer oder geringerer Ausdehnung und Stärke zum Vorschein kommt, da müssen besondere Verhältnisse spezifischer Art im biologischen Reaktionsmechanismus vorliegen. Leider wissen wir über diese Verhältnisse ebensowenig, wie wir in der Lage sind, exakt Anfang und Ende dieser Phase abzugrenzen oder zu begründen. Auch rein zahlenmäßig scheint nicht viel darüber vorzuliegen, wieviel Individuen das Sekundärstadium erleben bzw. in welcher Ausdehnung, um entweder in ihm zugrunde zu gehen, oder es zu überwinden. Sei es, daß sie nach seinem Abklingen wirkliche Immunität erworben haben und von Tuberkulose freibleiben, sei es, daß die Immunität nur eine partielle ist, und in die Allergiephase der Organphthise einmündet. Wir haben auch zur Zeit noch keine anderen als grobmorphologische, auf totes Material als Forschungsbasis angewiesene Mittel, die Entwicklung der verschiedenen Phasen abzulesen. Die Deutung von Röntgenplattenserien erscheint im ganzen problematisch. Auch sie vermag in keiner Weise sicher eine exakte Abgrenzung der Stadien zu bieten. So wissen wir ferner auch gar nicht, ob bzw. welche Einflüsse Größe und Form des erworbenen Primärkomplexes auf das spätere Leben des betreffenden Individuums in seinem Verhältnis zum einmal aufgenommenen und dauernd bewahrten Virus ausüben. Mit GHON und SCHÜRMANN ist es vielleicht angebracht, in 50—70% der Fälle eine Propagation des Primärkomplexes vorauszusetzen.

Einfach die Massigkeit der Bacilleninvasion, ausgedrückt etwa in der Größe des Primärherdes, als Determinations- und Realisationsfaktor der Generalisation einzusetzen, geht nicht an. Schon die einfache Erfahrung lehrt, daß die Herdbildung als solche anscheinend im Gegenteil eine wirksame Blockade des Virus darstellt, und je größer die ist, desto unscheinbarer pflegt die Verallgemeinerung des Prozesses zu sein. Gleichartiger Verlauf des Infektes bei verschiedenartiger Ansteckungsquelle, schwerere Generalisation bei erfahrungsgemäß „leichterer" — meist extrafamiliärer Erstinfektion (sogenannte Gelegenheitsinfektion) an nicht letalen Fällen, chronischer Verlauf bei Ansteckung von letalen intrafamiliären Quellen (Vererbung von Immunität? LANGER), Auftreten vollvirulenter Bacillen in verkreideten ruhenden Herden — all das spricht nach KLEINSCHMIDT gegen die Rolle bloßer Bacillenzahl und Virulenz für Auftreten oder Ausbleiben der Generalisation. Häufige Superinfektion scheint dagegen aber von Bedeutung zu sein und als Tuberkulinstoß zu wirken (REDEKER, LANGER). Die Abhängigkeit von Primärherd und Intracutantiter von der Bacillenzahl in den Versuchen HAMBURGERS bezieht sich nur auf den Beginn des Herdes, nicht auf seinen Ablauf.

Doch wenigstens ungefähr kennen wir die Richtung, in der die maßgeblichen Faktoren zu suchen sind. Mit dem Worte Durchseuchungswiderstand ist sie im großen und ganzen umschrieben. Wo er einen relativ hohen, die Empfindlichkeit also geringen Wert hat, bleibt es beim Primärkomplex, der diesen Wert der Empfindlichkeit bzw. Durchseuchung allererst bestimmt und abgrenzt. Oder außer ihm entwickelt sich noch die tertiäre Organphthise, die den korrelativen Wert der erreichten Durchseuchungsimmunität und die dabei hervortretende Bedeutung dispositioneller Momente demonstriert. Umgekehrt: je größer die Empfindlichkeit, je geringer die Durchseuchung, desto intensiver und ausgeprägter das Sekundärstadium, das Austragen des Kampfes, in dessen Verlauf der Organismus durch die besonders innige Berührung seiner Säfte mit dem Virus allmählich die Abwehrkräfte erwirbt, in deren Besitz er den offenen Kampf nicht hätte aufzunehmen brauchen. Daß es nicht immer ein sehr ausgedehnter Primärkomplex zu sein braucht, der zum Erwerb der Schutzkräfte führt, liegt ebenso auf der Hand, wie die Tatsache, daß große Primärkomplexe die Generalisation nicht zu verhindern brauchen. Damit ist jedoch keineswegs der allergisierenden Kraft des Primärkomplexes, der Umstimmungsfunktion, die er auf den jungfräulichen Organismus ausübt, das Urteil gesprochen. Denn daß eine Umstimmung nach Erwerb des Primärkomplexes und nur danach besteht, ist heute Gemeingut unseres Wissens. Ein spurloses Eindringen der Tuberkelbacillen ist trotz erwiesener Möglichkeit ihrer Latenz (Bartel, Kretz) ebenso seltene Ausnahme, wie die nachträgliche völlige Resorption eines einmal entstandenen tuberkulösen Primäraffektes. Naturgemäß ist solche Aufsaugung im ersten Beginn seines Entstehens noch möglich.

Jedenfalls ist die spezifische Empfindlichkeit entscheidender Faktor für Zustandekommen oder Fehlen der Veränderungen. Mechanische und unspezifisch dispositionelle, die allgemeine Widerstandsfähigkeit herabsetzende Momente sind nur akzidentell wirksam. Versuche, das Lebensalter ganz allgemein (Blumenberg) oder eine etwa durch die endokrine Formel determinierte Organdisposition bestimmter Lebensalter — etwa im Sinne häufigen Befallenseins mesenchymaler Organe in der Jugend, entodermaler im höheren Alter — (Sternberg) verantwortlich zu machen, stehen auf schwacher Basis. Die Allergie- und Phasenlehre, die, auf bestem Grunde aufgebaut, erstmalig der Tuberkulose ihre Stellung im Reich der Infektionskrankheiten unter dem leitenden Blickpunkt der Gewebsstoffwechsel- und Abwehrleistungen angewiesen hat, zu verdrängen, sind jene oben angedeuteten Erklärungsversuche bis heute nicht in der Lage. Es genüge hier der Hinweis auf das gar nicht ungewöhnliche Vorkommen der sog. Erwachsenenphthise im jugendlichen und Vorkommen der sog. jugendlichen Phthise im Alter des Erwachsenen.

Es besteht also bei der zweiten Phase der Erkrankung Herabsetzung der Resistenz und starke Steigerung der Empfindlichkeit, Momente, die zwangsläufig zur Verallgemeinerung des Prozesses führen. War die Ausbreitung des Primäraffektes innerhalb der ihm eigenen Ablaufsphase rein lokal, ausgedrückt in seinem Wachstum per continuitatem und auf den örtlichen Lymphbahnen bis zur nächsten Etappe, so ist nunmehr die Ausbreitung des Prozesses großartig und universal. Daher ist der Blutweg die vorwiegend und in größtem Umfang benutzte Heerstraße, auf der sich die Kampftruppen bewegen, und er tritt darüber hinaus wohl auch vielfach als Kampfplatz in Aktion. Daraus ergibt sich das wichtigste morphologische Kennzeichen dieser Phase: das Auftreten tuberkulöser Herde in den Organen, die nur vom Blutwege aus zugänglich und beanspruchbar sind. Ein zweites Kriterium für Systematik und Deutung der Vorgänge von hervorragender Bedeutung ist die Stärke der perifokalen Entzündung. Sie weist auf starken Erregerangriff und Giftproduktion, aber auch konsekutive starke Abwehr hin. Das Gewebe versucht hier am Herdrande weniger eine Blockade des Bacillus, als eine Neutralisierung seiner Gifte durch Auflösung und Verdünnung zu erreichen. Die bedeutende Rolle, die letzterem Vorgange zukommt, demonstrieren die eleganten Versuche Tendeloos, dem es gelungen ist, die entzündlichen Schichten und Ränder eines nekrotischen Herdes durch Einspritzung bestimmter Giftverdünnungen *im einzelnen* wieder zu erzeugen.

Massige Verkäsungen, zahlreiche hämatogene Metastasen auf der einen, starke perifokale Entzündung auf der anderen Seite ist die unmittelbare Übersetzung des vitalen Geschehens ins Morphologische: Vordringen des Erregers mit großen Schritten, gewöhnlich unvollkommene, wenn auch kräftige celluläre Abwehr des Organismus.

Noch in einem anderen Moment findet diese, da besonders, wo sie siegreiche Keimabwehr bedeutet, Ausdruck. Ich meine die Reaktion der Ufergewebe von Organen und Saftbahn, die Veränderungen der Gefäßwände und Retikuloendothelien. Hierher gehören einmal mächtige Reizungen (KUCZYNSKI) bzw. Aktivierungen (SIEGMUND) des Endothels mit makrophagocytärer oder auch myeloider Umwandlung, ferner massiger Ausschwemmung und Untergang dieser Elemente besonders in den postcapillaren Gefäßen der Lunge. Dabei entstehen Fibrinknötchen und Intimagranulome als Ergebnis von Organisation der makrophagocytären Thromben seitens eines lebhaft reagiblen, subendothelialen, fibroplastischen Keimgewebes. Oft entstehen auch statt dieser Bildungen miliare Intimatuberkel selbst. SIEGMUND hat für die menschliche generalisierte Tuberkulose, insbesondere die Miliartuberkulose, ich selbst habe danach für die experimentelle Tuberkulose des Meerschweinchens auf diese Verhältnisse hingewiesen und sie für den Menschen noch nach anderer Richtung zu ergänzen gesucht. Darauf wird weiter unten noch zurückzukommen sein.

Gerade die Gefäßveränderungen sind es, die die Analogie des Sekundärstadiums in den ihm eigenen Immunitätszuständen mit nicht tuberkulösen Septicämien, besonders der Sepsis lenta begründen. Liegt doch bei letzterer eine mitigierte Erregerform vor, für deren Wirksamkeit gewiß nicht die Änderungen des Virus, sondern vielmehr der Reaktionsart des Organismus den Ausschlag geben. Ähnlich wie bei der Tuberkulose sehen wir hier ein Spiel und Widerspiel von wirksamer Keimabwehr und Zusammenbruch des Gewebes, der bei der Sepsis lenta immer, bei der Tuberkulose oft den Untergang des betroffenen Individuums bedeutet. Die komplette Immunisierung erlebt dieser Organismus häufig nicht mehr.

Die große richtunggebende Bedeutung der perifokalen Entzündung für das II. Stadium kommt vor allem in gewissen, klinisch gut bekannten Bildern zum Ausdruck, die an dieser Stelle flüchtig berührt werden sollen. Es sind das in erster Linie alle diejenigen Zustände, die man unter dem Begriff der Infiltrierungen zusammenfaßt. Von französischen Autoren schon seit Jahren ausgebaut, sind sie in Deutschland besonders durch die Bemühungen von LANGER und REDEKER bekannt geworden. Der Name Infiltrierung kennzeichnet die betreffenden Vorgänge gut und scharf besonders deswegen, weil in dem Namen das Flüchtige, Labile und Dynamische ausgedrückt ist, das diesen Zuständen anhaftet. Großenteils zirkumfokalen Reaktionen entsprechend, sind sie bis zu hohem Grade rückbildungsfähig, etwa so, wie pneumonische Prozesse es überhaupt sind. Wie diese hinterlassen sie aber auch unter Umständen bleibende Reste in Form chronisch-indurativer Veränderungen mit oder ohne Bronchiektasen.

Bereits beim Primärkomplex fängt diese Erkrankung an, eine bedeutsame Rolle zu spielen. Schon hier kann es zu lappenfüllenden Infiltrationen mit massiven Dämpfungen des Klopfschalls und etwas leisem, fernklingendem Bronchialatmen kommen. Abgesehen von gewissen Störungen des Allgemeinbefindens mehr oder weniger toxischer Art mit kennzeichnenden Änderungen des weißen Blutbildes fehlen meist bedrohliche Krankheitszustände, oder aber hohes Fieber bezeichnet Einsetzen und Bestehen des Entzündungsvorganges. Für die „Primärinfiltrierung" verdanken wir REDEKER die Kenntnis des bemerkenswerten und eindrucksvoll charakteristischen Bildes der sog. „Bipolarität". Es entsteht bei allmählicher, zunächst von der Peripherie, dann vom Hilus ausgehender Rückbildung der perifokalen Entzündung. Drüsenherd und primärer Lungenherd, die beide vorher einzeln unkenntlich in einen großen Konglomeratschatten getaucht waren, erscheinen nunmehr wie die Enden einer Hantel, durch eine schmale Restinfiltration verbunden. Als anatomisches Substrat des nicht ganz zurückgebildeten, interfokalen Schattens sieht REDEKER die oben ausführlich geschilderten lymphangitischen und indurativen Verbindungen von Herd und Drüse an, deren Kenntnis mit dem Namen RANKE eng verknüpft ist. Auch bei dieser Primärinfiltrierung tritt bereits deutlich die Teilnahme von Lappenrand und Interlobärspalt hervor, die auch für die vom Hilus ausgehenden Sekundärinfiltrierungen (REDEKER) durchaus charakteristisch ist. Die topographische Bedeutung des Lappenrandes für Initialherde ist schon vor vielen Jahren von französischen Autoren (BERGER) gewürdigt worden. Auch am Drüsenherd selbst treten diese fluxionären Randkongestionen kommend und gehend in Erscheinung. An den Bronchialdrüsen unterscheidet der Kliniker hier Drüsenschwellungen infolge perifokaler Entzündung mit an sich kleinen tuberkulösen Herden im Parenchym — KLEINSCHMIDTs Epituberkulose der Bronchialdrüsen von den eigentlich tuberkulösen Formen, bei denen das geschwollene Organ vorwiegend aus tuberkulösem Gewebe besteht.

Im übrigen sind die hierhergehörigen Krankheitsbilder von französischen Autoren um die Mitte bis Ende des 19. Jahrhunderts mehrfach beschrieben worden (VERLIAC, BOURGEOIS). Ihre Abgrenzung und Einordnung brachte die Aufstellung des Begriffs der „Pneumonie massive" und „Splenopneumonie" durch GRANCHER. Kennzeichnend erschien das Bestehen aller Symptome einer protrahierten, sich nur ganz langsam zurückbildenden Pleuritis exsudativa ohne Vorhandensein einer solchen und meist ohne sinnfällige Beziehungen zur Tuberkulose — „congestion pulmonaire a forme de pleurésie" (QUEYRAT). Erst in der bekannten Abhandlung HUTINELS: „Les reactions broncho-pulmonaires dans les adenopathies mediastines" (1911) tritt die Beziehung zur Tuberkulose hervor. Ein von den käsigen Drüsentumoren ausgelöster nervöser Reflexmechanismus sollte die einschlägigen Zustände hervorrufen. Das von ELIASBERG und NEULAND in Deutschland unter dem Namen der epituberkulösen Infiltration aufgestellte Krankheitsbild — es deckt sich zum Teil zweifellos mit den „Tuberkulininjektionspneumonien" VIRCHOWS aus der ersten Tuberkulinära, auch BEHRING hatte ähnliche Bilder bei Immunisierungsversuchen an großen Haustieren gesehen[1]) — hatte im Sinne dieser Autoren den Charakter einer

[1]) Wegen ihrer grundsätzlichen Wichtigkeit seien hier wenigstens einige Beobachtungen aus der ersten Tuberkulinära kurz wiedergegeben. Hinsichtlich der Einzelheiten ist auf die in den medizinischen Wochenschriften dieser Zeit (1890—1891) vereinigten Originale, das höchst wertvolle Werk von BAUMGARTEN: Der Tuberkelbacillus und die Tuberkulinliteratur des Jahres 1891. Braunschweig 1893, sowie die ausführlichen Referate bei KAHLDEN und STRAUS zu verweisen.

O. ISRAEL beobachtete Herdreaktion in einer völlig obsoleten Halsdrüsennarbe bei Tuberkulinbehandlung wegen frischer Fußgelenktuberkulose. Histologisch bestand in der

der Tuberkulose aufgepfropften, unspezifischen, weil noch nach vielen Monaten völlig rückbildungsfähigen, eben epituberkulösen Erkrankung. Auf Grund des

---

Narbe massive frische Leukocytendurchsetzung, aber kein spezifisches, bacillenhaltiges Gewebe. Ferner bezog ISRAEL Abstoßung reichlicher fetziger und phlegmonöser Massen aus einem paraartikulären Absceß auf Tuberkulinwirkung. Ähnliches sah LINDNER. JULIUS WOLFF berichtete über ausgedehnte Nekrosen der Gelenkenden von Knochen. HENOCH wie VIRCHOW fielen ungemein heftige Hyperämien bei tuberkulöser Hirnhautentzündung nach Tuberkulinbehandlung auf. An den Tuberkeln der Hirnhäute fand sich jedoch nichts Besonderes, vor allem keine frische Leukocyteneinwanderung. Enorme Hyperämie bei gleichzeitiger massiver Demarkation des alten Herdes und Eruption frischer miliarer Tuberkel am Herdrand beobachtete LITTEN an einem Zahnfleischgeschwür. Berichte über Milzschwellung, Auftreten großer Dämpfungen und rasch einsetzender Kavernensymptome bei Tuberkulinbehandlung stammen von EWALD, RYDIGIER, ANGERER, LEICHTENSTERN, GLUCINSKY u. a. Daneben berichten zahlreiche Autoren über Herdreaktionen an Kehlkopfgeschwüren und Infiltraten, über Auftreten neuer Tuberkuloseeruptionen post und propter Tuberkulinbehandlung u. a. m. Den Lupus studierten KROMEYER, RIEHL, JACOBI u. a. Es ergab sich der Befund leukocytärer Durchsetzung der Tuberkel bei randständiger Exsudation fibrinös-eitriger Massen, wobei es auch nicht an Stimmen solcher fehlte, die Entgegengesetztes beobachtet hatten. SCHIMMELBUSCH beobachtete Durchfeuchtung der Keimschicht der Haut, Entstehung eitererfüllter Bläschen mit starker Leukocyteninfiltration des lupösen Gewebes. Mit Hilfe der Leukocytose fand Abstoßung der oberflächlichen Schichten statt. An den Tuberkeln, besonders der Tiefe fehlten Abweichungen vom Gewöhnlichen. Nach DOUTRELEPONT ist die Hornschicht von der Keimschicht der Haut durch ein leukocyten- und tuberkelbacillenreiches Exsudat abgehoben, die Keimschicht selbst leukocytär infiltriert und von einem feinen Fibrinnetz durchsetzt. Es fanden sich ferner Rundzellinfiltrate um die Gefäße, starke Hyperämie der Haut und um die Lupusknötchen herum. In späteren Stadien nach der Tuberkulintherapie drangen auch die Leukocyten in die Lupusknötchen selbst ein. ROBERT KOCH hatte endlich an den Lupusknötchen bei Anwendung starker Dosen Nekrose derselben gesehen, während schwächere Dosen nur Herdrandentzündung hervorriefen. Hämorrhagische Entzündung von Kavernenwänden spielt in den ersten Fällen VIRCHOWS, ferner bei JÜRGENS u. a. eine Rolle. VIRCHOW demonstrierte des weiteren eigenartige Hepatisationen teils käsigen, teils wäßrig-trüben, an Phlegmonen erinnernden Charakters, auch ausgedehnte Karnifikationen mit dissezierenden Eiterspalten, Gangrän glattpneumonischer Herde, erstere u. a. in vierwöchentlicher Entstehung zwischen letzter Injektion und Tod, letztere mit besonderer Neigung zu kavernösem Zerfall. Die Tuberkel selbst blieben völlig unbeeinflußt. Angriffspunkt des „KOCHschen Mittels" ist der Herdrand und die Herdnachbarschaft, besonders gefäßreiches Nachbargewebe des Herdes, an dem nach KROMEYER die bindegewebige Narbenbildung den Hauptteilfaktor des Tuberkulins darstellen soll — evtl. nach Verflüssigung und Ausstoßung des Focus. Dazu stimmt die Beobachtung SONNENBURGS, der bioptisch (operativ) — nach anfänglicher Vergrößerung — Umwandlung schmieriger Kavernen in glatte Höhlen mit gesunden Granulationen feststellen konnte. HANSEMANN unterschied auf Grund der Untersuchung von 12 Fällen drei Stadien der Tuberkulinwirkung. Das erste umfaßte die Initialveränderungen mit intensiver perifokaler Hyperämie und Bildung leukocytenreicher Ödeme, das zweite eine lokale intensive Herdrandleukocytose (im Gegensatz zur allgemeinen Tuberkulinleukocytose, besonders von Leber und Milz, wie sie JÜRGENS beobachtet hatte), das dritte die nekrotisierenden und käsigen Veränderungen, die u. a. zur Perforation von Darmgeschwüren Veranlassung gaben. Während v. KAHLDEN in 6 Fällen nichts Besonderes fand, bestand in einem seiner Fälle eine eigentümliche pustulöse Umwandlung von Serosatuberkeln. Außerdem bestanden Blutungen in der Umgebung der fast rein leukocytären Knötchen. Ausgedehnter rapider Zerfall und gelatinöse Hepatisationen bildeten das Kennzeichen eines weiteren Falles von sekundärer Tuberkulose mit vorwiegender Lymphknotenbeteiligung. Auffallende Abheilung von Darmgeschwüren wird von RINDFLEISCH, GUTTMANN u. a. notiert. RINDFLEISCH beschreibt Verwandlung der perifokalen chronischen Entzündung in akute mit nachfolgender Eliminierung des tuberkulösen Gewebes. Die zurückgebliebenen Zellen des Herdrandes wandeln sich fibrös um, werden spindelig, elongiert und führen zu Abkapselung des gereinigten Geschwürs.

autoptischen Befundes in einem Falle, der keine Anhaltspunkte für Tuberkulose ergab, trennten sie die in Rede stehenden Veränderungen streng von der gelatinösen Pneumonie, da diese in käsige Entartung ausmünden müsse und niemals rückbildungsfähig sei.

Daß diese Trennung in keiner Weise das Richtige treffen kann, liegt auf der Hand. Eine gelatinöse Infiltration muß vor Einsetzen der Verkäsung, d. h. vor ihrer eigentlichen Infektion mit Tuberkelbacillen — bekanntlich ist das gelatinöse Infiltrat meist bacillenfrei und nur toxogenes Produkt — ebenso rückbildungsfähig sein wie andere unter dem Einfluß von Tuberkelbacillen oder Tuberkulosetoxinen entstandene Ergüsse und Infiltrationen. Daß aber bei der tuberkulösen Splenopneumonie (Epituberkulose) wirklich etwas Spezifisches vorliegt, hat wohl zuerst eine Beobachtung H. LANGERS entschieden. Hier bewirkte der spezifische Reiz einer Tuberkulininjektion $4^1/_2$ Jahre nach Auftreten eines rückgebildeten Infiltrates, von dem nur noch eine Verdichtung des Hilusgebietes übrig geblieben war, eine Herdreaktion. Sie verlief unter dem Bilde einer typischen Epituberkulose an der gleichen Stelle wie vor Jahren, nahm den gleichen Verlauf und klang typisch ab. „Herdreaktionen sind aber nur über spezifisch verändertem Gewebe möglich. Es muß also der Schauplatz der früheren Infiltration ein spezifisch verändertes Gewebe hinterlassen haben" (LANGER). Zu ähnlichen Schlüssen ist auch HARMS gelangt, der die betreffenden Erkrankungen entschieden als perifokale Entzündungen anspricht.

Auf Grund rein semiotischer Betrachtungen kommt neuerdings FRIEDENBERG, ein Schüler LANGERS, zur Ablehnung der ELIASBERG-NEULANDschen These von der Unspezifizität des epituberkulösen Infiltrates und seiner Abtrennung von der gelatinösen Pneumonie. Hohes Fieber, akuter Beginn, tuberkulöse Herde in anderen Lungenabschnitten und Bacillennachweis — nach ELIASBERG und NEULAND die Zeichen für in käsige Pneumonie übergehende gelatinose Infiltration — waren in den FRIEDENBERGschen Fällen oft ausgesprochen, ohne daß diese in käsige Pneumonie ausgemündet hätten. Die Splenopneumonie kann danach sowohl ganz allmählich wie perakut beginnen. Die Frage bleibt nur bestehen, wann bzw. warum geht eine solche Infiltration in die Dauerform der käsigen Pneumonie über, und wann, bzw. warum kommt sie zur Resorption. Diese Frage ist naturgemäß eng verknüpft mit der nach der eigentlichen Entstehungsursache des Infiltrates überhaupt.

Nach REDEKER haben wir mit drei ursächlichen Momenten zu rechnen: 1. Herdreaktion auf exogene Tuberkulinzufuhr, 2. Eigentuberkulinisierung, 3. massive Superinfektion, Abbau der neu zugeführten Bacillen unter Freiwerden tuberkulinartiger Stoffe. Diese lösen dann ihrerseits eine Reaktion am alten Herde aus. Das dritte ist das wichtigste „erregende Moment" des Tuberkuloseablaufs. Das Gemeinsame ist allen drei Faktoren die Ausschüttung tuberkulinartiger Substanzen. Auf diese wiesen ja auch die Erfahrungen der ersten Tuberkulinzeiten.

Mit diesen Thesen REDEKERS erscheint alles umrissen, was wir über die im letzten Grunde noch dunklen Vorgänge sagen können. Selbstverständlich ist dies nichts anderes als eine durch Einzel- und fortlaufende Beobachtung mehr oder minder gestützte Fiktion bzw. allgemeine gedankliche Erfassung, deren Inhalt im einzelnen Gegenstand und Aufgabe der an der Grundhypothese orientierten Forschung sein muß. Wir kennen wohl das Pulverfaß und seine

Struktur, auch in gewissen Fällen die Lunte. Aber wie die Explosion eigentlich zustandekommt, wissen wir nicht. Folgerichtig wissen wir ebensowenig über die Struktur des epituberkulösen Infiltrats. Die Fälle, die zur Resorption kommen, zeigen nur geringe uncharakteristische Verdichtungen als Zeichen verzögerter und unvollständiger Aufsaugung, unter Umständen Karnifikationen mit oder ohne Bronchiektasen. Die übrigen Fälle, die in die lebensletzte käsige Pneumonie einmünden, zeigen eben diese in voller Blüte. Aber gerade darum ist es wahrscheinlich, daß tatsächlich eine kollaterale gelatinöse Pneumonie als echter entzündlicher Prozeß, die Grundlage abgibt, und nicht nur seröse lymphatische Durchtränkung des Parenchyms als Folge kongestiver oder in Stauung begründeter Hyperämie, mithin echter Splenisation, d. h. die Verbindung von Atelektase und Ödem vorliegt. Die oben ausführlich berücksichtigten Versuche TENDELOOS bezüglich der perifokalen Entzündung ergeben einige Anhaltspunkte, wie wir uns Kommen und Gehen des Prozesses vorzustellen haben. Rein mechanische Faktoren, die von den Atmungsexkursionen und ähnlichem abhängige Masse und Bewegungsenergie des Lymphstromes, der den Herd durchspült und die Giftausfuhr regelt, und von TENDELOO allein für die Ätiologie berücksichtigt wird, stehen vielleicht in der Ursachenreihe in unmittelbarer Nähe des Geschehens selbst. Daß aber hierbei auch das spezifische Moment richtunggebend und bestimmend hinzutritt, hat letzthin FRIEDENBERG verdienstvoll hervorgehoben. Ob seröse Durchtränkung der Lymphknoten mit folgendem Stauungsödem oder Atelektase größerer Lungenabschnitte infolge von Kollaps durch Kompression größerer Bronchen bei Entstehung der Infiltrate mitspielt bzw. das eigentliche Substrat der gekennzeichneten Zustände darstellen kann, ist noch zu erweisen[1]. Bemerkenswert erscheint mir in diesem Zusammenhange der von mir in einigen Fällen bei hämatogenen Lungenprimäraffekten des Meerschweinchens erhobene Befund ausgedehnter para- und perifokaler gelatinöser Infiltration. Die Rolle der Superinfektion von außen her endlich scheint mir durch die topographischen Verhältnisse vieler Infiltrierungen bereits einwandfrei dokumentiert. Danach ähneln diese Primäraffekten, nur daß sie mit ihnen Herdgestaltung und Ausgang nicht teilen, da sie in einem bereits allergischen Organismus zur Entwicklung kommen. So zeigen sie auf der einen Seite große Rückbildungstendenz, auf der anderen Seite massive Verkäsung und kavernöse Einschmelzung bei hyperergischer Ausstoßung des ganzen Herdes infolge heftiger perifokaler Entzündung (Rundkaverne), Verhältnisse, wie sie ja auch am Primärherd bei bestimmter allergischer Phase verwirklicht werden können. Besonders gilt das Vorgetragene für die *Aßmannherde* (infraclavicularen Infiltrate REDEKERS), auf die noch einzugehen sein wird.

Verfolgen wir nun im einzelnen, wie und unter welchen Formen sich das Stadium der Generalisation abspielt, so sehen wir zunächst den Primärkomplex selbst fortschreiten. Und zwar ist es meist nicht der Lungenanteil, sondern der Drüsenherd, von dem der Anstoß zur Propagation der Tuberkulose ausgeht. Die erste betroffene Drüse erkrankt massiv-käsig, es entsteht schwielige Periadenitis, sie führt zum Verbacken der Drüse mit der nächstfolgenden, in dieser sind inzwischen die Tuberkel konfluierend verkäst, haben ihrerseits schwielige Periadenitis verursacht und so erkrankt ein Lymphknoten nach dem anderen.

[1] Hinsichtlich des Stauungödems durch Verstopfung des Lymphabflußgebietes sei auch an die alten Vorstellungen MORTONS erinnert (s. die Darstellung seiner Lehre im 1. Teil).

Dabei folgen die Lymphdrüsen der Lungenpforte einem ganz bestimmten Ausbreitungsprinzip, das als BARTELSsches Gesetz bezeichnet wird und oben bereits in seinem Hauptpunkte angedeutet wurde.

Streng genommen ist diese kompakte Erkrankung der Lymphknoten noch nicht Teilerscheinung des Sekundärstadiums, wenn wir unter diesem den Inbegriff aller auf dem Blutwege vermittelten Absiedlungen verstehen und mit RANKE die erste Zäsur im Tuberkuloseablauf zwischen örtliche Virusabwehr und Einbruch in die Blutbahn setzen. Indessen pflegt ausgedehnte Verkäsung der Lymphknoten gewöhnlich doch hämatogene Verallgemeinerung nach sich zu ziehen, wenn sich auch diese keineswegs von Größe und Ausdehnung des Primärkomplexes irgendwie gesetzmäßig abhängig zeigt. Vor allem aber ist die Empfindlichkeit bei ausgedehnter Drüsenverkäsung weit über den Indifferenzpunkt hinaus gediehen. Das zeigt sich vorwiegend in Art und Ausdehnung der Drüsenverkäsung. Kennzeichnend ist, daß dabei oft die Form der direkten Verkäsung ohne epithelioide Umwandlung des Drüsengewebes vorliegt. Häufig greift sie auch auf das gewucherte perivasculäre Bindegewebe der Umgebung des Primärkomplexes über und bringt sogar ein derbes Bindegewebe wie das Perichondrium zur Auflösung. Dennoch ist eine gewisse Hemmung im Fortschreiten des Verkäsungsprozesses bei Auftreffen auf derbes Bindegewebe festzustellen. Bei der direkten Verkäsung finden wir das Gewebe wie mit Kerntrümmern bestäubt. Vielleicht ist diese Erscheinung Folge eines sekundären Ausfalles von Kernsubstanz in einer mit Chromatin übersättigten Lösung. Dann hätten wir hierbei mit besonders rascher Auflösung der Zellkerne zu rechnen. Gewöhnlich sehen wir aber das Bild der Kartoffeldrüse, d. h. die Verkäsung ausgesprochener Tuberkel mit kräftiger vorgängiger Bindegewebsbildung. Hierbei entstehen verhältnismäßig wenig Kerntrümmer und die Konturen der alten Tuberkel sind noch mehr oder weniger deutlich erkennbar. Die Ausdehnung der perifokalen Entzündungszone erreicht nach RANKE besonders hohe Grade, da, wo akute hämatogene Disseminationen dem Tode kurz vorhergegangen waren, wie überhaupt ihr Grad im allgemeinen abhängig ist von Art und Schwere der hämatogenen Metastasierung. Nicht selten sind die Ränder der Drüsen von Blutungen durchsetzt. Diese zirkumfokalen Blutungen, die durch alle Übergänge der hämorrhagischen Entzündung mit der einfachen perifokalen Entzündung verbunden sind, habe ich häufiger sowohl in Lungen- wie in Drüsenherden auch bei Fällen gesehen und beschrieben, die anscheinend nicht zum Sekundärstadium gehörten. In diesen Fällen deuteten aber auch, abgesehen von der heftigen perifokalen Entzündung, andere gewebliche Züge auf ihre Zugehörigkeit zu einer der Allergie II mindestens ähnelnden Reaktionsform hin. Jedenfalls bedeutet die Stärke der Herdrandreaktion Überwiegen der toxischen gegenüber der Fremdkörperwirkung des Virus, erhöhte Giftempfindlichkeit neben erhöhter Giftkonzentration. Und gemeinhin gibt kompakte Verkäsung der Lymphknoten, gewöhnlich der Lungenpforte, die Grundlage für Verbreitung des Prozesses, gleichsam die Schwelle für die folgende Generalisation ab. Was nunmehr nach Überschreiten der ersten Barriere geschieht, ist die Verlegung des Kampfes auf ein neues und viel größeres Feld, den ganzen Organismus. Dieser universale Zug des II. Stadiums tritt naturgemäß an dem Gewebe am prägnantesten in Erscheinung, das den ersten und heftigsten Anprall zu erdulden hat, indem es gleichsam den Vorposten des Organismus gegenüber dem auf dem Blutweg vorrückenden Virus darstellt. Es ist das Gefäßgewebe, insbesondere das Endothel, das anscheinend am ehesten und feinsten reagiert. Diese Reizantworten stellen sich nach Art und Ausdehnung so dar, wie wir sie bei sensibilisierten Individuen, Versuchstier und Mensch, ganz allgemein kennen. Im Vordergrunde steht auch hier die endotheliale Aktivation und Reizung, die Schwellung, Basophilie und Vakuolisierung der Gefäßwandzellen. Die Aktivität der Resorptivleistungen kann bis zu myeloischer und granulocytärer Umformung der Elemente führen. Massenhaft werden dann die geschwollenen Endothelien abgestoßen und geraten als Makrophagen, oft in thrombenartigen Verbänden, in die Zirkulation, besonders in den kleinen Kreislauf, in dem sie zum großen Teil abgefangen, abgebaut und zerstört werden. Wie besonders SIEGMUND gezeigt hat, ist es in den kleinen postcapillaren Gefäßen, hauptsächlich der Lunge, ein subendotheliales Granulationsgewebe, das zur Organisation von Monocytenthromben und — bei Zerfall von Monocyten — von capillären Fibrinthromben (ASCHOFF-KUSAMA) unter Entstehung gut gekennzeichneter Intimagranulome führt [1]). Die Bildung dieser Intimaknötchen darf mit guten Gründen als Ausdruck erfolgreicher resorptiver Keimabwehr gedeutet werden. Aber es ist von vornherein klar und schon rein begrifflich zu erwarten, daß diese Keimabwehr nur stellenweise und beschränkt von Erfolg gekrönt ist, wie er in den Knötchen Ausdruck findet. Vielmehr sehen wir gleichberechtigt daneben den Zusammenbruch des Gefäßgewebes, betätigt in und erkennbar an käsiger Erkrankung und geschwüriger Zerstörung der Gefäßwand. Zwischen diesen beiden Extremen liegt der Gefäßtuberkel. Er bedeutet vielleicht nichts anderes als ein „spezifisches" Intimagranulom, jedenfalls aber weder gänzlich gelungene Keimabwehr noch eigentlichen Untergang des Gefäßgewebes. Daß der weitere Verlauf der Erkrankung natürlich viel mehr und erheblich deutlicher vom Zusammenbruch der Gefäßwand als der Bacillenblockade bestimmt wird, nimmt nicht wunder. Was im einzelnen die Gefäßwandreaktion steuert, ist dunkel. Aber daß auch hier die phasengebundene Reaktionsart den Ausschlag gibt, ist ebensowenig zweifelhaft wie ihre Fähigkeit, den Organismus gegen das Kreisen relativ großer Bacillenmengen im Blute zu schützen. Die Bereitschaft des Endothels zur Bildung tuberkulöser Herde bedeutet eine Seite der unserem II. Stadium nach RANKE zugeordneten Allergie II. Das überempfindliche Gewebe fällt mehr oder weniger schutzlos und nur zu einer in Herdbildung ausgedrückten Abwehr befähigt, dem Virus zum Opfer. Daß wir gerade in diesem Stadium auf der anderen Seite Zeichen für wirksame Keimabwehr begegnen, liegt letzten Endes wohl ebenfalls im Wesen dieser Allergie begründet. Auch hierin zeigt sie sich der Immunität geschwisterlich verwandt.

[1]) Die Veränderungen decken sich zum Teil mit der Phlebitis obliterans (LIEBERMEISTER) und den BIBERschen Endothelabhebungen durch subendotheliales Granulationsgewebe. Auf Grund der SIEGMUNDschen Feststellungen darf damit gerechnet werden, daß selbständige Wucherung des subendothelialen Gewebes gewöhnlich wohl nicht die in Rede stehenden Bildungen erzeugt. Es handelt sich dabei nicht um Abhebungen des vorgebildeten, sondern um regeneratives Überwachsen neugebildeten Endothels vom Rande her über die fertigen Granulome. Darauf deuten auch vor allem Bilder, wie ich sie an offenbar frischen Granulomen sehen konnte. Hier war der Organisationsprozeß von monocytär-leukocytären Pfröpfen einwandfrei zu beobachten. Endlich hat KONSCHEGG die BIBERsche Feststellung der intimalen Wucherungsaktivität zugunsten einer solchen der Adventitia in Zweifel gezogen. Auch an die hyalin-fibrinoiden Gefäßwanddegenerationen bei tuberkulöser Meningitis (ASKANAZY) sei hier erinnert.

Betrachten wir nunmehr die Erscheinungsformen des Sekundärstadiums der Tuberkulose im einzelnen, so ergibt sich für diese eine Reihe mit allen Übergängen von der schweren und akuten septischen Überschwemmung des in seiner Abwehrkraft völlig darniederliegenden Organismus über die akuteren oder chronischeren Miliartuberkulosen bis zu den ein- oder mehrfachen Organherden. Durch Form, Ausdehnung und Ablauf als Brücke zu einer anderen grundsätzlich verschiedenen Epoche der Tuberkulose gekennzeichnet, führen sie zu der Verlaufsart hinüber, die wir mit RANKE als III. Stadium mit den ihm eigenen Zügen einer partiellen Immunität betrachten.

Gemeinsam erscheint allen Formen des Sekundärstadiums 1. die Vielheit der Herde, 2. ihre Entstehung auf dem Blutwege und die entsprechende Häufigkeit von Gefäßerkrankungen, 3. die allmähliche Isolierung der Herde auf das betreffende Organ mit Zurücktreten örtlicher lymphogener Metastasierung. Die Lymphknoten erwerben allmählich Immunität. 4. Ausdehnung der perifokalen Entzündung als Ausdruck toxischer Fern- oder Nahewirkung bei Eintritt des Virus ins Blut durch Eigentuberkulinisierung.

Dabei ist es keineswegs ausschließlich der Blutweg, der zur Verbreitung der Organerkrankung beschritten wird. Vielmehr haben wir auch hier reichlich lymphogene Verbreitung und Metastasen auf dem Wege der vorgebildeten Organkanäle, wie Luftröhrenäste, Harnkanälchen u. a. m. vor uns. Besonders die Bronchen werden während des Sekundärstadiums oft stark beansprucht. Auf ihrem Wege entstehen jene massiven käsigen Pneumonien, wie sie Folge von Aspiration in die Luftröhre oder Bronchien durchgebrochener erweichter Lymphknoten darstellen, oder von Massen kavernös eingeschmolzener Primäraffekte. Dabei ist es aber der Primäraffekt selbst nur selten, der kavernös umgewandelt und zur Quelle sekundärer Herde wird. Meist bleibt er auch bei ausgesprochener Generalisation obsolet und als solcher erhalten. Es können durch die intracanaliculäre Metastase dem Sekundärstadium zugehörige, anscheinend isolierte Lungenphthisen mit ausgedehnten geschwürigen Organzerstörungen entstehen, die ihren wahren Charakter erst durch den Befund gleichzeitiger hämatogener Metastasen offenbaren. Bei ihnen legen zwar die gewöhnlich käsigen Kartoffeldrüsen den Verdacht auf Vorhandensein der Allergie II nahe, indessen können sie die Zugehörigkeit allein nicht beweisen, da sie ja auch vor Entstehung einer phthisischen Organzerstörung hätten gebildet sein können, mithin einer anderen genetischen Schicht und Ablaufsphase angehören. Darauf wird unten noch näher einzugehen sein.

RANKE teilt das Generalisationsstadium in zwei Hauptgruppen ein. Die erstere umfaßt die Veränderungen in der Frühperiode nach Entstehung des Primärkomplexes. Sie zeigen die typische dem Primärkomplex eigene Miterkrankung der Drüse und entsprechen in Ablauf und Erscheinungsform dem raschen Anstieg der Empfindlichkeit bis zur Acme. Ihnen stehen die Spätformen gegenüber mit den Zeichen des Abklingens der Empfindlichkeit.

Im einzelnen haben wir nach RANKE folgende Formen zu unterscheiden. Einmal die mehr oder weniger ausgedehnte Miliartuberkulose mit meist noch deutlich auffindbarem Primärkomplex. Dessen Drüsenherde zeigen Umsichgreifen käsiger Periadenitis auf die Nachbarschaft. Nach Erweichung der Käsemassen in den Drüsen und Durchbruch derselben in den Bronchus kommt es zu typischer Endobronchitis mit direkter Verkäsung der Schleimhaut. Diese schreitet von innen nach außen vor, während bei unmittelbarem Übergreifen von Drüsenverkäsungen auf die Bronchialwand natürlich der umgekehrte Weg von außen nach innen beschritten wird. Folge des Durchbruchs ist die Entstehung rasch konfluierender käsiger Pneumonien, die meist fibrinöse Exsudation, rote Blutkörperchen und abgeschuppte Epithelien in den Lungenbläschen erkennen lassen. Zu Bindegewebsanbildung bleibt keine Zeit. Es sind das Fälle, in denen der Tod noch u. U. vor der Generalisation eintritt. Von diesen Miliartuberkuloseformen sind die grobknotigen Ausbreitungen zu trennen. Sie gehen oft von extrapulmonalen Primäraffekten aus und entstehen stets in direktem Anschluß an einen proliferierenden Primäraffekt. Die geringere Metastasierung deutet bereits auf etwas chronischeren Ablauf dieser Fälle (Affentuberkulose). Darin liegt auch der Hauptunterschied gegenüber den kleinknötigen Formen. Mechanische und topographische Momente (Gefäßwandtuberkel) treten bei diesen chronischeren Abläufen an Bedeutung gegenüber den Verhältnissen bei unaufhaltsamen schweren Generalisationen hervor. Das gleiche Bild von schwächenden Einflüssen, konstitutionellen Faktoren und Organdispositionen — besonders deutlich an den Nebennieren — zeigt sich bei den eigentlichen chronischeren Generalisationsformen, bei denen ein geringes Plus an Widerstandskraft, vielleicht die vollständige Ausheilung herbeigeführt hätte. Man denke nur an die bekannten Fälle subakuter und subchronischer tuberkulöser Meningitis (RÖSSLE, SCHRÖDER u. a.) Endlich die ganz chronischen Formen, bei denen der Neigung zu Chronizität die allmähliche Isolierung in einem Organ entspricht. Die intracanaliculäre Metastase beherrscht hier den Ablauf. Naheliegendes Beispiel ist die endobronchiale Phthise, die wegen der eben umschriebenen Eigenschaften VIRCHOW von der Gesamtheit der tuberkulösen Erkrankungen abgetrennt hat. Ferner RINDFLEISCHS Nephrophthisis, destruierende Knochen- und Gelenkstuberkulosen und anderes mehr. Kennzeichnend für alle diese Formen ist, daß die Drüsenerkrankung nicht mehr Schritt mit den meist ausgedehnten Organläsionen hält und deutliche Immunitätszeichen aufweist. Es sind das z. T. die Formen, die zur tertiären Phthise hinüberleiten, dennoch aber großenteils auf dem Blutwege beanspruchbare Organe und entstandene Erkrankungen betreffen. Ihrem chronischen Verlauf entsprechend sind sie von SCHÜRMANN mit guten Gründen in die Phase der protrahierten progressiven Durchseuchung einbezogen worden. Wir werden weiter unten noch einmal auf sie und ihre kennzeichnenden Einzelzüge zurückkommen.

Wie weit die Abhängigkeit der Erscheinungsformen sekundärer Tuberkuloseerkrankungen von der Empfindlichkeit und damit von Akuität und Chronizität des Prozesses geht, tritt besonders handgreiflich an den Extremen der Generalisationsformen hervor.

Bei der Sepsis tuberculosa acutissima oder gravissima, jenem eigenartigen zuerst von LANDOUZY als Typhobacillose oder Typhotuberkulose beschriebenen Krankheitsbild, sind die geweblichen Reaktionen auf die massive Überschwemmung mit Tuberkelbacillen relativ geringfügig. Sie entsprechen den abortiven Nekrosen der Sepsis. Meist erliegt der Organismus rasch der Allgemeinerkrankung. Tuberkel sind hierbei ein seltener Nebenbefund. Miliare Nekrosen wie sie auch sonst gelegentlich bei Tuberkulose vorkommen (LE COUNT, TENDELOO, vgl. auch SCHLEUSSING) mit reichlich Leukocyten in schlecht erhaltenen

Formen, meist bizarr gestalteten Kerntrümmern, ferner massenhaft säurefesten Stäbchen, beherrschen das Bild. Demarkation der Herde fehlt gewöhnlich oder ist nur sehr schwach. Ich erinnere mich eines früher unter meinem verehrten Lehrer L. Pick beobachteten, nicht veröffentlichten Falles mit multiplen kleinen Blutungen besonders in der Niere, die das Bild parenchymatöser Degeneration mit zahlreichen flohstichähnlichen Fleckchen[1]) zeigte. Löwenstein hat die Absceßähnlichkeit mancher Herde bei Sepsis acutissima hervorgehoben. Für ihre systematische Stellung ist die Entscheidung der Frage von Bedeutung, ob die Herdbildung etwas grundsätzlich Verschiedenes gegenüber der gewöhnlichen tuberkulösen Gewebsreaktion bedeutet, oder ob sie nur die Vorstufe bzw. das quantitativ gesteigerte Extrem der spezifischen Reizantwort darstellt. Letzteres kommt in der Bezeichnung Landouzys zum Ausdruck, die er für die ganze Erkrankung gewählt hat: „Fièvre bacillaire prétuberculeuse (prégranulique) a forme typhoide." Auch die Mehrzahl der Autoren neigt dieser Auffassung zu. Sie gewinnt durch die gegenwärtig beliebte Rückkehr zur Weigertschen Anschauung von der dominierenden Stellung primärer Gewebsschädigung bei Ausbildung der produktiven Reaktion und ihre Übertragung auf die Pathogenese des Tuberkels mehr und mehr an Raum. Löwenstein dagegen tritt mit guten Gründen für eine Sonderstellung der miliaren Nekrosen gegenüber sonstigen tuberkulösen Gewebsveränderungen ein. Besonders maßgebend ist dabei für Löwensteins Auffassung die lange Krankheitsdauer des Prozesses. In den 6 Wochen, die er meistens beansprucht, hätten sich ebensogut echte Tuberkel entwickeln können. Natürlich gibt es aber auch Fälle, bei denen der Tod viel früher, z. B. in der Beobachtung von Scholz am 10. Tag der Beobachtung und am Ende der 3. Woche nach Auftreten der Prodrome erfolgt war.

Andererseits sind die Fälle, in denen Landouzy Ausgang in lokalisierte Tuberkulose oder gar Heilung beschreibt, mindestens noch nicht ganz geklärt. Die Tatsache, daß z. B. W. Fischer bei seiner Beobachtung am Rande der Milzherde häufig Riesenzellen, in der Umgebung der Lungenherde große Exsudatzellen mit einigen Leukocyten, in größeren Herden der Niere stärker ausgesprochene fibrinös-leukocytäre Randzonen fand, spricht vielleicht dafür, daß nur dem Grade nach von den gewöhnlichen tuberkulösen Veränderungen abweichende Herdbildungen vorlagen. In ähnlichem Sinne sind möglicherweise die größeren Milzverkäsungen im Falle Rennens zu bewerten. Endlich gibt in dieser Hinsicht der höchst bemerkenswerte Fall U. Friedemanns zu denken, bei dem Leber und Milz primär im Sinne der Typhobacillose erkrankt waren und sekundär allgemeine Miliartuberkulose aufgepfropft war. Friedemann nimmt hier primäre Systemerkrankung des vielleicht durch alte Malariaerkrankung überlasteten Retikuloendothels an. Unseres Erachtens deuten in diesem Falle verkäste Drüsen des Epigastriums auf den Darm als Eingangspforte hin.

Für Entstehung und nosologische Stellung des ganzen Krankheitsbildes scheinen mir folgende Momente von Wichtigkeit: 1. Es handelt sich gewöhnlich um ältere Individuen. 2. Der Primärkomplex wird gewöhnlich nicht aufgefunden oder ist nur in Spuren oder sehr kleinem Formate erfaßbar. 3. Es fehlt ein Herd in der Gefäßbahn bzw. eine Einbruchsstelle in diese [2]). 4. Der von Löwenstein

---

[1]) Also das der Sepsis schlechthin.

[2]) Allerdings habe ich einmal auch unter L. Pick einen hierhergehörigen Fall beobachtet, bei dem, abgesehen von den nur histologisch nachweisbaren multiplen Organherden nur ein

in einigen Fällen erbrachte Nachweis des Geflügelbacillus bzw. die typologische Unreinheit des Erregers (ESSER). 5. Die häufig vorhandene in allen Symptomen ausgesprochene Polycythaemia vera.

Daß gewöhnlich ältere Leute von der Erkrankung befallen werden (im Fall SCHOLZ eine 56jährige Frau, im Fall RENNEN ein 67jähriger, im Fall W. FISCHER ein 58jähriger Mann), ist ein Hinweis darauf, daß mangelnder Durchseuchungswiderstand als zugrundeliegende Reaktionsart die dispositionelle Empfindlichkeit geschaffen hat, die Voraussetzung des septischen Infektes wurde. Das Ansteigen der Empfindlichkeit im Greisenalter, die größere Quote, die es an Miliartuberkulose und überhaupt sekundären Ausbreitungsformen (Serosatuberkulose), vor allem auch an echten exogenen Reinfekten (häufig mit neuer Generalisation) aufweist, erscheint angesichts der Frühzeitigkeit des Erwerbes der Erstinfektion nicht verwunderlich. Ihre Allergie ist nach einer gewissen Zeit, die SCHÜRMANN auf Grund seiner Beobachtungen an echten Reinfekten, d. h. wahren zweiten Primäraffekten, auf etwa 50 Jahre schätzt, erloschen. Der Organismus steht dem Virus von neuem jungfräulich gegenüber. In den Beobachtungen, in denen ein alter Primärkomplex trotz eifrigsten Suchens auch nicht in spärlichen Resten vorgefunden wurde (z. B. W. FISCHER) liegen vielleicht seltene Beispiele bisher gänzlich von Tuberkulose verschonter Individuen vor. Möglicherweise deutet die Spärlichkeit der sonst vorgefundenen Primärkomplexe oder ihrer Äquivalente — bei RENNEN hilusnahe und einem Lymphknoten angehörige Bindegewebsverdichtungen, bei SCHOLZ verdächtige kirschgroße derbe Bronchialdrüsen, beschränkte ältere Spitzenherdchen bei BALINT und ESSER, bei BALINT allerdings auch noch kompakte Verkäsungen der Hilusdrüsen — auf besondere Geringfügigkeit der Erstinfektion und damit ungenügende bzw. nur kürzere Zeit vorhaltende Allergie hin. Jedenfalls erweist sich mit alledem das perakute septische Krankheitsbild mit dem zugehörigen anatomischen Befund weitgehend abhängig von der Allergie. Dagegen erscheint eine durch Zahl, vitale Energie und Giftstärke des Erregers modifizierte und deshalb sehr bösartige Form der Tuberkulose mit SCHOLZ anzunehmen, durch diese Daten nicht zwingend gefordert. ESSER lehnt auf Grund der Tatsache, daß ganze Organe vom Erkrankungsprozeß verschont bleiben können, eine allergiegebundene Abhängigkeit ab. Dagegen sind es gerade die ausgedehnten Endothelaktivationen in den Lymphknoten seines Falles, die unseres Erachtens wiederum auf die maßgebliche Bedeutung des immunbiologischen Habitus eindrucksvoll hinweisen.

Dennoch ist die Überschwemmung mit dem Virus gewiß eine enorme und massige. Nicht als ob sie auf einmal und nur zu einer Zeit erfolgte — z. B. in dem etwas protrahierter ablaufenden Fall RENNENS scheint die Milz zuerst ergriffen und die Schwelle der Allgemeininfektion geworden zu sein —, aber ein eigentlich schubweiser Verlauf besteht nicht, und damit stimmt das offenbar völlige Fehlen von endangitischen Siedlungen gut überein.

Die Eingangspforte scheint oft der Darm sein zu können; so besonders in der Beobachtung W. FISCHERS, bei der ein histologisch unspezifisches

großer, die halbe rechte Niere einnehmender tuberkulöser Infarkt mit zahlreichen Riesenzellen und massiger Verkäsung bestand. Es handelte sich um ein 24jähriges Mädchen, das innerhalb von 8—14 Tagen unter gänzlich unklaren Erscheinungen septisch zugrunde gegangen war. Primärkomplex nicht aufgefunden.

Darmgeschwür, durch Vorhandensein tuberkulöser Herde in Gekröselymphknoten als Eintrittspforte unmittelbar gekennzeichnet, durch Perforation die Todesursache abgegeben hat. Ähnliches gilt für den Fall von LEDERER und die schon erwähnte Beobachtung von U. FRIEDEMANN. Vielleicht liegt Fütterungsinfektion vor. Der von LÖWENSTEIN geführte Nachweis der Zugehörigkeit der Tuberkelpilze in manchen Fällen von Sepsis acutissima zum Typus galinaceus ergänzt diese Befunde in bemerkenswertester Weise. Die massige Ansiedlung dieser Bacillen in den Organen entspräche ja auch dem kulturellen Verhalten, ihrer leichten Züchtbarkeit, wobei jedes Tröpfchen Blut eine kleine Kultur hervorsprießen läßt. Die von YERSIN bei Kaninchen vorgenommenen intravenösen Injektionen massiver Dosen von Hühnerbacillen, die in 12—27 Tagen zum Tode führten und nur äußerst spärlich oder gar keine Tuberkel erzeugten, bedeuten vielleicht eine Nachahmung der Sepsis acutissima im Tierversuch. Allerdings gilt die LÖWENSTEINsche Feststellung vom Geflügeltypus keineswegs für alle Fälle von Sepsis acutissima. Vielmehr scheint für diese nur die Atypizität des Virus typisch zu sein. In W. FISCHERs Beobachtung lag einwandfrei Typus bovinus vor. Und bei ESSER hat es sich um eine zwischen humanus und bovinus stehende Varietät des Tuberkelpilzes gehandelt. Galinaceus war jedenfalls ganz auszuschließen.

Endlich ist die meist vorhandene Polycythämie ein wichtiger pathogenetischer Hinweis. Hier entsteht die grundsätzliche Frage: Ist sie Ursache oder Folge der tuberkulösen Sepsis. Daß sie nicht Folge derselben sein kann, lehrt die geringfügige Läsion des Knochenmarks im Verlauf der Erkrankung, die ihrerseits mit Leukopenie und relativer Lymphocytose einherzugehen pflegt (Ausnahme im Fall FISCHER), unbeschadet der bekannten Tatsache leukämoider Reaktion im Ablauf der Tuberkulose, besonders generalisierender Formen (— sog. „primäre“ Milztuberkulosen, vgl. ferner vor allem LUBARSCH, auch neuerdings SWIRTSCHEWSKAJA Virchows Arch. Bd. 262). Es wäre nicht erklärbar, warum die Sepsis tuberculosa eine monosymptomatische Knochenmarksreizung und diese nicht einmal ständig bedingen sollte. Die umgekehrte Annahme jedoch, die in der Polycythämie die Entstehungsbasis der Sepsis sieht, erscheint sowohl allgemein wie durch Analogie gut begründet. Danach ist das polycythämische Blutbild nicht unter dem Einfluß der Allgemeintuberkulose, sondern diese auf dem Boden der Polycythämie aufgepflanzt bzw. entstanden, wobei die Polycythämie eine Pars minoris resistentiae für sämtliche Organe und Gewebe schafft. Sind doch auch Fälle wohlbekannt, in denen Hämoblastosen überhaupt, insbesondere Leukämien durch tuberkulöse Sepsis beendet wurden (MÖNCKEBERG, ERDHEIM). Vor allem aber ist die der Sepsis acutissima sehr nahestehende Miliartuberkulose typische Todesursache vieler Hämoblastosen, insbesondere der Lymphogranulomatose (s. HERXHEIMER)[1]. Ich erinnere ferner an die Fälle von aufgeflammter Tuberkulose bei Carcinom (W. FISCHER), diabetischer Xanthomatose (LUBARSCH) u. a. m.

---

[1]) Deren Zugehörigkeit zum tuberkulösen Erkrankungskomplex allerdings von Jahr zu Jahr an Wahrscheinlichkeit gewinnt. Danach bedeutet sie den Ausdruck abgeschwächten und darum mit schrankenloser Wucherung embryonalisierter Bindegewebszellen verbundenen Tuberkulosereizes (MUCHsche Granula?) — vgl. dazu E. FRÄNKEL im Handbuch von LUBARSCH-HENKE, STAHR u. a.

Die zweite klassische Form der Tuberkulosegeneralisation, die allgemeine Miliartuberkulose, zeigt nun im Gegensatz zur vorigen stets einen älteren tuberkulösen Primärherd, fast stets Gefäßherde und keinen besonderen Erregertyp. Endlich tritt diese Erkrankung in allen Lebensaltern, besonders im jugendlichen auf, wenn sie auch in höheren Stufen und im Greisenalter keineswegs zu den Seltenheiten gehört. Auch bei ihr sind Durchseuchung und Empfindlichkeit die entscheidenden Faktoren sowohl für das Zustandekommen der Erkrankung überhaupt, wie für Ablauf und Erscheinungsform der einmal effektiv gewordenen Erkrankung.

Auch sie stellt eine Bakteriämie dar, den Prototyp der von einem Primärherd ausgehenden, grundsätzlich mit ihm übereinstimmenden Allgemeinerkrankung, aber sie ähnelt doch weniger der echten Sepsis als vielmehr der Pyämie. Wie bei dieser wird auch bei der Miliartuberkulose der Gefäßherd zum Mittler der eigentlichen Aussaat und der in Schüben verlaufenden Erkrankung. Das bringt mit sich, daß die Miliartuberkulose im Gegensatz zur Sepsis acutissima auch subakut, subchronisch oder chronisch verlaufen, und wie man nach allen klinischen Erfahrungen annehmen muß, auch heilen kann.

Dennoch ist mit dieser Begriffsbestimmung das Wesen der Miliartuberkulose und auch der Sepsis acutissima nicht erschöpft. Denn Bakteriämien finden wir ja eigentlich bei jeder Form der aktiven, d. h. den Gesamtorganismus biologisch beeinflussenden Tuberkulose, und entspräche sie auch der sog. isolierten Organphthise im Sinne des dritten Stadiums nach RANKE. Ja, diese Einbrüche von Virus in die Blutbahn, z. B. infolge von käsigem Zerfall der Bronchialdrüsen, sind ganz massiv, ohne daß sie zur Miliartuberkulose führen. Und umgekehrt liegen nur einem Bruchteil der Miliartuberkulosefälle solche massiven Einbrüche zugrunde. Auch bei den bekannten Fällen von Miliartuberkulose nach Operation oder Mißhandlung tuberkulöser Knochen und Gelenke, Ausschabung tuberkulöser Fisteln handelt es sich gewöhnlich nicht um grobe Einbrüche, sondern um Diapedese geringer, zunächst lokalisierte Gefäßtuberkulose erzeugender Tuberkelbacillen (BENDA). Auch nichtoperierte Knochentuberkulosen zeigten Gefäßtuberkel (BENDA).

Im dritten Stadium sind die in Zirkulation befindlichen Tuberkelbacillen nicht in der Lage, tuberkulöse Herde hervorzubringen. Metastasen gehen nicht — oder im gewöhnlichen Sekundärstadium, soweit es nicht durch Miliartuberkulose beendet wird, nur an einzelnen Stellen an. Die Miliartuberkulose hingegen zeigt Herdaussaaten in der Mehrzahl der Organe. Mit der Frage, warum diese Herde angegangen sind, und welche Faktoren dies bewirkt bzw. nicht verhindert haben, wird auch die Frage nach dem Wesen der Miliartuberkulose beantwortet sein. Leider sind wir auch hier nur auf tastende Vermutungen aus Tierversuch und Kasuistik angewiesen und müssen uns mehr mit begrifflichen Umschreibungen, Ordnung des Materials und Erklärung der Phänomene nach Maßgabe unseres sonstigen Wissens begnügen, als daß wir in der Lage sind, konkrete, grundlegende, quantitativ genau gekannte und qualitativ gut determinierte Größen anzugeben, auf die sich der Einzelfall restlos zurückführen ließe.

HUEBSCHMANN hat vor einigen Jahren den Versuch gemacht, die für das Zustandekommen der Miliartuberkulose maßgeblichen Faktoren zu analysieren.

Er gelangte dabei zur Aufstellung zweier großer Gruppen pathogenetischer Koeffizienten: 1. der mechanischen und 2. der dispositionellen Größen. Erstere betrifft das Eindringen von Bacillen in die Blutbahn, das nach HUEBSCHMANN auch ohne grobe Einbrüche oder die tuberkulöse Endangitis entstehen könne. WEIGERT hatte ja bekanntlich vor nunmehr 50 Jahren durch den regelmäßigen Befund des Gefäßtuberkels in Miliartuberkulosefällen das Wesen dieser Erkrankung anscheinend mit einem Schlage erhellt. Hiermit war die eigentliche Ausgangsbasis der Herdschübe und Aussaaten entdeckt, nachdem schon einige Jahre vorher BUHL die Abhängigkeit der Herde von einem beschränkten Primäraffekt aufgewiesen und damit ähnlich wie WALDENBURG in genialer Vorausschau den Charakter dieses Leidens als Resorptions- und Infektionskrankheit von Herd zu Herd festgelegt hatte. Durch die Wiederentdeckung der bereits ASTLEY COOPER bekannten Tuberkulose des Lymphbrustganges durch PONFICK erschien die Lehre von der Notwendigkeit der Ausgangslokalisation in der Blutbahn glänzend bestätigt. Für BUHL, der die große Wichtigkeit der „einsamen kleinen Knoten, die sich wie ein Heilresultat der Natur ansehen", klar erkannte — auch MORGAGNI haben diese bereits sehr interessiert, wiewohl er an Heilung tuberkulöser Herde nicht recht glauben wollte — bedeutete die akute Miliartuberkulose im Gegensatz zur tuberkulösen Pneumonie etwas Sekundäres, Infektiöses. Bestand die tuberkulöse Konstitution als eigentliche Basis der tuberkulösen Veränderungen nach BUHL in der Neigung der organisatorischen Fähigkeiten eines Individuums, auf geringe Reize durch ungewöhnlich zellreiche entzündliche Exsudate zu antworten, so stand diesem konstitutionellen Moment das infektiöse Irritament der Miliartuberkulose gegenüber. BUHL unterscheidet entsprechend die infektiöse, *ohne* Gewebszerfall einhergehende Miliartuberkulose von der entzündlichen tuberkulösen Pneumonie *mit* dem Gewebszerfall. Beide, d. h. also die gesamte Tuberkulose der Lungen treten als Desquamativpneumonie in Erscheinung — wie auch schon LEBERT ausgesprochen hatte, daß die chronische disseminierte Pneumonie das ganze Gebiet der Lungenschwindsucht beherrsche.

Es ist hier der Ort, auf die Tuberkulose der Gefäße, insbesondere der Venen, etwas näher einzugehen: An ihnen unterscheiden wir mit BENDA zunächst die tuberkulöse Periphlebitis, die gar nicht selten durch fortgesetzten Übergang tuberkulöser Organherde auf Venen entsteht. Unter Proliferation der Intima und leichter Thrombose wird die Wand der Vene allmählich durch ein von außen vorrückendes, die elastischen Fasern zerstörendes, käsiges Infiltrat durchsetzt, und geht schließlich ganz in käsigem Gewebe auf. An den großen Venen ist Vordringen des Infiltrats bis zur Lichtung eine Ausnahme. Nur selten kommt es hier zur Bildung käsiger Massen, meist erweicht der Lymphknoten, bricht in die Vene durch und führt anschließend auf diese Weise zu Miliartuberkulose. Häufiger dagegen entstehen — wie schon WEIGERT beobachtet hatte — miliare Intimatuberkel in der Nachbarschaft der Stelle, wo das Infiltrat von außen vorrückt (Fälle von BRASCH, HANAU und SIGG, BENDA, GLASS). Diese Form der Venentuberkel leitet unmittelbar zu der viel wichtigeren Form der Venentuberkulose, nämlich der tuberkulösen Endophlebitis über, die nach BENDA in den submiliaren grauen *Intimatuberkel*, den miliaren bis hanfkorngroßen verkästen Intimatuberkel, den *polypösen Tuberkel* und die *obturierende tuberkulöse Thrombophlebitis* zerfällt.

Die ersteren submiliaren Intimatuberkel finden sich — worauf RIBBERT hingewiesen hat — sehr häufig in den kleinen Lungenvenen, besonders mikroskopisch (vgl. TOYOSUMI). Der klassische WEIGERTsche polypöse Intimatuberkel ist in Form und Erscheinung meist einem Thrombus ähnlich; er erreicht unter Umständen große Länge (BENDA beobachtete einen solchen bis zu 14 cm Länge in einer Vena lienalis), springt mit seinem proximalen, dem Herzen zugewendeten Teil oft weit tropfenartig in die Gefäßlichtung vor; auf der anderen Seite liegt er meist ganz an und läßt sich oft als obturierende tuberkulöse Endangitis in kleinere Seitenäste verfolgen.

Das mikroskopische Bild der *kleinen Efflorescenzen* ist das *typischer Intimatuberkel* (MÜGGE), wie wir sie auch im Ductus thoracicus reichlich sehen. Sie sind gewöhnlich von Endothel überkleidet und gegen die Media durch die elastischen Intimalamellen abgegrenzt. Neben ihnen finden sich kleine Thromben (STILLING), die morphologisch durch alle Übergänge mit ihnen verbunden sind. Setzen wir mit BENDA Entstehung der Tuberkel durch Einimpfung der Pilze vom Lumen her voraus, und nicht durch Verschleppung auf dem Wege der Wandgefäßchen, die eine primäre Mediaerkrankung erwarten ließen, so wären die Thromben als primäre, der Tuberkelbildung vorausgehende Bildung und nicht umgekehrt als sekundäre, bei dem geschwürigen Aufbruch der Tuberkel sich festsetzende Veränderungen aufzufassen. Es ist anzunehmen, daß die Bacillenzahl der Herde ursprünglich größer gewesen ist und erst mit Ausbildung der Tuberkel so auffallend geringfügig wird. Auch vollständige Vernarbung der kleinen Tuberkel ist ebenso beobachtet, wie deren Fortschreiten auf die Media.

Der *Venentuberkel* findet sich überwiegend häufig in den Lungenvenen, dann gewöhnlich die Herdaussaat vorwiegend im großen Kreislauf, aber auch Nebennieren-, Nieren-, Milzvenen und Sinus der harten Hirnhaut sind öfter betroffen, wobei die vorzügliche Ausbreitung der Herde ins Gebiet des kleinen Kreislaufs fällt. Am polypösen Tuberkel unterschied WEIGERT Boden, Decke, Seitenteile und Zentrum. Der mit den elastischen Grenzlamellen der Intima abschneidende Boden enthält kleinste Tuberkel, teils rund- und epithelioidzellige tuberkulöse Infiltrate, beide mit LANGHANSschen Riesenzellen. Von Rund- und Riesenzellen an Boden und Decke umsäumt, besteht die Hauptmasse aus kernlosem Detritus. Die Decke ist kernarmes Bindegewebe, dem zahlreiche kleine Tuberkel eingelagert sind. Ihr proximaler Abschnitt besteht aus hyalinen, zusammengesinterten, nach dem Innern zu verkästen Massen, aus denen, wie SCHMORL gezeigt hat, beim Anschneiden der Käse herausquellen kann. Am riesenzell- und tuberkelreichsten sind die Seitenteile der ganzen Bildung. Der Zusammenhang des Tuberkels mit extravasculären Käseherden gehört — obschon von WEIGERT beschrieben — zu den größten Seltenheiten. Die proximalen besonders erweichten Teile des Venentuberkels enthalten bereits im Ausstrich massenhaft säurefeste Stäbchen.

In seiner Gestaltung völlig an die Venenintima geknüpft, verdankt der Intimatuberkel seine Entstehung keineswegs, wie WEIGERT für die überwiegende Mehrzahl anzunehmen geneigt war, einem groben Durchbruch in die Gefäßwand (BENDA). Nach BENDA, LUBARSCH und anderen gehen die polypösen Venentuberkel aus den miliaren Knötchen PONFICKS und MÜGGES hervor, so zwar, daß der zugrundeliegende Vorgang die Thrombophlebitis ist, und diese, die wir am proximalen

Ende des Venentuberkels noch frisch vorfinden, auch den jüngsten Teil desselben anzeigt, während das distale Ende unter Umständen vernarbt sein und in eine Intimaschwiele auslaufen kann. Aus dem thrombusartigen und thrombotisch, d. h. unter Ablagerung von Thrombusmassen erfolgenden Wachstum erklärt sich auch, daß der Venentuberkel in der Längsrichtung des Gefäßes und nicht in die Venenwand hinein nach außen vorwächst.

Bei der *obturierenden Thromboendophlebitis* endlich, gleichsam dem nächst höheren Grad des polypösen Venentuberkels, finden wir die Mischung von Gerinnselmassen und tuberkulösem Gewebe noch mehr ausgeprägt. Hier gehen thrombotische Ablagerungen und deren oft weitreichende Organisationen sowie die Bildung rein tuberkulösen, mehr oder minder verkäsenden Gewebes Hand in Hand.

Ähnlich wie bei den Venen haben wir auch bei den Schlagadern zwischen tuberkulöser Peri- und Endarteriitis (vgl. ZRUNEK, HEDINGER) zu unterscheiden. Die meist durch Übergreifen tuberkulöser Lymphknoten auf die Arterienwand entstehende Periarteriitis bietet das typische Bild des von außen auf die mit Proliferation reagierende Intima vorrückenden käsigen Infiltrats. Oft verursacht es die Bildung tuberkulöser Aneurysmen, so besonders im oberen Bauchteil der Aorta, was bekanntlich mit den mechanischen Verhältnissen des eben durch das Zwerchfell durchgetretenen Gefäßrohrs zu erklären ist. Die interessante Kombination von Durchbruch eines tuberkulösen Lungenknotens in die Aorta und Trachea mit Erzeugung von Miliartuberkulose und tödlicher Hämoptyse hat GIRARDET beschrieben.

Die Veränderungen der kleinen Gefäße bei käsiger Pneumonie hat KONSCHEGG neuerdings ausführlich bearbeitet. Es ergab sich dabei in allen Fällen lebhafte Durchwucherung der Adventitia mit Lymphocyten, Plasmazellen, Fibroplasten, leukocytoiden Wanderzellen. Dabei bestanden in der Intima kleinzellige, das Lumen einengende Infiltrate. Bei nahender Verkäsung bringt Ödem der Wandung die Lichtung zum Verschluß. Bei geringerer Infiltration besteht jedoch nur Verengerung der Lichtung, so daß die von außen vorrückende Verkäsung die noch bestehende Blutsäule ergreift. — Faserbildung in der Adventitia führt unter Umständen zum Einsprossen von Capillaren in die Intima und evtl. folgender Bindegewebsanbildung in dieser, während BIBER die autochthone entzündliche Schwellung der Intima annimmt. Auf der anderen Seite kann auch jede Reaktion der Intima vor Eintritt der Verkäsung fehlen. An den Arterien entstehen jedenfalls Intimaveränderungen erst nach Beginn käsiger Adventitialläsionen. Die Intimaverdickungen können sich mit fibrinoid-hyaliner Aufquellung der Gefäßwand (ASKANAZY) und echter Thromboarteriitis mit Ablagerung dicker Fibrinmassen verbinden. Die Venen zeigen im allgemeinen gleichartige Veränderungen, nur treten bei ihnen Intimainfiltrate auch schon vor Verkäsung der Adventitia auf. Die Venen kommen daher rascher zum Verschluß als die Arterien. Das lange Intaktbleiben der Intima überhaupt erklärt sich aus dem langen Bestande der Blutsäule. Bei Eintritt von Stase geht auch die Intima zugrunde. Im allgemeinen geht Art und Ablauf der Gefäßerkrankung in den Lungen der Akuität des Grundprozesses parallel. Rascher Ablauf zeigt überhaupt keine oder sehr geringe Gefäßwandreaktion mit nachträglicher Verkäsung der Blutsäule oder die Einlagerung grober Fibrinmassen in die Gefäßinnenhaut. Recht langsamen Verlauf kennzeichnete Einengung und Verödung des Lumens durch gleichmäßiges faserbildendes Granulationsgewebe.

Auch Intimatuberkel kommen in den Arterien vor, ebenso gestielte polypenartige, besonders in der Aorta. In kleinen Gefäßen bedingt die tuberkulöse Arterienerkrankung die Bildung tuberkulöser Infarkte, die bei Miliartuberkulose — aber auch sonst — gar nicht so selten sind (Milz, Niere, wo sie das Bild der tuberkulösen Schrumpfniere bedingen können), und auch ganz absonderliche Lokalisationen haben können; so habe ich einmal bei Miliartuberkulose hämorrhagische Nekrosen auf Grund tuberkulöser Arterienerkrankung im Duodenum beobachten können.

Am Ductus thoracicus finden wir die bekannten, vorzüglich von PONFICK, WEIGERT und BENDA gezeichneten Bilder vom miliaren Intimatuberkel über die käsige Endangitis bis zur Klappenulceration mit Wandaneurysma und der obturierenden käsigen Panangitis mit den verschiedenen grobanatomischen Umgestaltungen des Gefäßrohres, den rosenkranzförmigen Ausbuchtungen, den mehr oder weniger regelmäßige Teile oder das ganze Gefäß betreffenden Verdickungen usf. Ohne immer erkennbaren Grund — der Durchbruch tuberkulöser Organe, z. B. Drüsen, ist ja eine Seltenheit — schwankt der Hauptsitz der Veränderungen in weitem Umfange. Der Brustgang kann in seinem proximalen, distalen und mittleren Abschnitt ziemlich isoliert erkrankt sein.

Endlich ist auch das Endokard als ein Teil des Gefäßsystems anzusehen, in dem sich der Tuberkelbacillus absiedeln und richtige Gefäßherde erzeugen kann. Diese stellen sich in den seltenen bisher beobachteten Fällen zuweilen als produktive Endokarditis dar (BIRCH-HIRSCHFELD, SORGO und SUESS u. a. — BENDA erkennt als sichere Fälle nur zwei eigene und den von TRIPIER an; denn meist läuft eine Verwechslung mit ursprünglich subendokardialen, sekundär durchgebrochenen Tuberkeln unter), bei der man innerhalb der Vegetationen auf Tuberkel mit Riesenzellen stößt. Meist aber liegen ulceröskäsige Veränderungen gewöhnlich der Mitralis vor (BENDA). Die häufigen Tuberkelbacillenbefunde in endokardialen Thromben bedeuten wohl nur sekundäres Haften, aber nicht ursprüngliche Erregung der Endokarditis. Immerhin sind diese Befunde (LEYDEN, HARBITZ, BONOME, CORNIL, KUNDRAT u. a.) in unserem Zusammenhange von größtem Interesse, wenn auch zum Teil hier nach BENDA Verwechslungen mit perforierten myo- und subendokardialen Konglomerattuberkeln vorliegen. Den Einbruch eines verkästen Myokardtuberkels in den rechten Vorhof beschrieb B. FISCHER, den eines polypösen Herztuberkels in den linken Vorhof SCHEDE, ähnlich KAPSCH; bei SCHWARZ handelte es sich um kontinuierliche Verbreitung von einer alten Perikarditis aus. Experimentelle Endokardtuberkulose erzeugten MICHAELIS und BLUM sowie BERNARD und SALOMON mit Durchstoßung der Aortenklappen und folgendem Einbringen von Tuberkelbacillen in die Blutbahnen. Diese Versuche sind wegen der Möglichkeit der Ansiedlung von Tuberkelbacillen an geschädigten Klappen von größter Wichtigkeit. Endlich sei nochmals auf die bekannte französische Lehre vom tuberkulösen Ursprung auch der gemeinen Thromboendocarditis verwiesen.

Nach Kenntnisnahme der Hauptformen der Gefäßtuberkulose erhebt sich nun die Frage: Ist mit dem Vorhandensein tuberkulöser Gefäß- oder Endokardherde die nosologisch ausreichende Basis für die Entstehung der Miliartuberkulose gegeben?

Daß dies nicht schlechtweg und ohne weiteres der Fall ist, leuchtet ohne weiteres ein. Daß ein Gefäßherd auch wirklich die Ausgangsstätte miliarer Aussaaten und nicht selbst ein miliarer Herd der Gefäßwand ist, muß erst bewiesen oder doch wenigstens wahrscheinlich gemacht werden. WEIGERT selbst hat bekanntlich eine Reihe notwendig zu erfüllender Bedingungen für diesen Nachweis angegeben. Die betreffenden Gefäßtuberkel müssen ihrer anatomischen Erscheinungsform nach ein höheres Alter als die Miliartuberkulose voraussetzen lassen. Sie müssen eine gewisse der Ausbreitung entsprechende Größe und fortgeschrittene regressiv-käsige Umwandlung aufweisen. Das betreffende Gefäß muß offen sein und freie Zirkulation gestatten. Der Gefäßherd darf nicht dem Blutstrom gegenüber abgeschlossen sein, sondern muß — am besten durch Ulceration — Gelegenheit zur Bacillenausschwemmung im Blut haben. Die Venentuberkulose darf nicht in einer Pfortaderwurzel sitzen, weil sonst die Hauptmasse des Giftes in der Leber abgefangen wird.

Gegen diese WEIGERTsche Lehre wurden mehrfach gewichtige Einwände erhoben, so besonders von RIBBERT. Nach ihm fände man zunächst einmal nur unregelmäßig und schwankend bei Miliartuberkulose den Gefäßtuberkel. Es ist klar, daß hierbei die Grenzen unserer Untersuchungstechnik die wichtigste Fehlerquelle darstellen. Letzten Endes ist es ja aber auch unmöglich, *alle* Venen, insbesondere der Kopfregionen, auf das Vorhandensein des Venentuberkels hin nachzusehen. Ferner können Fälle sog. progressiver Allgemeintuberkulose (BENDA) besonders bei Kindern, die nicht durch einmalige oder spärliche Aussaaten wie die echte Miliartuberkulose zustande kommen, völlig der Miliartuberkulose gleichen und den Gefäßherd vermissen lassen, weil sie keine echten Miliartuberkulosen darstellen. Es ist eben nicht jegliche „miliare“ Aussaat auch allgemeine Miliartuberkulose, von der WEIGERT bekanntlich noch die akute allgemeine Form mit Beteiligung *aller* Organe, die Übergangsformen mit Freibleiben oder geringem Ergriffensein eines Teiles der Organe und die chronische Allgemeintuberkulose unterschied. Auch für die experimentelle Nachahmung der Tuberkulose ist hieran festzuhalten.

Wenn BAUMGARTEN bei der nicht auf dem Blutwege erzeugten Kaninchentuberkulose keine Gefäßtuberkel gefunden hat, so nimmt das nicht wunder. Die gewöhnliche Tuberkulose der kleinen Versuchstiere ist eine chronisch progressive Allgemeintuberkulose mit periodischen miliaren Aussaaten, aber keine Miliartuberkulose. Für sie kann die Verschleppung von Bacillen auf dem Lymphwege über den Ductus thoracicus ins Blut etwa aus tuberkulösen Lymphknoten ohne Entstehung von Gefäßherden ebenso wie für die progressive Allgemeintuberkulose BENDAs verantwortlich gemacht werden. Für richtige akute allgemeine, durch einen oder mehrere große Schübe entstehende Miliartuberkulose beim Meerschweinchen ist nach meinen Erfahrungen das Vorhandensein größerer Gefäßtuberkel obligatorisch. Man findet hier meist in größeren Lungenvenen polsterartig der Intima aufsitzende bacillenreiche Herde aus zerfallenden, zum Teil leukocytären Zellen, die mit dem Blutstrom unmittelbar zusammenhängen. Und ebenso gilt für den Menschen nach den Untersuchungen von SCHMORL, BENDA, SILBERGLEIT (unter LUBARSCH) u. a., daß bei richtiger Miliartuberkulose der Gefäßtuberkel in 90—98% aufgefunden wird. Man darf also annehmen, daß fast jede Miliartuberkulose mit gröberen Gefäßtuberkeln, die die WEIGERTschen Bedingungen erfüllen, mindestens zusammen auftritt.

RIBBERT hat an Stelle des Venentuberkels Bacillenproliferationsstellen vorausgesetzt, die er erstens in kleinen Gefäßherdchen, besonders der Lungenspitze lokalisiert, die mit Miliartuberkeln der Lungenspitze in Berührung stehen sollen und von ihnen dauernd Bacillenzufuhr erhielten, zweitens in intracapilläre Klumpen besonders der Niere verlegt. Diese Proliferationsstellen der Tuberkelpilze sollten nun durch schubweise Einfuhr derselben in den Kreislauf die Basis der Miliartuberkulose darstellen. Nun entstehen aber — worauf besonders LUBARSCH hingewiesen hat — nicht die kleinen Miliartuberkel der Lungenspitze aus den Gefäßherdchen (AUFRECHT-RIBBERTsche Annahme), sondern umgekehrt diese aus jenen. Die miliaren Tuberkel sind also eher vorhanden als die kleinen Gefäßtuberkel. Ferner findet man nach LUBARSCH die Gefäßherdchen oft ohne Miliartuberkulose, manchmal bei ganz beschränkten Herden in der Lunge, die Miliartuberkulose aber auch oft ohne jenes kleinen Herdchen; wenn in der Lunge überhaupt keine älteren Herde vorhanden sind, fehlen auch die kleinen Gefäßtuberkel, auch wenn sonst Miliartuberkulose besteht. Ebensowenig sind die intracapillären Proliferationsstellen der Bacillen, z. B. in der Niere, ein ständig zu erhebender Befund. Auch würde ihre Bewertung im RIBBERTschen Sinne eine Vermehrung der Bacillen im strömenden Blut zur Voraussetzung haben, die aber nach BENDA und SCHMORL gewiß nicht anzunehmen ist. Vielmehr müssen wir mit SILBERGLEIT u. a. in diesen Bacillenklumpen Folgen einer Embolie bei bereits bestehender miliarer Aussaat annehmen. Das gleiche gilt natürlich für die kleinen Gefäßherdchen in der Lungenspitze, die zum Teil den miliaren Intima- und Duktustuberkeln nahestehen. Auch die Spärlichkeit der in den Venen vorhandenen Bacillen, die RIBBERT ins Feld geführt hat, ist kein durchschlagendes Beweismittel für seine Auffassung, da einmal durch SCHMORL festgestellt ist, daß sich durch Anschneiden der Venentuberkel bacillenreiche käsige Massen entleeren können, ferner sich eben die Tuberkelbacillen nicht diffus im Venentuberkel verteilen, sondern das tropfenförmig vorquellende proliferative Ende bevorzugen, wo sie lokalisierte Taschen bilden können. Drittens kann man nach vollendeter Aussaat, also beim Tode des betreffenden Individuums, die bereits entleerte bacillenreiche Masse, die zur Erkrankung geführt hat, bei der Sektion naturgemäß nicht mehr erfassen. Auf Grund der angeführten Bedenken kam RIBBERT zur Aufstellung einer besonderen Disposition für Miliartuberkulose, die er auch auf das Ausschließungsverhältnis gegenüber der chronischen Phthise gründete, die eine erhöhte Widerstandsfähigkeit durch Tuberkulinisierung schafft.

HUEBSCHMANN ist zu ähnlichen Ergebnissen wie RIBBERT gekommen, großenteils ebenfalls auf Grund der RIBBERTschen Argumente; auch HUEBSCHMANN führt das Fehlen des Gefäßherdes in einer größeren Anzahl der Fälle an. Wenn bei genauester Untersuchung nur ein kleiner Herd entgangen sein kann, wie kann dieser das gleiche verursachen wie ein größerer, der aufgefunden wird? Ferner: Gerade im Kindesalter fehlt der Gefäßherd meist. Und drittens ist der Gefäßtuberkel oft glatt und bacillenfrei. Das ausschließliche Vorkommen der Gefäßtuberkel bei Miliartuberkulose beweist keineswegs ihre ursächliche Rolle. Sie können ebensogut ständige Folge oder Begleiterscheinung sein. Beim Erwachsenen besteht ein Ausschließungsverhältnis zwischen fortschreitender chronischer Organtuberkulose und Miliartuberkulose. 148 Fälle von Miliartuberkulose bei Kindern unter 12 Jahren zeigten mit Ausnahme von 13 Fällen noch den fortschreitenden Primärkomplex oder ein florides Sekundärstadium. In 217 Fällen von Individuen über 12 Jahren bestand meist nur noch ein geringfügiger ausgeheilter Herd, gewöhnlich der Primärperiode. Die WEIGERTsche mechanische Erklärung des Ausschließungsverhältnisses mit frühzeitiger Obliteration der Lungenvenen bei chronischer Tuberkulose ist nach HUEBSCHMANN höchst gezwungen und durch den Dispositionsfaktor zu ersetzen. Ihm steht die mechanische Komponente zur Seite, die das Eindringen der Bacillen in die Blutbahn als die eine Voraussetzung umfaßt. Auch ohne grobe Einbrüche oder Endangitis gelangen Tuberkelbacillen in die Blutbahnen via Lymphgefäße und Ductus thoracicus. Dieser Weg ist wichtiger als der über den Gefäßtuberkel. Die dispositionelle Komponente zerfällt in einen unspezifischen und einen spezifischen Anteil. Der erstere betrifft allgemeine, die Resistenz herabsetzende Schädigungen, wie Lues, Masern, Typhus, Sepsis, innersekretorische Anomalien (Eunuchen), Jahreszeit (Frühjahrskurve der Meningitis), der spezifische Anteil die mangelnde Durchseuchungsresistenz, ausgedrückt im Ausschließungsverhältnis (man denke auch an den Ausbruch von Miliartuberkulose bei Tuberkulinbehandlung — MORO). Auch der Venentuberkel entsteht auf Grund der spezifischen Disposition und ist zum Teil wenigstens der Miliartuberkulose koordiniert. Zeitweilige Vermehrung der Tuberkelbacillen im strömenden Blute ist nach HUEBSCHMANN sehr wohl möglich. Auf den Immunitätsfaktor bei Miliartuberkulose hat endlich B. FISCHER schon vor vielen Jahren hingewiesen, indem er das Unbefriedigende der Zurückführung dieser Erkrankungsform lediglich auf das Kreisen von Virus im Blute herausgestellt hat. So führte sein Schüler BETKE den Nachweis von Tuberkelbacillen im Lymphbrustgang ohne Wanderkrankung desselben bei Darmtuberkulose mit folgender kleinknotiger Lungendissemination, wie auch JOEST in 39,7% der Fälle von generalisierter Haustiertuberkulose Virus im Ductus thoracicus ohne Veränderung desselben auffand. STRAUSS hat dann noch die besonders leichte Bacillenresorption ins Blut von seiten des Darmes, ihr Kreisen im Pfortaderblut bereits 6—7 Stunden nach Verfütterung gezeigt. Die Literatur über Bacillenbefunde im Blut ist bekanntlich Legion.

So etwa stellt sich der heutige Status causae et controversae in der Miliartuberkulosefrage dar. Die mechanische und dispositionell-biologische Erklärung stehen anscheinend schroff gegenüber und doch scheinen beide das eigentliche Wesen der Miliartuberkulose mit ihrer Erklärung nicht zu erschöpfen.

Das Vorhandensein eines Gefäßherdes genügt gewiss allein nicht, um Miliartuberkulose hervorzurufen, und die Disposition bzw. die Reaktionsart des betreffenden Organismus, die zu Miliartuberkulose führen soll, ist auch nicht allein imstande, gerade das Bild der Miliartuberkulose restlos zu erklären, denn wenn der Gefäßherd nur der Miliartuberkulose koordiniert ist, nur eine Gefäßmanifestation derselben darstellt, die Erkrankung dagegen durch direkte Einwanderung der Bacillen via Ductus thoracicus-Venenwinkel entsteht, dann ist die Notwendigkeit nicht einzusehen, mit der einmal die Miliartuberkulose entsteht und in anderen viel häufigeren Fällen von Bakteriämie ausbleibt. Menge der Bacillen, besondere Virulenz, schädigende Allgemein- oder Organeinflüsse sind hier unbefriedigende Hilfsfaktoren, zu deren Heranziehung weder Grund noch Anhaltspunkte vorhanden sind.

Gewiß braucht Koinzidenz von Miliartuberkulose und Venentuberkel noch nicht Kausalnexus im Sinne der Verursachung ersterer durch den Gefäßherd zu bedeuten. Gewiß gibt es seltenere Fälle, in denen dieser trotz genauester Untersuchung nicht aufgefunden wird. Zweifellos besteht endlich ein Ausschließungsverhältnis zwischen chronischer Organphthise und Miliartuberkulose, wenn auch bekanntlich die chronische Lungenschwindsucht nicht so sehr selten in Miliartuberkulose oder Meningitis ausmündet, Formen der Tuberkulose, auf die unten noch näher einzugehen wäre. Über Notwendigkeit und Bedeutung der biologischen Faktoren besteht hiernach heutzutage kaum mehr ein Zweifel. Die zum Beispiel von SILBERGLEIT gegen die RIBBERTsche Annahme eines mit der Durchseuchung gegebenen konstitutionell-dispositionellen Faktors beigebrachten Argumente (Miliartuberkulose auf dem Boden lange bestehender lokalisierter käsiger Herde, Tuberkelbacillus als Gewebs- und nicht Blutparasit, Erkranken auch sehr widerstandsfähiger Tiere bei Einführung des Bacillus in die Blutbahn) sind kaum ernstlich aufrecht zu erhalten. Aber aus alledem ergibt sich keineswegs die Notwendigkeit oder auch nur Möglichkeit, den Gefäßherd als die unmittelbare Entstehungsbasis der Miliartuberkulose zu entbehren. Eine andere Frage ist dagegen, in welchem Verhältnis der Gefäßherd zur Disposition oder besser zur Allergie steht, ob er in seiner Ausbildung und seinen verhängnisvollen Folgen auf Grund der allgemeinen Disposition, gleichsam der Durchbrechung der normalen Resistenz der Gefäßwände (ROKITANSKY) aufschießt oder ob lokale Schädigung der Gefäßwand irgendwelcher Art beim Kreisen von Tuberkelbacillen — analog etwa den Versuchen zur Erzeugung von Endokardtuberkulose — genügt, die Tuberkelbacillen zum Haften zu bringen und den Gefäßwandherd zu erzeugen. Anders ausgedrückt: Ist der Venentuberkel Produkt blinden Zufalls oder aber durch eine bestimmte biologische Einstellung determiniert? Es will scheinen, daß diese Frage mehr in letzterem Sinne zu beantworten ist. Nicht nur die Neigung zu Durch- und Einbrüchen in Nachbargebilde, besonders die Gefäße, sondern die klassischen Formen der Gefäßtuberkulose selbst kennzeichnen den Konstellationstyp und spezifischen Faktor der Sekundärperiode. Hierin ist offenbar das Wesen der Miliartuberkulose mitgegeben. Im Gegensatz zur septischen Form, der Typhobacillose, entspricht die Miliartuberkulose mit ihrem Gefäßherd mehr der Pyämie mit ihrer eitrigen Thrombophlebitis im allergischen Organismus. Die Gefäßtuberkulose ist es, die den Verlauf in Schüben bedingt. Sie selbst aber als die pathogenetische Grundlage der Gesamterkrankung entsteht nur bei Verwirklichung einer bestimmten Konstellation, von der wir einige Faktoren einigermaßen umschreiben können, keinen aber genau kennen. Zu diesen gehört vor allem die Allergie. Wir können uns vorstellen, daß bei den Individuen unter 12 Jahren der meist noch fortschreitende Primärkomplex einen Organismus betroffen hat, der bei der Entstehung des Primärherdes nicht die genügenden Abwehrkräfte erwirbt, um ihn zu lokalisieren, der, überempfindlich, dem Fortschreiten der tuberkulös-käsigen Gefäßerkrankung und der Blutinfektion keinen Halt gebieten kann. Oder aber bei den älteren Individuen mit dem Befund ausgeheilter Primärkomplexe liegt die Vorstellung nahe, daß sie zu klein sind, um wirksamen Schutz gegen später von ihm oder anderswoher in den Kreislauf gelangende Bacillen auszuüben. So sehen wir Gefäßerkrankung und Allergie im Verhältnis gegenseitiger Bedingtheit und Wechselbeziehung. Sie bleiben dem Geschehen der Miliartuberkulose vor- und übergeordnet; in ihr spiegelt sich deren eigentliches Wesen wieder.

Recht eindrucksvoll zeigen die Allergien in ihrer Bedeutung für Entstehung und Ablauf der Miliartuberkulose die Versuche von LEWANDOWSKY und neuerdings die von KORTEWEG und LÖFFLER. LEWANDOWSKY erzeugte bei intrakardialer Reinfektion stets echte sehr bacillenarme Miliartuberkel mit typisch-tuberkulöser Struktur in der Haut. Die intrakardiale Erstinfektion bedingte dagegen lediglich uncharakteristische bacillenreiche Infiltrate. KORTEWEG und LÖFFLER gelang es niemals, durch einmalige intravenöse oder intrakardiale Infektion das Bild einer Miliartuberkulose zu erzeugen, das WEIGERTS dritter Form und damit nach KORTEWEG dem Urbilde der Miliartuberkulose entsprochen hätte. Was entstand, waren lediglich multiple Primäraffekte. Schlaffe Infiltrate mit reichlich Kernzerfall und Bacillen, unterschieden sie sich von den echten Miliartuberkeln vor allem durch das Fehlen der gegen die Umgebung abgrenzenden *Giesonsäume.* Dagegen führte hämatogene Reinfektion — bei Anwendung grober Bacillenemulsion — zum Aufschießen massenhafter Miliartuberkel mit scharfer bindegewebiger Umkapselung, wenig Kernzerfall und wenig Tuberkelbacillen.

Damit sind wir bei dem angelangt, was unseres Erachtens recht eigentlich erst den Kern des Wesens der Miliartuberkulose trifft. Sie stellt eine Immunisierung des Gesamtorganismus größten Stiles dar, die Reaktion sämtlicher Ufergewebe mit dem Virus, im wesentlichen mit dem Erfolg wirksamer Keimabwehr und Keimvernichtung. Nur bleibt meistens dieser Sieg über das Virus ein örtlicher, wenn auch vielfach örtlicher, das Ganze dagegen erliegt dem überstarken Ictus immunisatorius. Wie in den Versuchen RÖMERS liegen auch hier Immunität und Überempfindlichkeit dicht beieinander. Letztere führt via Gefäßtuberkel zu massiger Überschwemmung mit dem Virus. Das ganze Körpergewebe und ein großer Teil desselben stellt sich zum Kampfe. Sensibilisiert wie es ist (Primärkomplex), erringt es den Sieg, ausgedrückt und bestätigt in der Bildung der miliaren Tuberkel als wirksamster Instrumente der Virusblockade — aber der Kampf kostet den Organismus für gewöhnlich das Leben. Der Sieg, der wohl restlose Immunisierung bedeutet hätte, wird durch die kreisenden Nebenprodukte der universalen Reaktion sabotiert. Auch hier weisen die unspezifischen Intimaknötchen, die Aktivation und Reizung der Endothelien, die den Gefäßwandknötchen in mehrfach geschilderter Weise zugrunde liegt, auf die Wirksamkeit der Keimabwehr und die Immunität des Organismus hin.

Es liegt auf der Hand, daß im Bereich des grundsätzlich einheitlichen Krankheitsbildes der Miliartuberkulose Unterschiede in Ablauf und Erscheinungsform der Einzelfälle vorhanden sind. Besonders die Lunge ist ein getreuer Spiegel dieser Unterschiede. Ihren Kontrast zeigt einmal das Vorwiegen ausgesprochen nekrotisierender und exsudativer und auf der anderen Seite rein proliferativer Prozesse; RIBBERT hat darauf immer wieder verwiesen. Ferner kennen wir die Fälle von Miliartuberkulose, die dem Bilde der Typhobacillose angenähert, ungemein rasch und hypertoxisch ablaufen, und auf der anderen Seite von vornherein mehr schleichende Prozesse, die unter Umständen sogar in klinische Heilung ausmünden.

HUEBSCHMANN und ARNOLD haben diese Differenzen der Miliartuberkulosefälle zum Gegenstand eingehender Untersuchung gemacht und sind dabei zur Erkenntnis grundsätzlicher und höchst bedeutsamer Beziehungen zwischen geweblichem Bilde und Schärfe der Krankheit gelangt. Gleichzeitig ergab sich für die Lungenherde die endgültige Ablehnung des VIRCHOWschen Dualismus im Sinne artlicher Unterschiede von exsudativer und proliterativer Erkrankung, wobei man an den alten Ausspruch LEBERTs gemahnt wird, daß die pneumonische Grunderkrankung das Bild der Tuberkulose beherrsche.

Unter 35 Fällen allgemeiner Miliartuberkulose umfaßten 13 exsudative Herde, 13 typisch produktive Herde, 9 eine Mittelsorte von Herden. Diese Erscheinungsformen zeigten sich in gesetzmäßiger Abhängigkeit von der Krankheitsdauer. Sie betrug bei den Fällen mit rein exsudativen Veränderungen genau 3 Wochen, bei denen mit Veränderungen nicht ausgesprochenen Charakters 4—5 Wochen und bei denen mit richtigen Tuberkeln 3—7 Wochen oder länger. Wir begegnen also nur in frischen ganz akuten Fällen dem reinen exsudativen Prozeß. Der typische Epitheloid- und Riesenzelltuberkel deutet auf protrahierteren Verlauf. Endlich ließen sich ohne weiteres Übergangsformen zwischen käsiger Pneumonie und Tuberkel feststellen, in dem Sinne, daß man eine zellige bzw. zellig-fibrinöse Hepatisation als Grundform erkannte, der sich sekundär proliferative Vorgänge erst ziemlich spät aufpfropften. Das Knötchen besteht zunächst aus Alveolen, die mit gallertiger Flüssigkeit, schlecht erhaltenen Zellen, viel Kernen, besonders leukocytärer Abkunft, wenig gequollenen Alveolardeckzellen und endlich Fibrin, besonders in Form randständiger Bänder, die auf rasche Gerinnung des Faserstoffs nach seiner Ausschwitzung schließen lassen, erfüllt sind. Dieses Knötchen verfällt dann offenbar der Nekrose, es kommt zu sekundärer Einwanderung von Leukocyten, es folgt Verkäsung unter Verschonung des alveolaren Elasticagerüsts, und nun erst wird durch Anbildung epitheloider und bindegewebiger Rand- und Organisationszonen aus dem anfänglich exsudativen der produktive Herd. Je geringfügiger das exsudative Vorstadium ist, um so reiner treten seine Charaktere hervor. Unmittelbar daraus lesen wir ab, wie lange es gedauert hat, bis der Organismus in der Lage war, das Virus einzukreisen und zu blockieren. Ist der exsudative Grundprozeß gering oder ganz latent, so scheint ein von vornherein produktiver Prozeß vorzuliegen. Dabei ist es der spezifische Bau der Lunge, nicht etwa ein Immunitätsfaktor, der diese dominierende Rolle des exsudativen Grundprozesses bedingt. In anderen Organen, besonders den großen Parenchymen des Bauches, fällt nach HUEBSCHMANN der primären Gewebsschädigung die Rolle des exsudativen Geschehens in der Lunge zu. Im übrigen gilt nach HUEBSCHMANN dieser Primat der exsudativen Lungenerkrankung nicht nur für den Formenkreis der Miliartuberkulose, sondern auch für die große Mehrzahl der übrigen „produktiven" Lungenherde, eine Lehre, die ja schon von BENDA begründet und in ihren Grundzügen bei ANDRAL, REINHARDT, HENLE, BUHL und LEBERT angelegt ist.

Es gibt im ganzen Sekundärstadium der Tuberkulose kaum noch so absolut typische Bilder und Formen wie die eben geschilderten. Naturgemäß sind sie Extreme einer Reihe, aber eben nur quantitativ von den übrigen Formen des Sekundärstadiums geschieden. Ja, es erscheint vielleicht nicht ganz unangebracht, die Ausdrücke Sekundärstadium und Miliartuberkulose promiscue zu gebrauchen, wenn man nur die großen Graddifferenzen im Auge hat, die in dieser Formenreihe möglich sind.

Allen diesen Formen gemeinsam ist, daß sie einen breiten Kontakt von Virus und Körperzellen zustande bringen. Daß dies geschieht, setzt ein gewisses Darniederliegen der Abwehrkräfte des Organismus voraus. Denn sonst wäre ja das Virus von vornherein lokalisiert worden und die Verbreitung auf dem Blutwege, die diesen Kontakt vermittelt, nicht zustande gekommen. Andererseits ist mit der großen im Sekundärstadium zur Wirkung gelangenden Giftstärke und der breiten Aktionsbasis gleichsam erst die Möglichkeit zum Erwerb stärkerer Abwehrkräfte, zu grandioser aktiver Immunisierung gegeben. Zu ihr reicht oft — vielleicht in $50^0/_0$ der Fälle — die pathische Gegebenheit des Primärkomplexes aus. Daß bei dem lebhaften offenen und allgemeinen Kampf zwischen Virus und Organismus, bei dem Freiwerden so abundanter Giftmengen aus Virus und Zellzerfallsprodukten statt der Immunität zunächst oder überhaupt nur die Zeichen der Überempfindlichkeit vorhanden sind, nimmt angesichts der klassischen Versuche RÖMERs nicht wunder. So drückt dem zweiten Stadium seinen eigentlichen Stempel ganz allgemein die Höhe der Empfindlichkeit gegenüber dem Virus auf, die einen Gipfelpunkt erreicht und dann in die Reaktionsphase des dritten Stadiums hinein abklingt. Dabei besteht keineswegs ein gesetzmäßiger Parallelismus zwischen der biologisch erfaßbaren Empfindlichkeitslage und der morphologisch imponierenden Ausbreitung. Bei geringer Ausdehnung der anatomischen Veränderung, solitären Metastasen im Skelet, Hirnhaut, Urogenitalapparat, Auge, Lymphknoten, Bauch- oder Brustfell, Leber und Milz, bei mehr oder weniger floridem Primärkomplex, sehen wir dennoch eine Empfindlichkeitsschwelle, die der bei ausgedehnter Miliartuberkulose nicht nachsteht oder diese sogar noch übertrifft, und umgekehrt zeigen ausgedehntere Disseminationen eine gewisse Stumpfheit der Sensibilität, soweit sie nicht bereits ins Stadium der negativen Anergien, des völligen Darniederliegens aller Abwehrkräfte herabgesunken ist.

Das Ansteigen der Empfindlichkeit im Sekundärstadium und die Erreichung einer Acme, von der aus sie dann wieder abfällt, ist gleichbedeutend mit dem allmählichen Auftreten einer Resistenz. Primärkomplex und Sekundärstadium haben mithin Wertigkeit und Bedeutung einer fortschreitenden Durchseuchung. Sie kann akut bis zur Acme verlaufen — meist mit tödlichem Ausgang, unter Umständen aber auch mit Heilung und oft gewiß auch mit dem vollen Erfolg restloser Immunisierung — sie kann aber auch mehr oder weniger chronisch sein. Und diese chronische Durchseuchung leitet über zum Abfall der Empfindlichkeit in die Allergie 3, das Tertiärstadium. Sie bildet als „protrahierte progressive Durchseuchung", die Ausgangsbasis des Tertiärstadiums. Die unter diesem Namen zusammengefaßten ersten beiden Stadien bieten in klinischer und anatomischer Hinsicht bemerkenswerte, zum großen Teil bereits bei RANKE eindrucksvoll herausgearbeitete Züge dar, die SCHÜRMANN und DIEHL dargestellt haben.

Für die klinische Betrachtung handelt es sich hier vorzugsweise um Lungenveränderungen, die im Röntgenbilde einmal ohne weiteres hämatogene Entstehung verraten (disseminierte kleinfleckige Formen) und auf der anderen Seite Züge chronischen, das Organ abgrasenden und zerstörenden Verlaufs zeigen (apiko-caudale Ausbreitung). Nach NEUMANNs der BARD-PIERYschen Nomenklatur entsprechender Einteilung steht im wesentlichen die „Phthisis ulcera-fibrosa" in Rede, die einer Dissemination von Knötchen („Miliaris discreta" und „Fibrosa densa") ihre Entstehung verdankt. Die Höhe der Empfindlichkeit, ausgedrückt in oft überraschend auftretenden hämatogenen Metastasen, kennzeichnet diese Fälle als dem Sekundärstadium zugehörig, obschon sie durch apiko-caudalen Verlauf und den Nachweis versteinter Primärkomplexe die tertiäre Ablaufsphase vortäuschen. Trotz der sich über Jahre ausdehnenden Latenzperioden neigt die Empfindlichkeitskurve bei guter Durchseuchung hin und wieder erst sehr spät oder überhaupt nicht zum Abstieg in die tertiäre Phase, und so wirkt bei diesen Fällen das Auftreten von Metastasen (Tod an Meningitis oder Miliartuberkulose) überraschend. Rezidivierende Infiltrierungen und erstaunliche Kavernenheilungen sind die klinischen Zeichen der progressiven Durchseuchungsperiode dann, wenn sichere hämatogene Metastasen fehlen.

Das anatomische Bild dieser Periode[1]) der protrahierten Durchseuchung wurde dahin umrissen, daß ein fortwährendes Schwanken des Kampfes hart an der Grenze, ein ewiges Zaudern der Parteien zu entschlossenem Vorstoße und endlich schnelle und gründliche Entscheidung besteht. (Wunderheilungen oder letale hämatogene Aussaaten). Besonders bemerkenswert erscheint dabei die paradoxe Koinzidenz von Überempfindlichkeitszeichen wie Bildung von Kavernen mit heftigen Herdrandreaktionen, frischen Meningitiden, Erweichungsvorgängen an entfernten käsig erkrankten Stellen — neben dem deutlichen Zeichen von Unempfindlichkeit, ausgedrückt z. B. im Fehlen von Aspirationsherden, also dem Nichtangehen grob auf dem Wege der vorgebildeten Kanäle verschleppten Virus. Typische anatomische Erscheinungsformen der Periode sind entsprechend ihrer nosologischen Wertigkeit: 1. Die großzellige Hyperplasie der Lymphknoten (Ziegler, K. E. Ranke). Sie stellt, wie wohl zuerst K. E. Ranke dargetan hat, im Gegensatz zum Sinuskatarrh der Lymphknoten eine richtige ausgedehnte Reticulumwucherung dar, bei der die einzelnen Zellen in netzförmigem einheitlichen Verbande erhalten bleiben. Sie bilden also tuberkelähnliche Formationen, nur daß bei ihnen die Proliferation rein hervortritt, und ihnen die degenerativen Merkmale des Tuberkels abgehen. Man findet diese Form gar nicht selten in größerer Entfernung der eigentlichen käsigen Herde, z. B. des Primärkomplexes, etwa in kranialen Paratrachealdrüsen, den Angulus- oder auch den axillaren Lymphknoten. Gemeinhin gehört aber diese Form zur Spätperiode des Sekundärstadiums. 2. Gehört die primärtuberkulöse Lymphangitis reticularis chronica der Lungen, 3. Die verkäsende Tuberkulose der Innenfläche physiologischer Kanäle und Hohlräume, oft unter Ausgießung derselben mit kompaktem oder erweichtem Käse (Endometritis, Salpingitis, Pyelitis, Cystitis, Cholangitis, Endangitis des Lymphbrustganges, Bronchitis sowie die käsige Tuberkulose von Pleura, Perikard und Bauchfell) zum Bilde der progressiven Durchseuchung. Auch der Lupus vulgaris ist ihr typisch zugeordnet, ohne daß mit dieser Zuweisung etwas über seine Entstehungsart — exogen oder endogen — vorweggenommen werden soll. Endlich 5. sind es lochartige, aus gesundem oder induriertem Lungengewebe gleichsam ausgestanzte Zerfallshöhlen, die die Erscheinungsform dieser Periode ungemein eindrucksvoll und typisch gestalten, allerdings kein Pachtgut der Periode darstellen. Die Tatsache, daß diesen

[1]) Eine Fundgrube für anscheinend hierhergehörige Fälle bieten die Protokolle Portals.

Kavernen ausgesprochen selten Aspirationsherde beigesellt sind, erklärt sich nach SCHÜRMANN wahrscheinlich durch Virulenzverlust der Bacillen in der Kavernenwand.

Aus dieser anatomischen Erscheinungsform läßt sich für den biologischen Typus eine geringere Schnelligkeit des Ablauftempos, ein diskontinuierlicher Verlauf in Schüben, ein ständiges Abwechseln von Aktivperioden und Latenzzeiten, die Bevorzugung hämatogener Ausbreitung und die Beendigung des Prozesses durch solche hämatogenen Metastasen, die tödlich sind (Meningitis, Miliartuberkulose), ablesen. Die hierhergehörigen Fälle sind vom Tertiärstadium reinlich zu scheiden, obschon sie zeitlich diesem nahestehen bzw. die Schwelle bilden, aus der das Tertiärstadium hervorgeht. Dabei sind diese Fälle naturgemäß für die Frage von Bedeutung, ob und inwieweit die eigentliche Schwindsucht nach Entstehung, Ausdehnung und Dauer bedingt ist durch ältere Tuberkuloseperioden.

Ich kann auf Grund eigener Erfahrungen die Heraushebung so gekennzeichneter chronischer Generalisationsformen nur unterstützen. Diese Fälle treten prima facie in der Tat als besondere morphologische Ablaufsformen in Erscheinung. Der Gesamthabitus der Lungenveränderungen unterscheidet sie auf den ersten Blick vom Typus der Tertiärtuberkulose. Besonders ist es die Cavernenform, die auffällt, wenn auch lochartig ausgestanzte und weitgehend gereinigte Cavernen in ruhendem Gewebe — keineswegs so seltene — Teilerscheinung isolierter tertiärer Phthisen bilden können. Auch das histologische Bild der Cavernenwände mit ihrer schmalen Nekrose- und granulierenden Narbenschicht in emphysematös geblähtem, jedenfalls nicht gröber veränderten Lungengewebe ist typisch. Neben den Cavernen bestehen nur relativ geringfügige sonstige spezifische Lungenveränderungen: Der meist obsolete Primärkomplex, verkalkte oder auch verknöcherte abortive Käseherde (analog den später zu besprechenden PUHLschen Herden), aber nicht nur in der Spitze, sondern verstreut, ferner unbedeutende, meist in Einschmelzung begriffene Aspirationsherde oder mutmaßlich aus solchen entstandene ebenfalls wie ausgestanzte Cavernen, diffusere chronische Verdichtungen des Lungenparenchyms u. a. m. Die Hiluslymphknoten sind nur seltener richtige Kartoffeldrüsen, oft sind sie geschwollen, grau und enthalten abortive Spättuberkel.

Es ist wahrscheinlich, daß die Cavernenform dieser Tuberkuloseperiode auf hyperergische Ausstoßungsvorgänge rasch und massiv verkästen Gewebes zu beziehen ist, und damit das Nebeneinander von Überempfindlichkeit und Immunität, die beiden Antlitze des Januskopfes Allergie, enthüllt. Es bleibt auch sehr wohl denkbar, daß ebensogut wie endogene Rezidive exogene Superinfekte zu der in Bildung solcher Cavernen betätigten Allergie führen (s. a. später).

Auf der anderen Seite bleibt aber festzuhalten, daß chronische Lungenphthisen mit terminalen tödlichen Metastasen (Meningitis, Miliartuberkulose) durchaus nicht obligatorisch dieses Bild der „protahierten progressiven Durchsuchung“ (im Sekundärstadium) zu zeigen brauchen (s. unten).

Ehe wir das Sekundärstadium verlassen, seien kurz die Formen aufgeführt, welche die Klinik gemeinhin für die intrathorakale Tuberkulose dieses Stadiums unterscheidet. Nach der Darstellung von REDEKER und SIMON kommen hier die mehr oder minder tumorigen Bronchialdrüsentuberkulosen (die sog. okkulte

Tuberkulose nach ENGEL) vor allem in Frage. Auf ihre durch Röntgendurchleuchtung, Zeichenlehre und Verlauf nachweisbaren Einzelformen kann hier natürlich nicht eingegangen werden. Eine zweite große Gruppe bilden die eigentlich entzündlichen Erkrankungen des Sekundärstadiums, darunter zunächst die „Sekundärinfiltrierungen" einschließlich der Pleuritis (alte Hilustuberkulose von WEIGERT und MICHAEL[1])) mit ihren typischen Bildern von Aufwolkung des Herzrandes, dreieckigen Verschattungen (Verwechslung mit Primärinfiltrierungen!), ihrer Flüchtigkeit, ihrer Beeinflußbarkeit, besonders durch spezifische Faktoren, ihren Reflexen auf Lappenrand, Interlobärspalt und Mediastinum, ihren verzögerten Rück- und Umbildungen in indurative Formen mit oder ohne Bronchektasen, oder aber ihrem Ausgang in Erweichung, endlich ihrer Verwechslungsmöglichkeit mit Atelektasen infolge von Kompressionen größerer Bronchien seitens tumoriger Drüsenerkrankungen.

Hatte es sich bei dieser Form vorwiegend um eine histologisch offenbar unspezifische, der oben ausführlich skizzierten kollateralen Entzündung nahestehende Veränderung gehandelt, die allenfalls sekundärer Infektion durch über den Herdrand übergreifende direkte Verkäsung von Nachbargebilden ausgesetzt ist, so ist von ihr die eigentliche intrapulmonale Hilustuberkulose[2]) streng zu unterscheiden. Ihr Substrat bilden umfangreiche, in Hilusnähe gelegene Käseknoten der Lunge. Ihre Umgebung läßt oft weniger ausgedehnte, zuweilen strangförmige Appositionsherde erkennen. Einen histologisch höheren Grad dieser Erkrankung stellt die käsige Pneumonie dar, wie sie nach groben Einbrüchen in die vorgebildeten Kanäle oder auf dem Boden tuberkulöser Nekrosen (Infarkte nach TENDELOO) entsteht.

Hinzu kommt nach REDEKER die sog. käsig entzündliche Sekundärtuberkulose, die oft eine auffallend gute Vorhersage und Rückbildung offenbar bereits käsiger Herde, ferner rasche und überraschende Kavernenheilung kennzeichnet. Vielleicht steht diese Form der protrahierten progressiven Durchseuchung nahe. Die anatomischen Substrate aller dieser Formen stehen noch zum großen Teil aus, so daß die ganze Einteilung und Abgrenzung noch des festen und gesicherten Bodens entbehrt.

Der oft zentrale oder basale Sitz der Erkrankung, Ausbleiben von Kachexie und Blutung, anderweitige Generalisationen, Neigung zu Resorption und Übergang in chronische Induration, akute und subakute Entstehung größerer Infiltrate sind nach SIMON die wichtigsten Unterscheidungsmerkmale dieser sekundären Erkrankungen von den tertiären.

Die Kavernen der käsigen Sekundärtuberkulose „werden lange nicht so rasch und regelmäßig in schwielige Massen eingebettet als bei der tertiären Lungentuberkulose. Sie können deshalb sowohl ungeheuer rasch fortschreiten, wie aber auch nach der Ausstoßung ganz erstaunlich rasch und vollständig schrumpfen" (RANKE).

Den skizzierten, wenn man so sagen darf, genuinen Erkrankungen stehen nunmehr die Ausstreuungsformen des Sekundärstadiums gegenüber. Unter

---

[1]) Die käsigen Infiltrationen in unmittelbarer Umgebung von Kartoffeldrüsen, die diese Autoren im Auge hatten und fälschlich als kontinuierlich fortgeleitete Erkrankung statt als Aspirationsherde nach Drüsendurchbruch deuteten, sind mit der „Sekundärinfiltrierung" („Hiluslungeninfiltrierung") zunächst *nicht* identisch.

[2]) Also die eigentliche WEIGERT-MICHAELsche „Hilustuberkulose".

den pulmonalen Metastasen sind die SIMONschen Spitzenherdchen wohl die markantest umschriebenen Formen. Weder Primär- noch Reinfekte sind sie zunächst harmlose Spitzenmetastasen auf Grund des Übertritts von spärlichem Virus in die Blutbahnen. Doch liegt es nahe, sie als Ausgangspunkt derjenigen tertiären Phthiseform anzusehen, die durch endogene Verbreitung von der Lungenspitze aus entstehen. Von diesen Herdchen leitet eine Reihe mit allen Übergängen über die disseminierte Tuberkulose mit ihren nur ganz allgemein zu umschreibenden und recht verschwommen gekennzeichneten juvenilen oder larvierten Formen (HOLLO) bis zur akuten Miliartuberkulose hin. Auch die LIEBERMEISTERschen Befunde von Tuberkelbacillen teils im Blut, teils in den erkrankten Geweben selbst bei den verschiedensten anscheinend nicht zur Tuberkulose gehörigen Krankheitszuständen, wie Asthenie, Gelenksrheumatismus, Endokarditis, Sehnenscheidenentzündung u. v. m. scheinen larvierte und atypische, der Sekundärperiode angehörige Disseminationen zu betreffen. Eine recht geschickte Zusammenstellung der mehr oder weniger sicher dem Sekundärstadium der Tuberkulose angehörenden klinischen Erkrankungsformen gibt die Tabelle von IGNATOWSKI und LEMESIC, die ich am Schluß zum Abdruck gebracht habe. Die angedeutete Linie dieser Übergänge findet ihren Ausdruck besonders in dem klinischen Entwicklungssystem NEUMANNS, in dem die Entstehung miliarer Aussaaten aus den kleinen Ausstreuungsherdchen, der sog. „Miliaris discreta" und ihre Umwandlung in die „Phthisis fibrosa densa" hervortritt.

c) Periode der relativen Immunität (Tertiärstadium).

Ging das Sekundärstadium übergangslos aus dem Primärkomplex hervor, wie es ja auch biologisch nichts anderes bedeutete als Propagation auf den Gesamtorganismus, innige Berührung dieses letzteren mit dem Virus, mehr oder weniger entschiedenen und ausgetragenen offenen Kampf zwischen beiden, mit einem Wort den Weg von der Jungfräulichkeit zur Durchseuchung, zur Abnahme der Giftempfindlichkeit und zu allmählichem Erwerb humoraler Immunisierung bezeichnete, so liegen die Verhältnisse für das Tertiärstadium in keiner Weise klar. Während wir die Schwelle des zweiten Stadiums, den Primärkomplex, in jeder Weise gut kennen, fehlen uns für die genetische Voraussetzung des dritten Stadiums, die Bedingungen seiner Möglichkeit, exaktere Kenntnisse. Hier liegt ja auch etwas ganz Neues, dem bisherigen Ablauf entschieden Fremdes vor. Die isolierte Organphthise, das Bild im Rahmen des Tertiärstadiums, erweist sich vom Primärkomplex abweichend. Denn dieser zeigte von vornherein Neigung zu Abkapselung, Statik und Latenz, die tertiäre Phthise dagegen ist, wenn auch in jedem Moment ihres Bestehens die Möglichkeit des Stillstandes gegeben ist, gewöhnlich eine progressive Erkrankung. Der Primäraffekt erzeugt in kurzer Frist gleichsinnige, ihn an Ausdehnung und Stärke übertreffende Erkrankung der örtlichen Lymphknoten. Die tertiäre Organphthise läßt diese dagegen für gewöhnlich frei bzw. erzeugt in ihnen nur abortive Spättuberkel. Noch sinnfälligere Unterschiede bestehen gegenüber dem Sekundärstadium. Die Generalisation, das vornehmste Kennzeichen des letzteren, fehlt der tertiären Phthise. Erst wenn die Untersuchung auf hämatogene Metastasen negativ ausfällt, sind wir berechtigt, das Vorhandensein eines Tertiärstadiums anzunehmen.

Dennoch ist die isolierte Phthise Endglied einer Reihe von Krankheitsbildern, die im wesentlichen diesem Sekundärstadium zugehören. Das Tertiärstadium steht gewissermaßen auf den Schultern all dieser Krankheitsetappen, wenn diese auch keineswegs notwendig durchlaufen sein müssen. Indessen hat vor allem RANKE immer betont, daß sich eine typische endobronchial ausbreitende Lungenerkrankung, die der isolierten Phthise entspricht, auch noch innerhalb der Generalisationszeit entwickeln kann. In diesen Fällen geht also das Tertiärstadium unmittelbar aus einer früheren Krankheitsepoche hervor, d. h. wir finden ein ausgebildetes primäres und sekundäres Stadium vor, dem bald ein Aufhören der Generalisation, ein Zurücktreten der Blutwegmetastasen gegenüber der örtlichen Organzerstörung folgt. Oder aber: wir haben einen Primärkomplex vor uns, der bei abortiv bleibender Generalisation direkt in einen lokal organzerstörenden Prozeß übergeht. In diesen Fällen ist mit Einheitlichkeit des Virus zu rechnen, dessen Generationen sämtliche vorhandenen Formen hervorgerufen haben. Die hierhergehörigen selteneren Fälle sind zum Teil unter den allerdings mehrdeutigen ASCHOFFschen Begriff der Pubertätsphthise zu subsumieren. Ich habe an anderer Stelle gezeigt, daß rein anatomisch in diesen Begriff Inhalte eingehen, die, nosologisch von verschiedener Wertigkeit, die Forderungen der ASCHOFFschen Definition erfüllen. Daß diese Formen, auf die wir weiter unten noch zurückkommen werden, schließlich nichts mit Pubertätszeitalter mehr zu tun haben, was mir REDEKER zum Vorwurf gemacht hat, fällt somit nicht meinen Ausführungen, deren sachliche Richtigkeit REDEKER ausdrücklich anerkennt, sondern vielmehr diesem ASCHOFFschen Begriff als solchem und seiner Festlegung in seinem Wiesbadener Vortrag zur Last. — Bei den hier zu besprechenden Pubertätsphthisefällen würde es sich also um die rasche Aufeinanderfolge von mehr oder weniger proliferierendem Primärkomplex mit mehr oder weniger ausgebildeter Generalisation und der tertiären Phthise handeln. Ich habe versucht, das damit gegebene nosologische Ereignis als Stadieninterferenz bzw. Stadieninterposition abzugrenzen. RANKE selbst hat ja die Möglichkeit und das Vorkommen derartiger Überkreuzungen von Stadien durchaus berücksichtigt und beschrieben. Er veranschaulicht die einschlägigen Verhältnisse durch schematische Figuren sich teilweise überdeckender Rechtecke und Kreise. Danach muß es also möglich sein, Fälle zu erfassen, in denen eine tertiäre Phthise neben den Zeichen der abgelaufenen bzw. langsam abebbenden älteren Tuberkuloseperiode vorliegt. Nimmt man jedoch das Tertiärstadium ganz streng als dasjenige an, das eine isolierte Organphthise ohne Metastasen auf dem Blutwege zeigt, ist also die Diagnose des Tertiärstadiums lediglich eine Ausschließungsdiagnose und gibt es nur das allein ausschlaggebende negative Kriterium des Fehlens von Metastasen, ist mithin das Kennzeichen der apikocaudalen Organzerstörung nur ein sekundäres und additionelles, so wird es schwer fallen, hierhergehörige Fälle herauszufinden. Fällt der Beginn der Tertiärperiode in das Bestehen sekundärer Ausbreitung bzw. die Proliferation und Generalisation des Primärkomplexes, so werden wir nach strenger Auffassung bei Vorhandensein hämatogener Metastasen das Tertiärstadium nicht diagnostizieren können bzw. es wird überhaupt nicht vorhanden sein. Mithin gäbe es eine solche Stadieninterferenz überhaupt nicht. Die sonst typischen Merkmale des Tertiärstadiums, also z. B. eine apikocaudal verlaufende Lungenschwindsucht, würde dann zum Sekundärstadium zu rechnen sein, wenn sonst noch Metastasen vorhanden sind. Dieser z. B. von DIEHL vertretene extreme Standpunkt enthält zweifellos ein richtiges Prinzip. Wir werden uns ihm für diejenigen Fälle anschließen können, in denen eine anscheinend tertiäre Phthise eng mit frischen, noch floriden und sehr aktiven Blutwegmetastasen bzw. einem lebhaft örtlich fortschreitenden Primärkomplex kausal eng verknüpft erscheint. Handelt es sich dagegen um Fälle mit notorisch zurücktretenden Blutwegmetastasen, notorischer Neigung dieser zu Latenz und weitgehender Rückbildung des Primäraffektes sowohl wie der zugehörigen Lymphabflußmetastasen, so wird dennoch Stadieninterposition zu erwägen bleiben. Die bedingungslose Abhängigkeit der Diagnose Tertiärstadium vom Fehlen gröberer, selbst obsoleter Blutwegmetastasen wird in diesen Fällen doch immer wieder problematisch erscheinen. Die Zukunft wird lehren, inwieweit die Annahme von Stadieninterferenzen, der z. B. REDEKER durchaus zuneigt, in den Einzelbeobachtungen statthaft ist.

Meist jedoch liegen bei Entstehung des Tertiärstadiums Primäraffekt und Sekundärstadium lange zurück, ehe die neue Tuberkuloseform die ausgesprochenen Immunitätszüge der Tertiärperiode aufweist. Gewöhnlich finden wir dann einen alten versteinten Primärkomplex und in einem gewissen, kaum sehr hohen Prozentsatz der Fälle auch Spuren eines abgelaufenen Sekundärstadiums. Naturgemäß ist es ein Desiderat der Lehre von der Phthiseogenese, diesen Prozentsatz zu kennen. Denn seine Kenntnis würde ohne weiteres die Beurteilung zulassen, ob ein in größerem Umfange durchlittenes Sekundärstadium eine Immunität hinterläßt, die sich in Ausbleiben oder besonderer Milde einer entstehenden Tertiärperiode äußert. Nach BEITZKE zeigt nur ein Siebentel der alten Primärkomplexe beim Erwachsenen ein frisches Fortschreiten über die Bronchialdrüsen. Die gleichmäßige Verteilung produktiver und exsudativer Prozesse im Tertiärstadium in Fällen ohne vorangegangene Organphthise und das absolute Vorwiegen produktiver Veränderungen in Fällen mit Organphthise, wie es AIDELSBURGER gefunden hat, spricht ja durchaus im Sinne dieser Immunisierung, die uns auch sonst aus allen übrigen bekannten Tatsachen geläufig ist. AIDELSBURGER fand ferner bei Organphthisen mit nachfolgender Lungenphthise letztere als Todesursache in 13%, während sie es in 65% war, da wo keine Organphthise der Lungenphthise vorhergegangen war. — Doch fehlen, soweit ich sehe, noch zuverlässige und eindeutige Angaben in der skizzierten Hinsicht. Ja sogar über die Häufigkeit und Art des Primärkomplexes bei tertiärer Phthise sind wir trotz mancher von der Klinik gemachter hoffnungsvoller Ansätze (BALLIN, WUCHERPFENNIG, DIEHL) noch nicht abschließend orientiert. Auch hier ist nur das wichtigste Fazit, daß ein gut ausgebildeter Primärkomplex gewisse Immunitätszüge des betreffenden Individuums erkennen läßt. WUCHERPFENNIGs Erhebungen zeigten, daß der Primärkomplex in 51% der Fälle ohne tertiäre Phthise, in 31% bei leichten bzw. indurierenden Prozessen, auch mit Pleurabeteiligung, in 10,5% bei mittelschweren als gutartig zu beurteilenden Phthisen und in nur 7,5% bei fortschreitenden und kavernösen Prozessen vorhanden war. Die exsudativen Phthisen ließen in 34%, die produktiven nur in 7% der Fälle den Primärkomplex vermissen. Dabei zeigte sich, wie auch bei BALLIN, das weibliche Geschlecht hinsichtlich des Befundes von Primärkomplexen bevorzugt.

Jedenfalls ist es ein neues, von den früheren Perioden mindestens zeitlich getrenntes Eindringen von Virus, das zur Entstehung der tertiären Phthise führt. Man bezeichnet dieses Neueindringen gern als Reinfektion. Leider fordert dieser Begriff zu Mißbrauch heraus. Denn eine echte Reinfektion ist die tertiäre Phthise schon ex definitione sowohl des Begriffs Reinfektion wie des der tertiären Phthise niemals. Verstehen wir unter letzterer den Ausdruck einer gewissen durch das Überstehen früherer Krankheitsperioden erworbenen Immunität, unter Reinfektion aber die Neuansteckung eines biologisch dem Virus wieder vollkommen jungfräulich gegenüberstehenden Organismus, so kann die gewöhnliche tertiäre Phthise unmöglich Folge einer Reinfektion in strengem Sinne sein. Echte Reinfekte gibt es zweifellos, wie SCHÜRMANN gezeigt hat, auch bei der Tuberkulose. Es handelt sich hierbei um alte Leute, bei denen der phasische Ablauf der ersten Tuberkulosegeneration vollendet ist, und die betreffenden Individuen nunmehr bar jeder spezifischen Allergie sich etwa so wie neugeborene Kinder zum Virus verhalten. Entsprechend findet man bei diesen Fällen einen uralten Primärkomplex meist in der Lunge, evtl. noch von diesem abhängige Narben und Reste eines alten Sekundärstadiums, evtl. auch Tertiärstadiums, vor allem aber in einem anderen Lymphabflußgebiet, wie dem des alten Primärkomplexes, eine frische Ausbreitung der Tuberkulose, die nun wieder dem Gesetz des periodischen Ablaufs von Primär-, Sekundär- und Tertiärstadiums folgt, meist aber durch ausgedehnte Generalisation rasch zum Tode führt. Der Beweis, daß es sich um solche Formen handelt, ist exakt natürlich nur dann zu führen, wenn getrennte Lymphabflußgebiete von Primäraffekt und Reinfekt beansprucht werden. Die rasche Generalisation, zu der der Reinfekt zu führen pflegt, weist ebenso wie die Entstehung des letzteren auf die Allergiearmut der betreffenden Individuen hin. SCHÜRMANN nimmt einen Zeitraum von etwa 50 Jahren als notwendige Spanne zum Ablauf eines Tuberkulosezyklus an.

In diesem Zusammenhange bemerkenswert ist die Tatsache, daß wir bei alten Leuten überhaupt gar nicht so selten Generalisationen, besonders Tuberkulose der serösen Häute, sehen. Oft ist es hier nicht ein Reinfekt, sondern ein alter Primärkomplex, von dem sie ihren Ausgang nehmen. Es scheint dann so, als sei der Vorrat an Allergie, die aus diesem stammt, allmählich zur Neige gegangen, so daß nun endogen — es ist hierbei mit Spätabbau bzw. Späterweichung alter Herde zu rechnen — ein zweites Stadium entsteht, dessen Auftreten der Primärkomplex und die von ihm ausgehende Durchseuchungsresistenz wegen des zu lange verstrichenen Zeitraumes nicht hat verhindern können. Auch hier ist die Bezeichnung Reinfektion also nicht am Platze.

Die gewöhnliche tertiäre Phthise jedoch hat, wie man sieht, mit der echten Reinfektion überhaupt nichts zu tun. Bei ihr erfolgt die Neuansteckung in einem allergischen Organismus, und gerade *weil* sie in einem solchen auftritt, entwickelt sie sich ja als tertiäre Phthise. Die Neuansteckung kann naturgemäß rein begrifflich sowohl von außen — als exogene Superinfektion, wie von innen her — als endogene Metastase, von seiten des alten Primärkomplexes, erfolgen. Letzteres steht dem Modus nahe, den wir soeben für die häufig generalisierende Greisentuberkulose angaben, nur daß bei ihr erst ein zweites Stadium entsteht, während bei Entwicklung der tertiären Phthise dieses schon manifest oder latent überwunden ist. Begreiflicherweise neigte man dazu, einen dieser Modi als absolut und obligatorisch anzunehmen und hat eine Reihe auf Grund verstandesmäßigen Kalküls und der Auswertung von Befunden gewonnener Argumente für die exogene Superinfektion auf der einen und die Metastase auf der anderen Seite beigebracht. Auf diese ist jetzt näher einzugehen.

Es ist vor allem das Verdienst der Freiburger Schule mit ASCHOFF und PUHL, die Vorgänge bei Entstehung der tertiären Phthise besonders ins Auge gefaßt und zu ihrer Erforschung angeregt zu haben. PUHL ist im Verlauf seiner Untersuchungen an tuberkulösen Primärkomplexen zur Aufstellung eines morphologischen Begriffes „Reinfekt" („Superinfekt") geschritten. Doch handelt es sich hierbei nicht um einen so scharf umschriebenen nosologischen und pathologisch-anatomischen Begriff, wie etwa den des Primärkomplexes, sondern einfach um den anatomisch erfaßbaren Herd an der präsumtiven Stelle der Superinfektion, d. h. also den mutmaßlich ältesten und Ausgangsherd der isolierten Lungenphthise. Es liegt auf der Hand, daß dieser Befund zu einem Vergleich mit dem gleichzeitig vorhandenen obsoleten Primäraffekt herausfordern muß. Die morphologischen Einzelheiten beider Herde sind hier nun nebeneinander zu betrachten.

Schon grob-morphologisch und in äußerlichen Zügen ist die Unregelmäßigkeit an den von PUHL als „Reinfekte" angesprochenen Herden ausgeprägt. Im Gegensatz zum Primäraffekt sind sie meist vielfach — unter PUHLs 43 Fällen 30mal; ihre Zahl schwankte zwischen 2 und 5. Sie sind ausgesprochen groß und vielgestaltig. Liegt ferner der alte Primäraffekt in ruhendem und normalem, meist nur emphysematös geblähtem Lungengewebe, so besitzt der PUHLsche Herd eine breite Randschicht fibrös-anthrakotischen Gewebes.

Was aber vor allem Primäraffekt und „Reinfekt" grundsätzlich unterscheidet, ist das Fehlen der Drüsenbeziehung bei letzterem. In allen differentialdiagnostischen Fragen — auch der Primärherd kann besonders durch sekundäre Infiltration in anthrakotisch induriertem Gewebe liegen — gibt dieses Kriterium den Ausschlag. Die übrigen sind durchaus sekundär. So auch die meist trockenkäsige bis kreidige, nur selten fest verkalkte und in der Regel nicht verknöcherte Beschaffenheit des „Reinfekts" im Gegensatz zum Primäraffekt, ferner die immerhin wichtigen Differenzen der Lage: Der Primäraffekt findet sich meist in den bestbeatmeten caudalen Teilen des Oberlappens oder den kranialen des Unterlappens, gewöhnlich unmittelbar unter der Pleura, der „Reinfekt" sitzt meist in der Spitze, nicht unmittelbar unter dem Pleuraüberzug, der aber beim „Reinfekt" oft in Gestalt hyalin-cartilaginöser Stränge oder Schwielen beteiligt ist.

Ebenso bestehen im histologischen Bilde ausgesprochene Unterschiede von Primäraffekt und Superinfekt. Stellt ersterer stets eine käsige Hepatisation mit Erhaltung des Elastingerüstes dar, so mischen sich bei den von PUHL umschriebenen Herdbildungen solche alveolär-pneumonischen, wie acinös produktiven und solche käsig-bronchitischen Charakters. Letztere erinnern an die bekannten, früher für primär gehaltenen tuberkulösen Herde BIRCH-HIRSCHFELDs im Bereich besonders des Bronchiolus apicalis posterior zweiter bis fünfter Ordnung, ferner die SCHMORLs und ABRIKOSOFFs. Sie stellen die beginnenden Veränderungen der tertiären Lungenphthise und bekanntlich Zufallsbefunde bei Sektionen interkurrent Gestorbener dar und haben deswegen bis zur allgemeinen Anerkennung des GHONschen Herdes eine unverdiente Rolle für die Erkenntnis des Gesamtablaufs der Tuberkulose gespielt.

Wie am obsoleten Primärkomplex finden wir auch am sog. Superinfekt stark ausgesprochene Kapselbildung. Aber während am Primärkomplex die innere von ASCHOFF sog. „spezifische Kapsel“ größere Ausdehnung gewinnt, tritt sie am PUHLschen Herd gegenüber der äußeren sog. „unspezifischen Kapsel“ weit zurück. Die spezifische Kapsel entsteht durch Anlagerung hyaliner Massen an die Epithelioidzellen des Herdrandes. Es kommt durch gleichzeitige Schrumpfung der zum Teil zugrunde gehenden Zellen zur Ausbildung des typischen, von uns mehrfachen beschriebenen hyalinen groben und kernarmen Bindegewebes. Ob und inwieweit kollagene bzw. hyaline Umprägung bereits käsiger Randteile in Frage kommt, steht noch dahin. Wir möchten es nach eigenen Beobachtungen keineswegs in Abrede stellen. Auch das Zustandekommen des groben hyalinen Bindegewebes auf metaplastischem oder degenerativem Wege, durch Quellung vorgebildeter bindegewebiger oder epithelioider Elemente, ist unseres Erachtens nicht so ganz zugunsten der interfibrillären Hyalinablagerung von der Hand zu weisen. Durch Einwanderung histiocytärer Anthrakophagen oder auch wohl freien Kohlepigments erhält die spezifische Kapsel öfters größere Beimengungen von Ruß. Auf das Vorhandensein von Capillaren, wie überhaupt auf gewisse dynamische Stigmata dieser anscheinend so starren mesenchymatischen Bildung und ihre große Rolle bei der späteren Verknöcherung der Herde (s. u.) hat neuerdings WURM aufmerksam gemacht. Die Anbildung der spezifischen Kapsel an den Käseherd löst wiederum in ihrer Umgebung lebhafte Reaktionen aus. Diese tragen kaum noch den Charakter tuberkulöser Bildung und werden deswegen zwecksmäßig unter dem Begriff der unspezifischen Kapsel zusammengefaßt. Erheblich kernreicheres und feiner gefasertes Gewebe bildet hier, von den Gefäßen oder Bronchien ausgehend, eine Hülle aus atelektatisch-indurierendem Gewebe.

Auch der PUHLsche Herd läßt diese beiden Kapseln deutlich erkennen, aber die unspezifische Kapsel nimmt bei ihm einen gemeinhin viel größeren Raum ein als die innere spezifische. Der Primäraffekt liegt ja, wie wir sahen, im wesentlichen in ruhendem Gewebe, der sog. Superinfekt dagegen wird gewöhnlich in relativ frisch erkranktem Milieu aufgefunden. Dabei kommen naturgemäß Ausnahmen vor. Der Primäraffekt kann in sekundär infiltriertes Gewebe zu liegen kommen — besonders bei nachträglicher Ausbildung einer tertiären Phthise, die unter Umständen sogar zu seiner Ausstoßung oder Lockerung führt (vgl. u. a. die Beobachtung von SIEGEN). Oder aber: Auch der Primäraffekt liegt nicht in einem ihn unmittelbar umgebenden ruhenden Lungengewebe, sondern in einem breiten dichten Narbengebiet, das reich an glatten Muskelfasern und Bindegewebe ist. Hier könnte man also ebenfalls von einer breiten unspezifischen Kapsel sprechen, aber im Gegensatz zu der des PUHLschen Herdes besteht diese doch aus völlig ruhendem alten Narbengewebe, das in der Rückbildung der krankhaften Veränderungen der Herdumgebung der relativ frischen unspezifischen Kapsel des PUHLschen Herdes weit voraus ist. Es scheint mir, als ob mindestens eine Verwandtschaft diese breiten unspezifischen Kapseln alter Primäraffekte mit den von SIEGEN beschriebenen Lymphgefäßbindegewebsstielen an verknöcherten phthisischen Primäraffekten verbindet. Wir werden weiter unten auf diese ausführlich zurückkommen.

Endlich ist die Verknöcherung bei alten Primärherden ein gewöhnliches Ereignis, während sie in sog. Superinfekten gewöhnlich fehlt. Die Verknöcherung des Primäraffektes zerfällt in die der spezifischen Kapsel und die des verkalkten Herdinneren durch Resorption der Kalkmassen unter gleichzeitiger Anbildung von Knochenbälkchen. Die hyaline Kapsel kann dabei in ganzer Breite ergriffen sein, oder aber die Knochenbälkchen finden sich zwischen Kalkmasse und hyaliner Kapsel. Die Knochenzellen sind länglich, ähneln den Zellen der spezifischen Kapsel. Ostogene oder ostoklastische Zonen fehlen. Ist die Knochenbildung an der Kapsel ausgesprochen, so kommt es zum Einwachsen von Granulationsgewebe, teils aus der unspezifischen, teils aus der spezifischen Kapsel, in die Kalkmassen hinein, wobei letztere in frisches Keimgewebe verwandelt ist. Vielfache Sprengungen der fibrösen Abkapslungen und Aufsaugung der kalkig-nekrotischen Massen durch dieses unspezifische Granulationsgewebe folgt; stellenweise ist es sekundär infolge Freiwerdens der in der Kalkmasse eingekapselten Tuberkelbacillen tuberkelhaltig. In ihm entsteht metaplastische Verknöcherung und sekundäre Ausbildung von Fett- oder ödematösem Pseudofettmark. Nach Wurm sind es Diffusionsstörungen an der Grenze von Granulationsgewebe und Kalkmassen, provoziert evtl. durch die Verknöcherung der spezifischen Kapsel, die zur Knochenbildung führen. Durch Überlastung des Granulationsgewebes mit den durch die resorptiven Vorgänge in Lösung gehenden Kalkmassen werden die Diffusionsstörungen hervorgerufen. Manchmal erscheint die spezifische Kapsel als Corticalis, zu der der ganze übrige, nunmehr resorbierte Herd als großer Markraum gehört (Puhl).

Alle die so gekennzeichneten Vorgänge der Kalkauflösung und Knochenbildung — an Primäraffekten durchaus gewöhnliche Ereignisse — fehlen am Puhlschen Herd meist ganz. Aus alledem ergibt sich eine weitere Trennung von Primäraffekt und Puhlschem Herd, eine ausgedehnte zeitliche Differenz in ihren reparativen Phasen.

Schon das spricht nach Puhl durchaus gegen die Metastase als gewöhnlichen Entstehungsmodus des sog. Reinfektes. Wie sollten auch von einem völlig abgekapselten und versteinten Herde, wie es der Primärkomplex ist, Tuberkelbacillen in den Kreislauf gelangen und auf dem Blutwege zur tertiären Phthise führen? Und ferner: Wenn selbst virulente Bacillen vom versteinten Primärkomplex aus in den Kreislauf gelangen, wie kommt es, daß sie dann eine isolierte Lungenphthise erzeugen, nicht aber noch in anderen Organen angehende Metastasen setzen? Die Organdisposition der Lunge, ihre Rolle als Sammelbecken der Blut- und Lymphgefäße, wäre allein nicht imstande, dieses ausschließliche Befallenwerden auf hämatogenem Wege zu erklären. Der Puhlsche Herd mit all seinen Merkmalen entsteht also exogen, bronchogen.

Die Frage nach der Pathognomonität des Puhlschen Herdes ist hier zunächst zu erörtern. Von den Puhlschen abweichende Befunde hat schon Grass beschrieben. Er zeigte, daß neben echten Puhlschen Herden auch solche ohne Lymphknotenbeziehungen vorkommen, die sonst die Kennzeichen des Primäraffektes aufweisen. Ich selbst habe mehrfach ähnliches gesehen. Im großen und ganzen jedoch sind wir geneigt, mit Heilmann, Siegen, Wurm u. a. an der Bestimmbarkeit des Puhlschen Herdes festzuhalten. Es wird natürlich immer Fälle geben, in denen eine Entscheidung, ob Primäraffekt oder sog. Reinfekt vorliegt, unmöglich ist. Es sind das vor allem solche, bei denen ausgedehnte Lymphknotenverkäsungen bestehen, so daß man nicht weiß, auf welchen Quellengebietsherd sie zu beziehen sind. Oder aber beide fraglichen Herde liegen im gleichen Abschnitt desselben Lymphabflußgebietes. In der Mehrzahl der Fälle wird sich jedoch die Diagnose stellen lassen, nur fragt sich, ob auch die von PUHL aus der verschiedenen Beschaffenheit von Primäraffekt und seinem Herd abgeleiteten Argumente allgemeinerer Art unanfechtbar dastehen.

Hier hat vor allem ULRICI eingewandt, daß einmal sehr wohl, und zwar sehr häufig isoliert bleibende tuberkulöse Herde allein in *einem* Organ auf dem Blutwege entstehen. Die große Zeitspanne ferner, die zwischen Primäraffekt und Reinfekt liegt und in ihren histologischen Differenzen zum Ausdruck kommt, ist keineswegs Grund zum Ausschluß einer Abhängigkeit des einen von dem anderen Herd. Abgesehen von der Gewebsumstimmung, die der erste Herd wahrscheinlich hervorgerufen hat und die in Rechnung zu ziehen ist, berücksichtigt die pathologisch-anatomische Betrachtung nur zu gern Minimalzeiten für die Entwicklung bestimmter Gewebsveränderungen, während sie für die Maximalzeiten durchaus unsicher ist. Die Erfahrungen an nach Jahrzehnten am gleichen Gelenk wieder aufflackernden Tuberkulosen, an mehr als 30 Jahre lang ablaufenden offenen Lungenphthisen, an isolierten Urogenital- usw. Tuberkulosen bei älteren Individuen mit Jahrzehnte zurückliegendem Primärkomplex und vieles andere mehr, behebt die Schwierigkeit, zwei Herde mit gänzlich verschiedener reparativer Phase in entstehungsgeschichtliche Abhängigkeit zu bringen.

Endlich ist auch die Frage, ob der PUHLsche Herd wirklich die Schwelle der tertiären Phthise abgibt, noch keineswegs restlos geklärt. Nicht selten fehlt der PUHLsche Herd bei tertiärer Phthise oder aber ist z. B. nach Beobachtungen von ULRICI, die sich in der täglichen Röntgenpraxis dauernd vermehren lassen, gerade auf der nichtkranken Seite der Lunge deutlich vorhanden. Nach alledem scheint der PUHLsche Herd eine nosologisch einheitlich zu wertende Erkrankungsform nicht zu bedeuten. Eine Reihe von Herdgruppen ganz verschiedener Dignität scheint uns vielmehr in den Rahmen dieses sog. Superinfektes zu passen. Gewiß können einige von ihnen auch den Ausgangspunkt der tertiären Phthise abgeben. Letztere hat die klinische, insbesondere röntgenographische Betrachtung der jüngsten Zeit mehr und mehr kennen gelehrt. Wir haben gelernt, in ihnen die Frühform der tertiären Phthise, die Entwicklung dieser im Obergeschoß der Lungen entstehenden Herde zur isolierten Organphthise zu verfolgen. Es sind das die zuerst von ASSMANN beschriebenen, später von REDEKER ausführlich gewürdigten infraclaviculären exsudativen Infiltrate bei exponierten, oft jugendlichen Personen. Sie beginnen mit Hervorrufung von Hilusschatten, zerfallen leicht kavernös oder aber zeigen bei sachgemäßer Behandlung gute Heilungstendenz, oder sie führen durch Bildung von Tochterherden und Aspirationsaussaaten zu einer echten, dann anscheinend apikocaudal verlaufenden tertiären Phthise. Der gekennzeichnete Verlauf ist nach REDEKER für das Pubertätsalter charakteristisch. Die Form der Phthise wird deswegen als Pubertätsphthise bezeichnet.

Wir sind diesem Begriff der Pubertätsphthise bereits oben bei der Besprechung der sog. Stadieninterferenz begegnet. Es ist von ASCHOFF geprägt und auf seinem Wiesbadener Vortrag über die natürlichen Heilungsvorgänge bei der Lungenphthise wie folgt umschrieben worden:

„Schließlich gibt es Übergangsformen, d. h. Phthisen mitkranial-caudal fortschreitenden ulcerösen Zerstörungen, die ganz dem Bilde der Phthise Erwachsener gleichen, bei denen aber im Gegensatz zur typischen Form die Lymphknoten stark mitbeteiligt sind, ja hochgradig geschwollen sein können, wenn sie auch nicht so sehr wie bei der kindlichen Phthise zur Verkäsung neigen. Solche eigenartigen Übergangsformen finden sich vor allem in der Pubertätsperiode, kommen aber bis in das fünfte Jahrzehnt vor, und zwar besonders dann, wenn die Phthisen einen mehr subakuten oder akuten Verlauf zeigen."

Zur Pubertätsphthise gehören also nach Aschoff apikocaudal verlaufende isolierte Phthisen verbunden mit ausgedehnter Mitbeteiligung der Lymphknoten, hochgradiger Schwellung und Verkäsung derselben. Es ist also nicht ein bestimmtes Lebensalter, das diese Formen kennzeichnet, sondern eine bestimmte morphologische Kombination. Wieweit dieser Begriff der Aschoffschen Pubertätsphthise gefaßt ist, habe ich an Fällen zu zeigen versucht, die im einzelnen nosologisch verschiedenartig zu werten, dennoch in die Aschoffsche Begriffsbestimmung eingehen. Es sind das einmal die Formen lokal fortschreitender, zu hochgradiger Zerstörung des Lungenparenchyms führender Primäraffekte, ferner die schon oben gekennzeichneten Interferenzen oder Interpositionen von Stadien (soweit die Annahme von solchen statthaft ist), also etwa die rasche Aufeinanderfolge von apikocaudal propagiertem Reinfekt bei Vorhandensein des relativ noch frischen Primärkomplexes mit käsigen oder nichtkäsigen Drüsentumoren. Endlich habe ich als dritte hierhergehörige Form Fälle beschrieben, in denen ein notorisch obsoleter Primärkomplex und die Isoliertheit einer typischen apiko-caudal verlaufenden Phthise diese Erkrankungsform als ausgesprochen tertiär kennzeichnete, außer dieser aber noch ganz frische konfluierende Drüsenverkäsungen vorhanden waren. In diesen Fällen zeigten die Lymphknoten der Lungenpforte entweder die Verkäsungen mit heftigen, oft hämorrhagischen Herdrandreaktionen, ferner schwieliger Periadenitis u. a., oder aber eine Mischung der das Sekundärstadium und die Veränderungen des Tertiärstadiums kennzeichnenden Drüsenerkrankung. Es fanden sich mitten in Drüsen mit konfluierenden Verkäsungen Sinuskatarrhe und großzellige Hyperplasien, auf der anderen Seite schwielige Periadenitis wie auch abortive Spättuberkel. Da es sich hier offensichtlich um dem Tertiärstadium aufgepfropfte Veränderungen handelt — auch bei histologischer Untersuchung zeigte sich der Primärkomplex völlig abgeschlossen und bot nicht die Anzeichen der lymphoglandulären oder fokalen Exazerbation — habe ich die Erscheinungsform dieser post- bzw. epitertiären Veränderungen als viertes Stadium der Tuberkulose bezeichnet. Das will zwar nicht besagen, daß ein Rückfall in sekundäre Allergien stattgefunden habe — ein solcher ist ja nach Ranke begrifflich gar nicht möglich —, aber die Heftigkeit der Herdrandreaktionen — ausgedrückt z. B. in zirkumfokalen Blutungen und hämorrhagischen Entzündungen — und die Ausbreitung kompakt käsiger Hilusdrüsenerkrankung erinnert doch sehr an die Reaktionsform des zweiten Stadiums. Daß diese letztere nicht vorliegen kann, zeigt vor allem das Fehlen hämatogener Metastasen, abgesehen von den allfälligen geringfügigen hämatogenen Endherden in den Parenchymen des Bauches[1]).

[1]) Inwieweit auch z. B. die bekannten Fälle terminaler Meningitis oder Miliartuberkulose (wie sie z. B. B. Fischer von Darmtuberkulose abgeleitet hat) bei allem Anschein nach tertiärer, bis zum Ende streng isolierter Phthise hierhergehören, wird sich meines Erachtens kaum begrifflich, als vielmehr nur von Fall zu Fall unter Berücksichtigung der Morphologie besonders der Lungenveränderungen (Kavernen!) entscheiden lassen.

Naturgemäß ist die Abgrenzung dieser letzteren Form nicht immer eindeutig möglich. Fehlen oder Vorhandensein gröberer hämatogener Metastasen wird hier für gewöhnlich die Entscheidung bringen. Lernen wir doch mehr und mehr, die Diagnose des Tertiärstadiums nicht sowohl auf das positive Kriterium des Vorhandenseins apiko-caudal fortschreitender Organzerstörung, als auf das negative des Fehlens größerer Blutwegmetastasen zu gründen. Liegt also eine Vielheit von kompakt verkästen Kartoffeldrüsen neben Organzerstörung und aktiven gröberen Metastasen (z. B. Meningitis) vor, so werden wir oft geneigt sein müssen, die Drüsenverkäsung auf eine sekundäre, meist hämatogene, ausnahmsweise zu anscheinend apiko-caudal verlaufender Zerstörung des Organs führende Erkrankung zu beziehen.

Die so gekennzeichneten, s. v. v. quartären, d. h. einem Tertiärstadium zeitlich aufgepfropften und kausal unterstellten Ablaufsformen sind natürlich grundsätzlich von dem zu trennen, was REDEKER unter Pubertätsphthise begreift. REDEKER ist vor allem auf die Weiterentwicklung des anatomischen Begriffs der Pubertätsphthise durch BEITZKE zurückgegangen. Danach finden sich in der Lunge „neben vorwiegend granulierend-acinösen Erkrankungsherden, wie sie der Reinfektionsperiode eigen sind, in den ad exitum kommenden Fällen überwiegend käsig-pneumonische Veränderungen, meist mit ulcerösem Zerfall, also mit Kavernen, die die Zeichen verhältnismäßig rascher Einschmelzung an sich haben: es fehlt die derbe schiefrige Schale der Kaverne bei chronischer Phthise; die Wand wird vielmehr durch ein spärliches schlaffes pyogenes Granulationsgewebe gebildet. Daneben finden sich einfache Erweichungen käsig-pneumonischer Herde, wie in der Primärperiode, und ferner kommen dazu häufig hämatogene Metastasen in entfernteren Organen sowie käsige Lymphdrüsenerkrankungen. Es sind dies Formen, die ASCHOFF als Pubertätsphthise bezeichnet hat, die vorwiegend im Pubertätsalter, aber auch im Kindesalter und bei spät erfolgter Primärinfektion auch im Mannesalter vorkommen; im höheren Alter habe ich sie nur ganz vereinzelt gesehen. Nach dem Gesagten ist diese Form gefährlicher als die chronische Phthise; ein Teil von ihnen mag ins Stadium der chronischen Phthise hinübergelangen, ein anderer Teil, wahrscheinlich der größere, geht vorher zugrunde.“

Man bemerkt in dieser Umschreibung unschwer die Verschiebung, die der ASCHOFFsche rein morphologische Begriff erfahren hat. Was hier vorliegt, kann nichts anderes sein als das, was wir mit dem Worte Stadieninterferenz umschrieben haben. Und in der Tat paßt das infraclaviculäre Infiltrat ohne Schwierigkeit in den Rahmen dieses Begriffes der Stadieninterposition. Für das infraclaviculäre Infiltrat steht einmal seine exogene Entstehung, ferner sein Charakter als Superinfekt fest, denn zuweilen läßt sich neben dem frischen Infiltrat noch der alte Primärkomplex nachweisen[1]. Das Infiltrat entspricht auch topographisch einem zweiten Primäraffekt. Wie dieser ist es offenbar Produkt einer Inhalationsinfektion mit wenigen Bacillen (B. LANGE) im Gegensatz zur käsigen Aspirationspneumonie, die durch gröbere Bacillenklumpen entstehen dürfte. Da es aber einen bereits allergischen Organismus trifft, wird aus ihm nicht der gewöhnliche, statisch abgeschlossene Primärherd, sondern

[1] Vgl. zu alledem die ausgezeichneten Ausführungen von ULRICI (Formen der Lungentuberkulose).

es neigt zu Resolution auf der einen und Rundkavernenbildung auf der anderen Seite. Die Entstehung des Superinfekts trifft in den REDEKERschen Fällen in eine Periode des Tuberkuloseablaufs, die noch durch relativ starke Empfindlichkeit gegenüber dem Virus, also das evtl. noch in Blüte begriffene Sekundärstadium mit Kartoffeldrüsen gekennzeichnet ist. Es liegt nach REDEKER die Entwicklung einer tertiären Phthise vor, deren erster Beginn noch in ein Stadium sekundärer Reagibilität fällt. Das von BEITZKE gezeichnete Bild würde dann der lebensletzten Erscheinungsform solcher Fälle, besonders derjenigen, bei der das Sekundärstadium mit seiner ihm eigenen Empfindlichkeit noch lange nach Entstehung des Superinfektes erhalten bleibt, entsprechen. Bleiben dagegen die hämatogenen Metastasen aus, sehen wir neben dem älteren Primärkomplex nunmehr die reine isolierte Phthise sich entwickeln, so entsteht das klassische Bild der Pubertätsphthise REDEKERs.

Bei alledem bleibe dahingestellt, ob nicht doch die beiden gekennzeichneten Formen der Stadieninterferenz von Sekundär- und Tertiärperiode und das sog. vierte Stadium unter einen gemeinsamen Oberbegriff — man nenne ihn nur nicht Pubertätsphthise, da die Fälle beider Untergruppen gewiß in allen möglichen Lebensaltern Ereignis werden können — zu subsumieren sind. Das Gemeinsame, was sie verbindet, wäre die Koinzidenz von Zügen verschiedener Phasen des Tuberkuloseablaufs. Es bleibt dringend zu erledigende Aufgabe, derartige Formen möglichst von vorneherein auseinander zu kennen, gleichsam den Phthisen aus irgendwelchen biologischen Kriterien anzusehen, ob man sich von ihnen des Auftretens grober Metastasen versehen kann, sie also dem Sekundärstadium angehören, oder aber ob echte isolierte Phthisen vorliegen, die unter Umständen zu posttertiären Drüsenverkäsungen führen. Es gilt mithin nach anderen klinischen Kriterien zu suchen wie denen der Metastasierung oder des Ausbleibens von Metastasen. Hoffnungsvolle Ansätze sind hier, wie erwähnt, im klinischen System W. NEUMANNs zu verzeichnen.

Doch kehren wir zum Reinfekt im Sinne der Freiburger Schule zurück! Welche Stellung kommt ihm nach alledem in der Frage des Ausgangsherdes der tertiären Phthise zu? Wie oben angedeutet, sehen wir im PUHLschen Herd eine Vielheit pathogenetisch verschieden zu wertender Herdgruppen. Wir können uns des Eindrucks nicht erwehren, als ob auch das infraclaviculäre Infiltrat eine reparative Phase eingehen kann, die es dem PUHLschen Herd außerordentlich ähnlich bzw. diesem identisch gestaltet. Bildet sich nun in der Umgebung des frischeren Herdes noch eine in Vernarbung ausgehende Infiltration, so ist es kein Wunder, wenn das zunächst *unter* dem Schlüsselbein gelegene Infiltrat nach apikal *über* das Schlüsselbein heraufgezogen wird und nunmehr als typischer PUHLscher Herd des Spitzengebietes erscheint. In diesem Sinne würde tatsächlich eine Gruppe gewisser Inhalte des recht weiten Begriffs PUHLscher Herd als das Substrat exogener Superinfektionen zu werten sein. Doch fehlen zum Beweise dessen noch die einschlägigen Serien von Röntgenphotographien bzw. die anatomischen Übergangsbefunde; der Eindruck kann auch trügen. Es könnte der PUHLsche Herd auch eine Erkrankungsphase für sich darstellen, die mit der tertiären Phthise im genetischen Sinne nichts zu tun hat. Das trifft wohl zweifellos für jene abortiven Spitzenherdchen zu, wie sie im Sekundärstadium auf Grund lymphoglandulärer Metastasen nicht selten entstehen und besonders von SIMON gewürdigt worden sind. Kein Zweifel, daß auch sie in obsoletem Zustande und in einer gewissen reparativen Phase als PUHLsche Herde in Erscheinung treten können. Hat doch PUHL ausdrücklich sowohl produktive wie exsudative Herde, ja sogar häufiger solche produktiven Charakters für den exogenen Superinfekt in Anspruch genommen.

Nach alledem darf der Modus der exogenen Superinfektion, betätigt in Bildung eines infraclaviculären Infiltrats, das morphologisch in den Hauptkennzeichen eines PUHLschen Herdes unter Umständen erfaßbar werden dürfte, als Ausgangsherd der tertiären Phthise für einen immerhin nicht ganz kleinen Prozentsatz der Fälle als wahres Ereignis angesehen werden.

Betrachten wir nunmehr die wichtigsten Argumente und Befunde, die für die Metastase, die sog. endogene „Reinfektion“ als vorzüglicher Weg der Phthiseentstehung angeführt worden sind.

Hier sind es vor allem die Befunde GHONS und seiner Schüler (POTOTSCHNIG, KUDLICH, SCHMIEDL), die besprochen werden müssen; sie betreffen den Drüsenanteil alter, anscheinend völlig obsoleter Primärkomplexe. An diesen fand GHON unmittelbar neben den versteinten Herden frische Spättuberkel und Schübe frischer Epithelioidzellen- und auch Käseherde, bei sonst tuberkulosefreien Lungen bzw. Fehlen der Tuberkulose im Quellgebiet überhaupt, was natürlich Grundvoraussetzung der gleich zu erörternden GHONschen Annahmen ist. Die Tuberkel folgten dem Ausbreitungsgebiet des alten Primärkomplexes, und ihnen waren ganz frische zweifellos hämatogen entstandene tuberkulöse Spitzenherdchen zuzuschreiben. Diese sind nach GHON die Ausgangsherde der nunmehr apiko-caudal fortschreitenden Lungenphthise. Sie ist mithin auf Grund einer „endogenen lymphoglandulären Reinfektion“ (besser Exazerbation oder Metastase) entstanden. Die Fälle dieser Art sind naturgemäß nicht häufig, immerhin ist bisher schon eine Reihe solcher gesammelt worden. SCHÜRMANN hat allein 46 entsprechende Fälle gebucht, d. h. 5,38% seines großen Materials. Meist war der Ausgangsherd ein steiniger, nicht altkäsiger. Wie SCHÜRMANN mit Recht hervorhebt, ist die Diagnose der lymphoglandulären Exazerbation aber stets eine solche per exclusionem. Die einschlägigen Fälle sind daher durchaus nicht sehr häufig. Die Befunde GHONS bedeuten so vielleicht die Aufklärung eines Teiles der fertigen Phthisen in ihrem Ursprung und sind im höchsten Maße von Allgemeininteresse, aber es würde doch bedenklich sein, diesen Weg als den vorwiegend begangenen in Anspruch zu nehmen. Daß die Vorbedingung eines Fehlens frischer tuberkulöser Quellgebietsveränderungen für die Diagnose endogener lymphoglandulärer Reinfektion streng gefordert werden muß, geht auch aus den neuen von GHON an 100 wahllos herausgegriffenen Tuberkulösen erhobenen Befunden hervor. Hierbei zeigten die Anguluslymphknoten in 90% der Fälle die verschiedensten tuberkulösen Veränderungen, die immerhin die Möglichkeit der hämatogenen Metastasierung bei Propagation der Tuberkulose vor Augen führen. Die Veränderungen bestanden einmal im Auftreten von Epithelioid- oder Epithelioidriesenzelltuberkeln mit oder ohne Verkäsung und GIESONsaum, ferner solcher neben alten Veränderungen mit histologisch sicheren Beziehungen zu den Tuberkeln, wie hyalinkalkige oder hyalinkreidige oder teilweise verkalkte Tuberkel oder kalkige Herde, die noch Riesenzellen zeigten; oder aber nur hyaline oder kalkige und hyaline Herde ohne erkennbare Tuberkulose. Zuletzt 4. reine Reticulumwucherungen mit teilweiser Hyalinisierung ohne erkennbare Tuberkulose.

Endlich sind noch neuere Befunde am Lungenteil des Primärkomplexes, dem alten Primäraffekt selbst, phthiseogenetisch von Bedeutung. Hierher gehören einmal die von SIEGEN unter HUEBSCHMANN erhobenen Befunde. SIEGEN fand Auflockerung des Zusammenhanges von innerer hyaliner und äußerer unspezifischer Bindegewebskapsel an alten Primärherden durch riesenzellhaltiges tuberkulöses Gewebe. In direkter Nachbarschaft dieses, die äußere Kapsel auseinanderfasernden und durchwuchernden tuberkulösen Gewebes lagen zahlreiche frische nekrotische Tuberkel. Am einen Ende des Herdes weichen die zirkulären Bindegewebsfasern auseinander und bilden zu einem größeren am Herd vorbeiziehenden Gefäß hin eine trichterförmige Ausbuchtung. All das in einem Fall, der aufs deutlichste ein Beispiel „endogener lymphoglandulärer Reinfektion" im Sinne GHONS darstellt, indem in den Lymphknoten der Lungenpforte ganz entsprechend alten, festeingekapselten, anscheinend reaktionslosen, zum Primärkomplex gehörigen Herden, frischere, in den oberen Paratrachealdrüsen ganz frische Tuberkel vorhanden sind, die nach Art und Anordnung dem alten Infektionsverlauf getreu folgen. Also ein der „endogenen lymphoglandulären Reinfektion" GHONS ganz ähnliches Bild — nur mit dem Unterschiede, daß hier auch am Primärherd selbst Exazerbationserscheinungen deutlich hervortreten. Die übrigen Beobachtungen SIEGENS betreffen weitere Lymphgefäßbindegewebsstiele alter Primärherde mit trichterförmiger Ausbiegung der sonst zirkulär verlaufenden Kapselfasern zu den Gefäßen der Nachbarschaft hin. In einem besonders lehrreichen Fall stand der zentrale Kalkherd durch einen Stiel mit dem Nachbarschaftsgewebe in Verbindung, der die beiden knöchernen Ringe durchbrach, die durch Markgewebe getrennt, den Herdkern umgaben. Auf Grund dieser und ähnlicher Befunde mußte eine offene Verbindung des Primäraffekts mit dem Außengewebe, insbesondere den Lymphbahnen, auf denen die Infektion der regionären Lymphknoten erfolgte, angenommen werden. Nur in Schnittebenen, die den Stiel nicht in der Mitte treffen, erscheint der Primäraffekt nach allen Richtungen in sich abgeschlossen. SIEGEN ist danach nicht nur geneigt, den Beweis der Möglichkeit endogener Reinfektion aus dem Befunde abzunehmen, sondern setzt auch nach dem Befunde von GHON und KUDLICH eine besondere Häufigkeit dieses Weges der Infektion voraus, da es stets an und für sich eine Seltenheit bleiben wird, auf solche im Beginn der Reinfektion stehenden Fälle zu stoßen, die einen Infektionsweg noch sicher erkennen lassen. Auf die weiteren hier verwendeten Argumente soll gleich nach Besprechung der ähnlicher weiterer Befunde näher eingegangen werden.

WURM hat besonders auf Sprengungen alter Primär- und Reinfekte durch einwachsendes Granulationsgewebe und die Zerlegung solcher Herde in viele Bruchstücke aufmerksam gemacht. Der zugrundeliegende Prozeß beginnt mit Veränderungen an den Gefäßen im Bereich der unspezifischen Kapsel. Perivasculäre Zellinfiltration, Auftreten großer Mononuclearer bewirkt Vorbuchtung, dann Auflockerung und Vascularisierung der spezifischen inneren Kapsel, in ihr werden Gefäße und Wucherung und Aktivierung ihres vorher durch Kollaps nicht bemerkbaren Zellagers sichtbar. Es ist ferner mit Enthyalinisierung des Bindegewebes und Rückbildung zu fibrillärem Bindegewebe zu rechnen. Also nicht nur Eindringen frischen Granulationsgewebes von außen, sondern auch Wiederaufleben der sonst eine vita minima führenden spezifischen

Kapsel wird Ereignis. Ist in die dicke Umgrenzungsmauer der hyalinen Kapsel Bresche geschlagen, so dringt ein an Makrophagen und Riesenzellen reiches Granulationsgewebe zum käsig-kalkigen Kern vor, und zwar an einer oder auch an mehreren Stellen der Zirkumferenz. Durch Vordringen und gegenseitiges Treffen des Granulationsgewebes nach Art perforierender Knochenkanäle wird der Herdkern in zahlreiche Bruchstücke zerlegt, die unter dem Bilde lacunärer Resorption unter Bildung von Riesenzellen zum Schwund gebracht werden. Das Granulationsgewebe wächst dann immer mehr zu Bindegewebe aus und enthält manchmal frische Tuberkel, die auf die Aufsaugung wenig virulenten, beim Abbau der käsigen Massen freiwerdenden Tuberkelbacillenmaterials zurückzuführen sind. Die Knochenbildung tritt dann zunächst hier und da an der Peripherie zur Auflösung gebrachter Herdteile ein; in der unmittelbar an den Knochen angrenzenden Kalkzone findet man einen mit Hämatoxylin intensiv blau färbbaren körnigen Saum, der auf Kalkniederschlag in feincorpusculärer Form und damit auf besonders hohe Kalkkonzentration im Bereich der entstehenden Verknöcherung hinweist; sie entsteht durch Stauung des mit Kalksalzen angereicherten Gewebssaftes. Zwischen kalkhaltigem Zentrum und Granulationsgewebe ist nach WURM ein Konzentrationsgefälle für das Calcium gegeben, in dem dauernd Kalk in Lösung geht und nach dem Granulationsgewebe hin weggeschafft wird. Dabei entstehende Diffusionsschwierigkeiten sind dann die Ursache der metaplastischen Knochenbildung, die durch Überlastung des Granulationsgewebes erfolgt. Sie tritt besonders dann auf, wenn die Eröffnung der Kalkherde nur an einer Stelle erfolgt. Erfolgt sie mehrfach, so tritt die oben beschriebene Zerschleißung ein. Der gebildete Knochen führt dann zur Umwandlung des Bindegewebes in Fettmark.

Die Argumente endlich, die zugunsten der endogenen Reinfektion als vorwiegenden Infektionsmodus angeführt werden, sind teils pathologisch-anatomischer, teils klinisch-epidemiologischer Natur. Erstere betreffen vor allem die Tatsache des differenten Sitzes von Primäraffekt und Reinfekt. Liegt jener vorwiegend in den caudalen Teilen des Oberlappens oder den kranialen des Unterlappens, so ist die Reinfektion meist in der Spitze lokalisiert. Der Primäraffekt entsteht nach allen Erfahrungen am Menschen und im Tierversuch aerogen, seine Lage ist diesem Entstehungsweg vollkommen adäquat, während sicher hämatogene Erkrankungen die Lungenspitzen bevorzugen (Miliartuberkulose). Folglich weist die unterschiedliche Lokalisation des Reinfektes auf andere als aerogene, nämlich auf hämatogene Entstehung hin. Und ferner: Ist die tertiäre Phthise Ausdruck einer teilweisen Immunität, Produkt der durch vorausgegangene Tuberkuloseformen veränderten Reaktionsart, so muß das Gebilde, das diese Immunität unterhält, nämlich der Primärkomplex, auch in dauerndem Austausch mit dem Organismus stehen, so etwa wie er durch Lymphgefäßbindegewebsstiele oder durch das den Herd zerschleißende Granulationsgewebe vermittelt werden kann. Wird der Primärkomplex völlig obsolet, so erlischt auch die Allergie. Man vergleiche die Fälle echter Reinfekte. Die Annahme völliger Abgeschlossenheit des Primäraffektes mit Unfähigkeit zur Metastasenbildung (PUHL) schließt mithin das Zustandekommen einer tertiären Phthise als Reaktionsform eines durch den Primäraffekt in partieller Immunität gehaltenen Organismus aus. Hinzu kommt der Hinweis auf den Gehalt auch uralter Primärherde an virulenten Tuberkelbacillen. Auch die epidemiologisch - statistischen Erhebungen (Hausinfektionen in Tuberkulosekrankenhäusern, Erfahrungen der ärztlichen Kehlkopfpraxis) sprechen nicht im Sinne erhöhter Ansteckung bei erhöhter Exposition (ULRICI). So hat BALLIN auf den Lupus als tertiäre Phthise des Hautorgans und seine fast sichere endogene Entstehung als Analogie zur tertiären Lungenphthise, ferner darauf verwiesen, daß manche als Tertiärformen angesprochene Fälle in Wahrheit primäre Spätinfekte darstellen, sowie endlich auf die REICHEsche Statistik, nach der bei Manifestwerden der tertiären Phthise die Quelle massiver und dauernder Infektion in 83% seit über 5 und in 61% seit über 10 Jahren ausgeschaltet war.

Im Gegensatz dazu wird noch für die exogene Superinfektion die Unmöglichkeit angeführt, aus dem Sitz eines Herdes auf seinen Entstehungsmodus zu schließen (BEITZKE), ferner entgegenlautende Erhebungen statistischer Art (BRÄUNING), die Möglichkeit einer Allergieunterhaltung auch seitens geschlossener Herde, die notorische Exposition von Individuen mit frischen infraclaviculären Infiltraten, die Bedeutung der Superinfektion für Aufflackern alter Herde und vieles andere mehr. Endlich ist auch noch über den apikalen Sitz des „Reinfektes“ und seine Bedeutung für die Pathogenese der tertiären Phthise letzthin zwischen BEITZKE und HUEBSCHMANN eine Kontroverse entstanden, deren lehrreiche und zum Teil neuartige Argumente der Mitteilung durchaus wert sind. Nach BEITZKE spricht apikaler Beginn der Lungenphthise nicht gegen deren exogene Entstehung, da auch die Kohlepigmentierung der Spitze Aspirationen dorthin voraussetzt. Auch der sicher aerogen entstehende Primäraffekt kann — seltener — in der Spitze sitzen. Der Widerspruch zwischen der Seltenheit aerogen-primärer Spitzentuberkulose und der Häufigkeit der tertiären Spitzenlokalisation gründet in den Unterschieden der allergischen Phase. Beim jungfräulichen Individuum haftet der Bacillus wegen der Empfindlichkeit des Gewebes dort, wo er zuerst hingelangt, d. h. an den bestbeatmeten Partien, nicht in der Spitze, beim Allergischen jedoch haftet er nur an besonders empfindlichen Teilen, eben der Lungenspitze. Hinzu kommt, daß nur ein kleiner Teil der alten Primärherde späterhin infektionstüchtig bleibt, und für die bekannten parafokalen Spättuberkel der Beweis hämatogener tertiärer Phthise keineswegs erbracht ist. Auch mußte man bei Annahme letzterer entsprechend den 10% boviner Primärtuberkulosen häufiger auch bovine Tertiärtuberkulose erwarten. Solche sind aber bisher nur in 3 Fällen bekannt geworden.

HÜBSCHMANN betont demgegenüber die Bedeutung der Bakteriämie und die tatsächliche Seltenheit von Spitzenprimäraffekten, die apikale Aspirationen zu Seltenheiten stempelten, worauf schon früher von ULRICI, GRASS, BALLIN u. a. hingewiesen war.

Indessen kann unseres Erachtens letzteres Argument natürlich nur für das normergische Individuum gelten. Ob auch in der Allergieperiode die Spitze frei von Virusaspiration bleibt, kann die Erfahrung vom Primäraffekt her nicht ausmachen. BEITZKEs Unterscheidung von Spitzenläsion beim jungfräulichen und allergischen Individuum bleibt daher rein begrifflich bis zur Beibringung tatsächlicher gegenteiliger Unterlagen unanfechtbar.

Im übrigen aber entfällt der ganze Drehpunkt der Kontroverse, wenn wir bedenken, daß der wahre apikale Beginn in keiner Weise für die tertiäre Phthise bisher sichergestellt erscheint, wie auch die Lehre von der apikalen Disposition angefochten wird (WALSH, REINDERS).

Überblicken wir alle diese Befunde und die sich widersprechenden Argumente, so ergibt sich zunächst zugunsten exogener Entstehung die tatsächliche Beobachtung exogener Superinfekte (ASSMANN, REDEKER, ULRICI), deren Übergang in die tertiäre Phthise einwandfrei dargetan ist. Wie oben angedeutet, ist gut denkbar, daß diese Herde — soweit sie nicht kavernös zerfallen oder anderweit umgebildet werden — in den Begriff des PUHLschen Herdes mit eingehen, besonders wenn sich in ihrer Umgebung die unspezifische Kapsel herausbildet, die — schrumpfendes Narbengewebe — zu ihrer Verlagerung in die Spitzenteile führt. Die infraclavicularen Infiltrate demonstrieren ja auch deutlich, daß der exogene „Reinfekt" sicherlich nicht primär in der Lungenspitze liegt. Es besteht mithin kein Widerspruch in seiner Lokalisation gegenüber dem sicher aerogen entstehenden Primäraffekt. Fraglich bleibt nur, ob sich der exogene Entstehungmodus auf die Mehrzahl der tertiären Phthisen ausdehnen läßt. Daß der endogene Modus vorkommt, erscheint ebensowenig zweifelhaft und durch Beobachtungen und Argumente begründet. Allerdings müssen wir mit längerer Latenz des Ausgangsherdes bei der endogen entstehenden tertiären Phthise rechnen; denn in der dem Tertiärstadium eigenen Allergie kann der hämatogen entstandene Herd — also der endogene „Reinfekt" — nicht angehen. Bleibt er aber abortiv, so kann er auch die tertiäre Phthise nicht erzeugen, bleibt er nicht abortiv, so fällt er aus dem Rahmen der Allergie III heraus.

So erscheint es von vornherein verlockend, beiden Entstehungsweisen, sowohl der exogenen Superinfektion wie der Metastase die Möglichkeit der Phthiseerzeugung vorzubehalten. Etwa in dem Sinne, daß die wirklich apikal beginnenden Formen auf dem Blutwege, die übrigen exogen entstanden sind. Doch sind auch hier noch Bedenken möglich.

Die Erörterung der anatomischen Einzelzüge des Tertiärstadiums fällt eigentlich aus dem Rahmen unserer Untersuchung heraus. Sie gehört in den dritten oder speziellen Teil der pathomorphologischen Grundlagen der Tuberkulose. Er hat sich in der Hauptsache mit der Lungenschwindsucht abzugeben, die die überwiegende Mehrheit aller tertiären Phthisen darstellt. Dennoch können wir es uns wegen der eminenten praktischen Bedeutung nicht versagen, kurz auf die Grundzüge dieser Erkrankung einzugehen; besonders da die Untersuchungen der Freiburger Schule (NICOL) eine gegenüber der vorher herrschenden Lehre neue Situation geschaffen haben. Die NICOLschen Untersuchungen sind, wenn auch nicht in dem fruchtbaren Maße wie das RANKEsche System, ein mächtiger Antrieb für die Neuorientierung der Tuberkuloseklinik geworden und als solcher zu würdigen.

NICOL ging bei seinen Untersuchungen zunächst von dem nur scheinbar eindeutigen und klaren Begriff der Peribronchitis bzw. peribronchialen Tuberkulose aus. Die Unklarheit dieses Begriffes geht so weit, daß er bei demselben Autor etwas Verschiedenes, nämlich einmal die Ausbreitung eines Prozesses im respirierenden Parenchym der bronchialen Umgebung schlechthin und auf der anderen Seite die Tuberkulose der Bronchialwand, besonders die lymphangitische Form derselben, bedeutet. Als anatomischer Grundprozeß kommt daher diese verschwommen und schlecht umschriebene Form nicht in Frage. Zur Aufstellung eines solchen greift NICOL vielmehr auf das grundlegende Strukturelement der Lunge, den Lungenacinis (RINDFLEISCH) zurück. Nach den eingehenden Untersuchungen von LOESCHCKE und der ASCHOFFschen Schule (HUSTEN) stellt der Acinus ein mit dem Bronchiolus terminalis, den Bronchioli respiratorii erster bis dritter Ordnung, den Alveolargängen und Lungenbläschen (Alveolarsäcken) abgestecktes elementares Bronchialsystem dar, das mit einem Gefäßsystem interferiert. Bronchiolus terminalis und respiratorius I. Ordnung sind die einführenden Engpässe des acinösen Systems, die sich in die weiten Röhrchen II. und III. Ordnung öffnen. Je weiter nach der Peripherie man vordringt, desto mehr zeigt sich der Acinus exzentrisch gebaut. Die Tatsache der Zwischenschiebung von Gefäßausbreitungen und der Ineinanderschachtelung verschiedener Acini ist besonders für die Erkenntnis der Herdformen und der anscheinend zentralen Herdvernarbungen wichtig. Die Bronchioli respiratorii zeigen den Übergang von zylindrischem Flimmerepithel in mehr kubische Deckzellen, also einen Epithelwechsel, sie und die Alveolargänge stellen nur einseitig (dort wo die Arterie anliegt) mit Epithel bekleidete und auf der anderen Seite vom respiratorischen Gewölbe überdeckte Rinnen dar, die mit Muskeln armiert sind. Diese Muskeln haben nicht nur die Bedeutung von Strebepfeilern und Regulatoren der sich in die Alveolargänge öffnenden Lungenbläschen, sondern sind auch für die respiratorische Verschiebung von Luftquanten bedeutungsvoll.

NICOL stellt also den Grundbegriff der acinösen Phthise auf. Der Prozeß entwickelt sich im Acinus bzw. in den Acinus hinein. Er kann entweder einen produktiven Charakter haben. Dann besteht die acinös-nodöse Tuberkulose; wir finden das typische Konglomerat gruppenförmig zusammenstehender kleiner grauer knötchenartiger Gebilde, die an Größe und Aussehen dem miliaren Tuberkel sehr ähnlich sind. Aus der Vereinigung dieser Herde mit länglichen, baumastartig verzweigten und kolbig verdickt endigenden Geweben entstehen kleeblatt- oder rosettenförmige Herdfiguren, schließlich traubenähnliche Bilder, während die Miliartuberkulose eine mehr gleichmäßige Herdverteilung zeigt. Mikroskopisch fällt an den Herden bzw. Herdgruppen, deren elastische Faserreste in idealer Verbindung die Konturen der Alveolargänge ergeben, auf, daß inmitten der Herde nie ein größerer Bronchus oder Bronchiolus aufzufinden ist, sondern daß diese immer außerhalb der eigentlichen Herde liegen. Rekonstruktionen aus Schnittserien beweisen nun, daß der Herd nichts anderes darstellt als den käsigen Ausguß eines Acinus. Die Verkäsung beginnt am Übergang des Bronchiolus respiratorius I. Ordnung in den Bronchiolus respiratorius II. Ordnung, also dort, wo sich der Engpaß in den relativ weiten Acinusmittelteil öffnet und offenbar Wirbelbildungen und Stauungen bestehen. Daß der den intraacinösen Herden zugrundeliegende gewebliche Urprozeß ein im Sinne der ORTHschen Dualitätslehre *produktiver* ist, lehrt das Bild sowohl an frischen intrabronchiolitischen wie intraalveolären Veränderungen. Auch die am Rande bereits verkäster Herde gelegenen Alveolen zeigen noch rein proliferative Veränderungen. Kompliziert wird die acinös-nodöse Herdbildung durch klein- und rundzellige, auch epithelioid- und riesenzellhaltige interstitielle Prozesse, die eine wichtige Rolle bei der späteren Induration spielen. Diese kommt auf zweierlei Weise zustande; einmal durch Kollaps mit Verwachsung der einander angenäherten Alveolarwände und auf der anderen Seite durch entzündliche von den Gefäßen ausgehende Bindegewebsbildung. Gerade die letztere erklärt durch die dem Acinus intermittierende Lage der Gefäßnetze den zentralen

Sitz der Narben. Es liegt also nur die Vortäuschung eines einheitlichen zentral vernarbenden und peripher fortschreitenden Herdes vor.

Dem acinös-nodös, vorwiegend proliferativen Prozeß innerhalb der Acini steht die vorwiegend *exsudative* Herdbildung vom Typus der käsigen Bronchopneumonie gegenüber. Die Bezeichnung lobulär für diese Prozesse trifft nicht immer das Richtige, da sich der bronchopneumonische Prozeß oft nicht an den Lobulus hält. Es gibt hier miliare, acinöse, sublobulär und lobulär ausgedehnte Erkrankungen. Der Prozeß teilt sich entweder direkt vom Bronchus — also endobronchial — den Alveolen mit, teils greift er von der Bronchialwand aus peribronchial auf die Lungenbläschen über. Doch ist es selbst bei genauerem Studium schwierig, die einzelnen Herde nach Topographie und Ausdehnung genau festzulegen. Der nodös käsig-bronchopneumonische Herd bildet nun den Grundprozeß der mehr akut und schnell fortschreitenden Phthise. Charakteristisch für ihn ist die schnelle Verkäsung der Exsudate, wobei granulierende und indurative Veränderungen gewöhnlich nur vorübergehende Begleiterscheinungen darstellen. Doch wechselt die Quantität der proliferativen Einschläge in weitem Umfange nach der Schnelligkeit des Fortschreitens der Erkrankung. Auch hier wird manchmal ein zentraler Sitz von Narben vorgetäuscht.

Bindeglied beider Grundformen ist die käsige Bronchitis. Doch ist die käsige Bronchitis gewöhnlich nicht, wie ABRIKOSOFF meint, der primäre Prozeß, sondern es besteht ein allmähliches Zurückweichen der Veränderungen vom Acinus in die Bronchiolen und Bronchien herauf. Die käsige Bronchitis ist gewöhnlich der Vermittler exsudativer Aspirationsherde aus erweichten oder kavernös zerfallenen produktiven Herden.

Die lokalen hämatogenen und lymphangitischen, im Zwischengewebe sich abspielenden Veränderungen sind gegenüber dem beherrschenden acinösen Prozeß lediglich Begleiterscheinungen.

Eine Lymphgefäßtuberkulose ist nur selten vorherrschender Grundprozeß. Meist gehört sie zur cirrhotischen Phthise, an deren Entstehung lymphangitische neben acinös-bronchialen Prozessen beteiligt sind. Entgegen TENDELOO, der bei der chronischen Lungenphthise primär lymphogene und sekundär bronchiale Verbreitung unterscheidet, müssen umgekehrt vielmehr acinös bronchiale und sekundär lymphangitische regionäre Veränderungen zugrunde gelegt werden.

Die zugehörigen Gefäße bleiben auch bei vorgeschrittener käsiger Bronchialerkrankung lange Zeit frei (ORTH). Später erkrankt dann das Gefäß mit Vorliebe an der dem Herd zugekehrten Seite (ORTH, ABRIKOSOFF). Im Gegensatz zur primären Gefäßbeteiligung bei der Miliartuberkulose sind die Gefäßerkrankungen bei der gewöhnlichen Phthise mit BAUMGARTEN als sekundäre Abwehrprozesse aufzufassen.

Der phthisische Grundprozeß beginnt innerhalb des Bronchiolus respiratorius, der wegen seiner vielen Buchten, des Überganges eines engen in weite Rohre und des Epithelwechsels einen besonders günstigen Stapelplatz für den Bacillus darstellt. Ob er zu einem exsudativen oder produktiven Herd wird, hängt nicht, wie BAUMGARTEN, TROJE und A. FRAENKEL wollen, von der Wirkung der Stoffwechselprodukte oder der Bacillen selbst ab, sondern von der Masse und Virulenz derselben einerseits und der biochemisch-dispositionellen Empfänglichkeit des Gewebes andererseits. Für die kranio-caudale Ausbreitung und den Beginn in der Spitze sind die respiratorischen Funktionsänderungen innerhalb der einzelnen Lungenabschnitte maßgebend. Nach TENDELOO sind die respiratorischen Volumenschwankungen in den suprathorakalen-paravertebralen Teilen der Lunge am geringsten und nehmen von hier nach allen Richtungen hin zu. Sie erreichen ihr Maximum in den caudalen und lateralen Gebieten. In jedem Lungenteil sind sie entsprechend in den peripheren Teilen größer als in den zentralen. Mit den respiratorischen Volumschwankungen geht die Bewegungsenergie des Lymphstromes parallel. Diese aber ist maßgebend für Ansiedlung bzw. Wachstum eines tuberkulösen Herdes. Dort, wo die Lymphstrombewegung relativ gering ist, wird leicht die Ansiedlung eines tuberkulösen Herdes stattfinden (Lungenspitze), wo die Lymphstromenergie groß ist, werden aus einem bestehenden Herd sowohl viel Giftstoffe ausgeführt wie mehr Nährmaterial eingeführt. Die Bedingungen für die Tuberkelpilze werden hier also günstig liegen, und der Herd wird wachsen. Das Wachstum des Herdes ist letzten Endes abhängig von dem Verhältnis der produzierten zur abtransportierten Giftmenge. Alles was die Bewegungsenergie des Gewebssaftes und die damit schritthaltende Durchspülung des Herdes zu verstärken in der Lage ist, wie vor allem Hyperämie und sonstige äußeren oder inneren Einflüsse (z. B. „Atemgymnastik"), werden das Herdwachstum im allgemeinen befördern. Umgekehrt wird eine verhältnismäßige Ruhe der Lymphstrombewegung zu fortschreitender Inaktivität des Herdes beitragen. Bewegungsenergie des Gewebssaftes wie Durchspülung des Herdes sind nach TENDELOO mit dem Produkt $^1/_2\, m . v^2$ ausgedrückt, worin m die in der Zeiteinheit bewegte Masse, v die Geschwindigkeit des Saftes bedeutet. Mit diesen Ableitungen TENDELOOs stimmt die experimentelle Beobachtung von ARNOLD überein, nach der sich Ruß vorwiegend in den kranialen-paravertebralen Teilen niederschlägt, die Aufhellung nach völliger Berußung der Lunge aber in caudo-kranialer Richtung erfolgt.

Auch für das weitere Schicksal aspirierter Massen ist die Bewegungsenergie von Luft- und Lymphstrombewegung maßgebend. In bereits erkrankten Gebieten ist sie sowieso schon herabgesetzt. Daraus erklärt sich, daß der Prozeß etagenweise, nicht aber an die anatomische Lappeneinteilung der Lunge gebunden fortschreitet. Denn die Erkrankung jeder Etage disponiert die nächstgelegene für die Ausbreitung des Prozesses. Zum Zustandekommen eines Herdes muß die physikalische Gelegenheit so geartet sein, daß die Bacillen in genügend langen Kontakt mit dem Gewebe treten können. Auch die Abweichungen und Unterschiede des kindlichen Erkrankungstypus von dem des Erwachsenen erklären sich aus den mechanischen Verhältnissen von Thoraxbau, Atmungstypus, Lage und Haltung, Durchlässigkeit der Schleimhäute, Intaktsein der Lymphbahnen u. a. m.[1]).

[1]) Neuerdings hat LOESCHCKE auf die Bedeutung des Zwerchfellzuges besonders für die kranialen paravertebralen Teile der Lunge verwiesen. Ich möchte nicht unterlassen, an dieser Stelle die höchst einleuchtende, an KREUZFUCHS anknüpfende These von JAEGER zu erwähnen, nach der die Spitze gegenüber den übrigen Lungenteilen paradoxe Atembewegungen ausführt, also bei der Exspiration gedehnt wird, bei der Inspiration kollabiert. Hustenreize u. ä. forcierte Exstirpationen sollen die fortgesetzten Traumen abgeben, die die Lungenspitze so besonders empfindlich machen. Auf das unabsehbare Schrifttum der Frage kann hier natürlich nicht eingegangen werden. Ich verweise auf das Werk von TENDELOO und den Atmungsband des neuen Frankfurter Handbuches der Physiologie (Berlin: Jul. Springer 1926).

Der Kern der NICOLschen Lehre, der bis auf die Spitze getriebene und vor allem für die erste Genese der tuberkulösen Lungenherde durchgeführte Dualismus ist neuerdings etwas zweifelhaft geworden. Es bleibt fraglich, ob sich im Acinus primär ein produktives, aus Granulationszellen bestehendes tuberkulöses Gewebe entwickeln kann, das etwa dem Gewebe des Tuberkels entspricht. Nach den Untersuchungen von HUEBSCHMANN und ARNOLD ist es vielmehr wahrscheinlich, daß auch dem späteren produktiven Herd eine primär-exsudative Erkrankung, sei sie auch noch so klein und abortiv, zugrunde liegt. Wegen der Einzelheiten verweisen wir auf unsere obige Darstellung der HUEBSCHMANNschen Lehre.

Die große Nähe und innige Verbindung von Haargefäßen und Lungenbläschen macht es von vornherein wahrscheinlich, daß tatsächlich auch der sog. produktive Prozeß zunächst exsudative Beimischungen enthält. Indessen sehen wir doch besonders bei den Verhältnissen des Meerschweinchens, daß die exsudative Komponente auch primär weitgehend zurücktreten kann. Hier finden wir die Lungenbläschen ausgefüllt von abgeschuppten und gewucherten Alveolardeckzellen, sei es, daß diese den eigentlichen Alveolarepithelien, sei es, daß sie den mesenchymalen Septumzellen entstammen. Es liegt also ein im Alveolarlumen, im Acinus sich abspielender Prozeß vor, der vorwiegend proliferativen Charakter trägt. Ob andererseits diese Veränderung jemals dem produktiven Tuberkuloseherd des Menschen mit der Zerstörung der Elastica bis auf büschelförmige Reste entsprechen kann, steht dahin. Sie gleicht späterhin durchaus dem käsig-pneumonischen Herd, läßt nur im Beginn den Erguß von Blutbestandteilen vermissen, während andere Herdgruppen ihn von vornherein deutlich erkennen lassen. Hierzu gesellt sich oft ein eigentümlicher, an Atelektase erinnernder Zustand des Lungengewebes, der wohl in der Hauptsache auf Quellung der Septen und Septumzellen beruhen dürfte und neuerdings unter anderem von SIEGMUND und KAGEYAMA berücksichtigt worden ist. Letzterer Autor bezeichnet gewisse Formen der beginnenden tuberkulösen Lungenerkrankungen des Versuchstieres als Mischung exsudativer und produktiver Veränderungen. Auch NICOLs Lehre vom Beginn des Prozesses in gewissen Abschnitten des bronchiolaren Systems bleibt nach den Erfahrungen der Inhalationsinfektion des Versuchstieres problematisch. Es ist nach meinen Erfahrungen nicht unwahrscheinlich, daß das spärliche Virus — wenigstens bei der Erstinfektion — bis in die Lungenbläschen vordringt.

Das große Verdienst NICOLs bleibt anzuerkennen, daß er gezeigt hat, wie auch der sog. produktive Prozeß nicht auf die Interstitien beschränkt ist, sondern sich in das Acinuslumen hinein entwickelt. Und unbeschadet des vielleicht identischen Beginns bleibt die Notwendigkeit der Trennung von produktivem und exsudativem Prozeß als verschiedenartiger Ablaufsphasen von vor allem biologisch verschiedener Dignität bestehen (s. u.).

Die Bezeichnung „acinöse Tuberkulose" hat nicht ganz mit Unrecht von einigen Seiten Widerspruch erfahren. Dieser gründet sich einmal darauf, daß eine größere Reihe tuberkulöser Lungenerkrankungen sich zweifellos auch außerhalb des Acinus abspielt, es aber im Einzelfall schwierig und eine kaum der Mühe lohnende Aufgabe wäre, den Sitz des Herdes durch Serienuntersuchungen festzustellen (TENDELOO). Auf der anderen Seite wurde die Uneinheitlichkeit des Begriffes „Acinus" und die Tatsache eingewandt, daß der Prozeß nur Teile des Acinus, nicht aber diesen insgesamt, ergreife (RIBBERT). Es ist daher Ermessenssache, ob man den Begriff der acinösen Erkrankung sich zu eigen machen will oder nicht.

In Fortführung der alten E. ALBRECHT-FRÄNKELschen Einteilung der Lungentuberkulose in miliare, knotige und konfluierende Prozesse, wobei letztere den konfluierend-exsudativen und den konfluierend-cirrhotischen Prozeß umfassen, hat NICOL eine Gruppierung der Lungenphthise geschaffen (s. beigefügte Tabelle Nr. 5), die auch heute noch in ihren Grundzügen für die Klinik maßgebend ist. Die NICOLsche Einteilung unterscheidet 1. die miliaren Formen, worunter die miliaren, parenchym-füllenden exsudativen oder proliferativen und die interstitiellen vorwiegend proliferativen Einzelformen begriffen werden, ferner 2. die konglomerierend nodösen Formen. Auch bei ihnen sind wiederum die interstitiellen (lymphangitischen) und die parenchymfüllenden Formen zu trennen, welch letztere als acinös-nodöse und käsig-bronchitisch bzw. käsig-bronchopneumonische Formen unterschieden werden. Endlich 3. die konfluierenden Veränderungen, die lobär-cirrhotisch oder lobär-pneumonisch sein können. Die erste Gruppe der miliaren Prozesse entspricht der Miliartuberkulose, die zweite nodöse Gruppe kann bei Hinzutritt von kavernösem Zerfall das Substrat sowohl der chronisch-ulcerösen wie der akut-ulcerösen Phthise sein; je nachdem ob die vorwiegend proliferative Form der acinös-nodösen Erkrankung oder die vorwiegend exsudative der käsigen Bronchitis oder Bronchopneumonie vorliegt. Die konfluierend-cirrhotische Form entspricht der cirrhotischen Phthise, die lobär-pneumonische der akut-sequestrierenden Phthise.

Was an dieser Einteilung vor allem nicht befriedigt, ist dreierlei. Einmal die Tatsache, daß nicht genügend der proteusartige Charakter des exsudativen Prozesses zum Ausdruck gelangt. Es fehlt die Unterscheidung zwischen dem exsudativen Infiltrat schlechthin und dem exsudativ-käsigen Prozeß. Ferner erscheint die Stellung der Cirrhose unglücklich. Es ist hier zu trennen weniger die herdförmige von der konfluierenden Cirrhose, als vielmehr die selbständige und die aufgepfropfte Cirrhose, wobei letztere produktiven oder exsudativen Prozessen aufgepfropft sein kann. Endlich vermissen wir, daß in der Einteilung überhaupt nicht der mutmaßliche oder sichere Entstehungsweg der Erkrankung hervortritt, was für die Einreihung des betreffenden Prozesses in die Ablaufphase und damit für die Vorhersage der Gesamterkrankung von größter Bedeutung ist.

TENDELOO hat diese Einseitigkeiten der rein histologischen NICOLschen Einteilung klar erkannt und ihr besonders vorgeworfen, daß sie Verkäsung und Erweichung, jene entscheidend wichtigen Ereignisse im Ablauf der Erkrankung zu wenig berücksichtigt. TENDELOO hat dann selbst eine der von ihm aufgestellten Tafel tuberkulöser Elementarveränderungen entsprechende Gruppierung der Formen und Fälle bei Lungentuberkulose gegeben. Danach sind überwiegend proliferative, überwiegend exsudative oder hyperämisch exsudative, überwiegend exsudativ-desquamative, überwiegend käsige, käsig-exsudative und proliferativ-käsige Veränderungen zu trennen.

Dennoch ist die große, nicht nur historische Bedeutung der NICOLschen Einteilung auch für die Tuberkulosepraxis unserer Zeit nicht zu verkennen.

Wohl auf keinem Gebiete der Klinik haben Einteilungsfragen die gleiche zeitraubende und unfruchtbare Rolle gespielt wie auf dem der Tuberkulose.

Methodologische Unklarheiten, affektive Vergewaltigungen des Stoffes und alogische Argumentationen haben den Streit über das Für und Wider von systematisierenden Stoffzusammenfassungen der Tuberkulose beherrscht. Der mehrfach geäußerte Wunsch, von einer Einteilung nach Möglichkeit überhaupt abzusehen und jeden Fall als Sonderfall zu behandeln, erscheint danach wohl verständlich. Dennoch suchen Anatom und Kliniker immer wieder zur Gruppierung des Materials nach übergeordneten Gesichtspunkten zu gelangen, allgemeine Richtlinien zu gewinnen, die für Entstehungsgeschichte, Vorhersage und Heilverfahren des Einzelfalles bestimmend sein sollen. Die von GRÄFF und KÜPFERLE in Verfolg der NICOLschen Lehre, auf Grund synoptischer Betrachtung von Röntgenbild und anatomischem Befund angeregte, vor allem von ULRICI, ROMBERG u. a. in der klinischen Richtung des Krankheitsablaufs und der Zeichenlehre ausgebaute Einteilung der Tuberkulose nach den anatomischen Grundprozessen und die auf ihr beruhende sog. Qualitätsdiagnose schien daher einem allgemeinen Bedürfnis entgegen zu kommen.

Ganz einwandfrei ergab sich auf Grund gemeinsamer Betrachtung von Röntgenbild, physikalischem Befund und Verlauf des Falles zunächst einmal das Bild einer reinen produktiven, exsudativen und cirrhotischen Form bei einmaliger „Querschnittsbetrachtung".

Des weiteren war die Qualitätsdiagnose in der Lage, durch Verfolgung des betreffenden Falles die anatomischen Ablaufsformen der einzelnen Schübe zu erfassen. Und ihnen kommt ja bekanntlich die eigentliche und wesentliche Bedeutung bei Entstehung, Verlauf und Ausgang der Tuberkulose zu. Es ist ohne weiteres verständlich, daß allein diese mehrdimensionale Betrachtung Gegenstand der Diskussion und Kritik in Fragen der Tuberkuloseeinteilung sein kann. Auch noch von einem anderen, damit innig zusammenhängenden Gesichtspunkte aus:

Was dem Arzt immer wieder als erstrebenswertes Ziel bei der Diagnose vorschweben muß, ist ja weniger die Erreichung einer genauen Übereinstimmung mit den wirklichen anatomischen Veränderungen, also den *Produkten* des Krankheitsprozesses, als vielmehr die Erfassung einer in bestimmter Richtung und nur so verlaufenden Gewebsreaktion, die Auffindung der Parallele von Reizantwort des Gewebes auf Wirksamkeit eines Virus und der Beeinflussung des Gesamtorganismus bzw. der Organfunktion durch die Gewebs- oder Organreaktion. So ergeben sich auch aus Art und verfolgbarem Ablauf der Reizantwort mittelbare und unmittelbare Folgerungen für die Auffassung von Entstehungsgeschichte, biologischem Ablauf, Vorhersage und Heilverfahren.

Die Kritik der Qualitätsdiagnose hat mithin lediglich von dem damit umrissenen Fragenkomplex auszugehen: Ist die Berücksichtigung eines anatomischen Grundprozesses bei der klinischen Diagnose imstande, bestimmte biologische Abläufe auf Grund bestimmter Erscheinungsformen festzulegen? Nicht jedoch kann unseres Erachtens die Kritik der Qualitätsdiagnose darin gipfeln, daß man die Möglichkeit oder Zweckmäßigkeit der Parallelisierung von Röntgenbild, klinischem Befund und anatomischer Erscheinungsform überhaupt in Zweifel zieht.

Die für die Zwecklosigkeit bzw. Hoffnungslosigkeit dieser Betrachtung in neuerer Zeit gesammelten Argumente (ZIEGLER) sind, was den Tatsachengehalt angeht, naturgemäß in keiner Weise zu bestreiten. Es kann kein Zweifel sein, daß nicht nur produktive, sondern auch acinös-exsudative Herde Kleeblattform zeigen, daß auch exsudative Herde nach Anbildung proliferativer Zonen die Schnittfläche überragen und umgekehrt produktive Herde in exsudativ-infiltrierter Umgebung in das Niveau der Schnittfläche sinken können. Kein Zweifel ferner, daß produktive Herde sehr häufig, vielleicht durchgängig, einen exsudativen Grundprozeß zur Voraussetzung haben, umgekehrt exsudative Prozesse lebhafte proliferative Tätigkeit in ihrer Umgebung auslösen, sogar zur Bildung ausgedehnter cirrhotischer Phthisen Veranlassung geben und man einer solchen Cirrhose im Röntgenbild naturgemäß ihre Entstehung auf dem Boden einer produktiven oder exsudativen Grundlage oder als eines selbständigen Prozesses nicht ansehen kann. Endlich erübrigt sich, zu erörtern, daß der Leichenbefund nach Abschluß der krankhaften Gesamthandlung mit allen ihren Schüben, Rezidiven, Exazerbationen, teilweisen Rückbildungen usw. das bekannte bunte Bild zeigt, in dem die Regellosigkeit das Gesetz und das Atypische den Typus wiederzugeben scheint. VIRCHOW hat mit klaren Worten darauf hingewiesen (Cellularpathologie S. 562): ,,Es gibt Zeiten in der Entwicklung, wo man mit Bestimmtheit das Entzündliche und das Tuberkulöse voneinander trennen kann; endlich aber kommt eine Zeit, wo sich beide Produkte miteinander vermischen, und wo, wenn man nicht weiß, wie das Ganze entstanden ist, man kein Urteil mehr abgeben kann über das, was es bedeutet...."

Ähnliches gilt von der Zeichenlehre der Prozesse. Eine rein produktive Erkrankung, besonders wenn sie mit Darmtuberkulose vereint auftritt, verursacht oft genug Fieber. Eine anatomisch rein erscheinende Cirrhose, die in ihrem Innern käsige Streifen (käsige Bronchitis) oder käsig-bronchpneumonische Herde enthält, kann naturgemäß hektische Temperaturen erzeugen. Eine käsige Hepatisation läßt vor der meist rasch eintretenden Sequestrierung Rasselgeräusche vermissen. Ein topisch kleiner und geringfügiger Befund wie der einer Oberlappencirrhose beeinflußt oft den Gesamtorganismus aufs schwerste (Kachexie) und ruft durch Begleitbronchitis Rasselgeräusche über allen Lungenfeldern hervor. Ein exsudatives Infiltrat, von dem man sich zunächst einer gewissen Bösartigkeit des Verlaufes, betätigt in rascher Einschmelzung und flächenhafter konfluierender Verbreitung, versieht, wird überraschend in kurzer Zeit restlos aufgesaugt u. a. m.

Damit scheint bei flüchtigem Eindruck der Qualitätsdiagnose das Grab gegraben; dennoch treffen unseres Erachtens diese Argumente zur Kritik der Qualitätsdiagnose nicht das Wesentliche und allein Entscheidende.

Betreffen sie doch auf der einen Seite zum großen Teil nichts als Ausnahmebefunde und Unstimmigkeiten der Querschnittsbetrachtung. Weil sie Ausnahmen sind, werden sie immer noch besonders registriert und beachtet, und als Ausnahmebefunde bringen sie nicht, wie man gemeint hat, die Regel zu Fall, weil diese solche Ausnahmen zuläßt, sondern im Gegenteil, diese sind es, welche die Regel bestätigen. Denn der typische Befund ist nicht die produktive Tuberkulose mit hektischem Fieber, der latent verlaufende, sich rückbildende exsudative Herd, die im Röntgenbild eine produktive Tuberkulose vortäuschende acinös-exsudative Form u. a. m.

Indessen sind das doch alles — unter höherem gedanklichen Gesichtspunkt und bei Beobachtung mit etwas weiterer Blende gesehen — nur Details der Querschnittsbetrachtung. Auf sie kommt es letzten Endes gar nicht an (ULRICI).

Für den ärztlichen Beobachter dürfte es kaum von Belang und erheblich sein, ob beispielsweise ein von ihm als „produktiv" betrachteter Herdschub ursprünglich einmal mit elementar-exsudativen Veränderungen begonnen hat, die dann rasch durch proliferative Phasen abgelöst worden sind oder ob sich in der vorwiegend produktiven Reaktions- und Ablaufsform auch hier und da perifokale exsudative Randveränderungen vorfinden. Ebensowenig ist erheblich der gewöhnlich gemischte autoptische Querschnittsbefund als solcher, wie er z. B. eine cirrhotische kavernöse Phthise der Oberlappen, produktive Tuberkulose der Mittelfelder und basale konfluierende und käsige Aspirationspneumonien zeigen mag. Denn der Arzt hat festzuhalten, daß diese Prozesse ursprünglich zeitlich wie räumlich getrennte Erscheinungen, Produkte gewisser gut zu umschreibender Ablaufsphasen darstellen, wie die Betrachtung des lebenden Objekts und der Serien von Röntgenphotographien oft genug einwandfrei dartut.

Damit ist wiederum das herausgestellt, was eigentlich die Qualitätsdiagnose im klinischen Betriebe wirklich leisten kann und soll: Die Handhabe zu bieten, auf Grund der Schau des anatomischen Befundes und synoptischer Betrachtungsweise diesen Befund biologisch und damit auch für Vorhersage und Heilverfahren auszuwerten. Den Ausdruck bestimmter Empfindlichkeit des Gewebes, das Rüstzeug, mit dem er dem Erregerangriff entgegentritt, gilt es kennen zu lernen.

Und wenn anders es überhaupt möglich ist, anatomische Krankheitsprodukte, also abgeschlossene Vorgänge auf biologische, in Fluß begriffene Gewebszustände zu beziehen, muß eine Qualitätsdiagnose bei der Tuberkulose möglich sein. Wer die „histologische Allergie" nicht genügend begründet, in der Luft schweben sieht, wer die Grundzüge der RANKEschen Lehre nicht anerkennt und wer überhaupt statt dessen geneigt ist, den Schwerpunkt bei Entstehung und Ablauf der Tuberkulose anstatt in die Zustände des Gewebes, in die Verhältnisse des Erregers zu verlegen und die mechanische Erklärung zu verabsolutieren, wird sich gewiß zur Ablehnung der Qualitätsdiagnose bereitfinden.

Daß die biologische Umschreibung und Auswertung zur Zeit nicht durch eine mechanische Erklärung erfolgreich ersetzt werden kann, lehrt vor allem der wechselvolle Charakter des exsudativen Prozesses, lehrt der merkwürdige, oft anscheinend nicht berechenbare Verlauf dieser Erkrankungsform; und darum, weil dieser Verlauf so außerordentlichen Schwankungen unterliegt, ist es von größter Wichtigkeit zu wissen, ob man es mit einem solchen Prozeß zu tun hat oder nicht. Daß man andererseits einen frischen exsudativen Prozeß, der z. B. in Gestalt des infraclaviculären Infiltrats hervortritt, von andersartigen primären oder sekundären Verlaufs- und Reaktionsformen im Röntgenbild und oft auch klinisch unterscheiden kann, wird man ebensowenig bestreiten, wie man leugnen wird, daß diese Diagnose wichtig und darüber hinaus unentbehrlich ist.

Jedenfalls darf aber der Schluß nicht lauten: Weil der exsudative Prozeß in Ablauf und Erscheinungsform wechselt, braucht er als solcher nicht erkannt und gekennzeichnet zu werden, sondern es genügt, topische Ausdehnung und klinischen Charakter festzulegen. Denn gerade die exsudative Krankheitsform ist es ja, die den ganzen Beziehungsreichtum des tuberkulösen Komplexes zum Organismus, seinen Abwehrkräften und der Allergie schlagartig beleuchtet.

Und gerade weil die exsudative Phthise im Einzelfall nicht gleichwertig ist, weil die käsige Pneumonie des Primäraffektes oder die rückbildungsfähige Infiltrierung, endlich der Superinfekt nicht dasselbe bedeutet wie eine terminale Aspirationspneumonie oder die galoppierende Schwindsucht, ist es angezeigt, mit der Diagnose exsudative Form implizite den doch im großen und ganzen wechselvollen Ablauf gegenüber der produktiven und cirrhotischen Form festzulegen.

Gewiß wäre es allerdings dabei zweckmäßig, da der exsudative Herdcharakter das gemeinsame Merkmal für alle die so verschieden verlaufenden Einzelformen abgibt, mit Tendeloo noch schärfer zwischen einfach exsudativ- evtl. rückbildungsfähig und exsudativ-käsig zu unterscheiden. Insofern trifft ja die Tendeloosche Kritik die Qualitätsdiagnose in der Tat, weil sie im exsudativen Prozeß nicht genügend die Scheidung zwischen den zerfallenden und verkäsenden einerseits und den zur Rückbildung neigenden Formen andererseits betont.

Die exsudative Reaktionsform gibt somit durch Erscheinungsform und Verlauf grundlegende Unterschiede in der Reizantwort des Gewebes gegenüber sonstigen tuberkulösen Veränderungen zu erkennen, die sich von Ausnahmefällen abgesehen, anatomisch, klinisch und röntgenographisch erfassen lassen. Daran ändert die Tatsache der Möglichkeit produktiv-cirrhotischer Umbildung des exsudativen Herdes ebensowenig wie die Möglichkeit der Rückbildung oder des kavernösen Zerfalls.

Das Zeitmoment, die Tatsache des schubartigen Ablaufs ist es auch, das den übrigen Formen der produktiven und cirrhotischen Tuberkulose ihre Eigenart verleiht. Reagiert ein primär exsudativer Herd rasch mit Anbildung produktiv-cirrhotischer Zonen, so werden diese mehr oder weniger rasch auch auf dem Röntgenbild und schließlich im klinischen Befund ihre Ausprägung erhalten, die bis zur Vollendung des klinischen Bildes einer echten cirrhotischen Phthise mit Verziehung der Luftröhre, Hebung der Mediastinalgebilde u. a. m. gehen kann. Die Qualitätsdiagnose wird ihre Leistungsfähigkeit gerade dadurch erweisen, daß sie die verschiedenen Reaktionsformen des Gewebes zeitlich auseinanderhält und das Phänomen des Spieles von Erreger und Organismus anschaulich darstellt. Für den vorliegenden Fall lehrt sie, daß das Organ zunächst mit exsudativ-entzündlichen Veränderungen geantwortet hat, diese zum Stillstand oder Rückgang gekommen sind, und nun die Blockade des Virus, die Reparation und Ausschaltung des Herdes in Form plastischer Entzündung des Herdrandes einsetzt. Die Qualitätsdiagnose, ganz auf dem Boden der Tatsachen stehend, enthebt hier der vagen und wenig exakten Feststellung: Aktiv-inaktiv, progredient-obsolet.

Mutatis mutandis gilt gleiches für die produktive und cirrhotische Phthise. Liegt dem produktiven Herd stets oder überwiegend deutlich eine elementare exsudative Gewebsreaktion zugrunde, so ist es eben die verhältnismäßig rasche Umwandlung und Weiterbildung des Prozesses zur produktiven Herdform, die eigenartig ist, das Bild der produktiven Tuberkulose hervorruft und allein durch die Qualitätsdiagnose in ihren biologischen Auswirkungen als zur Zeit maßgebende Reizantwort erfaßt wird. Mögen sich dieser Form später exsudative Herde — ausgehend von den Herdrändern oder selbständig — beigesellen, die Tatsache muß auf Grund der anatomischen und klinischen Erfahrung bestehen bleiben, daß es rein produktive Schübe und Verlaufsformen häufig gibt und diese mindestens zeitweise einen eigenen Charakter aufweisen, der ihre klinische Erkennung bedingt. Das gleichzeitige Auftreten produktiver und exsudativer Herde kommt gewiß auch vor, besonders dann, wenn die Umbildung primär exsudativer Herde zu produktiven ungleichmäßig und verschiedenartig erfolgt. Der Befund in tabula bei lange bestehender chronischer Schwindsucht mag dem häufig entsprechen, aber dieses Bild der Durchmischung von produktiven und exsudativen Herden ist dann gewöhnlich nur eine Vortäuschung gleichzeitigen Entstehens heterogener Herde, die ganz verschiedenen Schüben, Epochen, wenn man will, Krankheitsgenerationen angehören.

Aber gerade auf die Einreihung eines Herdes in seine Krankheitsepoche, auf die Beziehungen zur Gesamtallergie kommt es an, die seine Entstehung ermöglicht, und umgekehrt die biologischen Kräfte, die von dem so entstandenen Herd auf den Gesamtorganismus und seine fernere Reaktionsart ausstrahlen und diese bestimmend im weiteren Kampf gegen das Virus beeinflussen. Diese „Beziehungsdiagnose" kann der niemals auffinden, der auf die Beurteilung der anatomischen Grundprozesse verzichtet und sich mit Bestimmung der Ausdehnung Aktivität, mutmaßlichen Progredienz usw. begnügt. Und wenn es auch in der Primär- und Sekundärperiode produktive und im Tertiärstadium exsudative Prozesse gibt, so ist doch diese Tatsache nicht imstande, den grundlegenden Unterschied in den einzelnen Reizantworten hinwegzuleugnen. Die Ausbildung der produktiven Reaktion setzt ein zur Ruhe gekommenes Gewebe voraus, das einen komplizierten Apparat zur Blockade des vor allem als Fremdkörper wirkenden Bacillus mobilisiert, der exsudative Komplex dagegen entspricht der raschen notdürftigen Bereitstellung gewöhnlich unzureichender Streitkräfte, die durch die Giftwirkung des Bacillus bereits primär geschädigt erscheinen.

Weitere eingehende Untersuchungen werden die Stellung der anatomischen Grundprozesse im System des Gesamtablaufs der Tuberkulose zu klären haben. Solange wir noch histologische Korrelate der Allergie anerkennen, solange wir noch als bestimmendes Prinzip der Gewebsreaktion die Bekanntschaft mit dem Virus, die Jungfräulichkeit bzw. Allergie des Gewebes ansehen, wird auch die Qualitätsdiagnose als Hinweis auf die Art der Gewebsreaktion, ihre Entstehungsweise, ihren Verlauf und endlichen Ausgang Wert und Wichtigkeit behalten.

Mit alledem ist natürlich nicht gesagt, daß die Qualitätsdiagnose allein in ihrer bisherigen Form genügt und alles umfaßt, was im Einzelfall wissenswert und von Bedeutung ist. Besonders der exsudative und cirrhotische Prozeß bedarf durchaus der weiteren Durcharbeitung im Rahmen der umschriebenen Betrachtungsweise. Für die Klinik, insbesondere die Prognostik, wird die Qualitätsdiagnose aber — von allen Einzelheiten abgesehen — entschieden wertvoller werden, je mehr wir lernen, die Zugehörigkeit der Prozesse zum Rankeschen Stadium und die Art der Entstehung und Verbreitung einer Veränderung zu erkennen und auszudrücken.

Am Ende unserer Betrachtungen glaube ich nicht sinngemäßer schließen zu können, als mit den Worten, die Jacob Henle vor nunmehr bald 90 Jahren über „Verlauf und Periodizität der Krankheit" (Pathologische Untersuchungen, Berlin 1840. S. 166) schrieb:

„Die Krankheit ist kein Organismus, aber der Geist, der sie zu begreifen sucht, ist durch die Betrachtung der organischen Natur erzogen und überträgt auf jene die Begriffe, die er bei dieser erworben hat. Hier sehen wir an einem Einfachen, einem tierischen oder pflanzlichen Körper, während seines Bestehens eine Summe von Tätigkeiten erscheinen; dort sehen wir eine Summe von Tätigkeiten, die miteinander auftreten und schwinden und wir beziehen sie auf ein Einfaches, die *Krankheit*. Die Krankheit ist der supponierte Leib eines Wesens, dessen Funktionen die Symptome sind.

So werden auch die zeitlichen Verhältnisse der Krankheit beurteilt. Der organische Leib entwickelt sich aus dem einfachen Keime, wächst und stirbt, seine Existenz ist innerhalb gewisser, zeitlicher Grenzen eingeschlossen; die Krankheitssymptome beginnen unmerklich, nehmen zu und wieder ab, und so sagt man von der Krankheit, als dem Einfachen, daß sie entstehe, wachse und vergehe: man schreibt ihr eine Lebensdauer zu. Indem an dem organischen Leib einzelne Funktionen nach und nach hervortreten und andere enden, teilt sich sein Leben in *Epochen*, die Lebensalter; es sind Zeitabschnitte, durch welche er bis zur Vollendung seines Daseins tätig fortschreitet. Indem zu einer Summe von Krankheitssymptomen neue hinzutreten, indem einzelne aus dem Komplex ausscheiden, teilt sich die Existenz der Krankheit in Epochen, die Stadien; auch die Stadien sind aneinander gereihte, unter sich verschiedene Zeitabschnitte, durch welche in stetiger Entwicklung die Krankheit ihrem Ende entgegengeht.

Während der Entwicklung durch die einzelnen Epochen hindurch läßt sich aber in vielen Erscheinungen an dem organischen Leibe ein Schwanken auf- und abwärts in kleineren Zeitabschnitten wahrnehmen. Man kann es vergleichen mit einer Wellenbewegung bei stetem Fortschreiten, wie man auch für die geistige Entwicklung, des Individuums und der Gattung oft dies Gleichnis benützt hat, oder besser noch mit einer Spiralbewegung, die nach jeder Zirkeltour in die Nähe des Ausgangspunktes zurückkehrt. Deshalb heißen die kleinen Zeitabschnitte *Perioden*, Umläufe, und eine Entwicklung wird periodisch oder rhythmisch genannt, wenn sie solche Umläufe deutlich wahrnehmen läßt. Das Wachstum des Hirschgeweihs z. B. erfährt in jedem Jahre solch eine Schwankung, seine Ernährung versiegt, und es fällt ab; aber das im nächsten Sommer sprossende ist größer und ein Ende reicher; so ist die Dauer der Entwicklung des Geweihes gleich der Lebensdauer des Tieres; die Perioden seiner Entwicklung sind jährige. Die Lebensdauer der Geschlechtstätigkeit bei Frauen fällt zwischen das 16. und 45. Jahr; in dieser Zeit aber ist der Rhythmus derselben ein monatlicher, usf.

Auch innerhalb der Lebensdauer einer Krankheit erkennen wir ein wechselndes Steigen und Fallen der Krankheitssymptome und dadurch ein Zerfallen in Perioden, die mit größerer oder geringerer Regelmäßigkeit wiederkehren. Man schreibt daher auch der Krankheit einen Rhythmus zu und nennt periodische oder rhythmische Krankheiten diejenigen, in welchen die regelmäßige Wiederkehr gewisser Erscheinungen auffallend ist, während man sich den einfachen Grund derselben fortbestehend denkt. Einzelne Funktionen des lebenden Organismus fallen für eine gewisse Zeit aus, er *schläft*; einzelne Krankheitssymptome schweigen, die Krankheit *schlummert*.

Die Beurteilung der Lebensdauer der Krankheit, und ob dieselbe rhythmisch sei oder nicht, unterliegt aber großen Schwierigkeiten. Bei den Organismen der Tier- und Pflanzenwelt sehen wir die Lebenserscheinungen an einen konkreten, sinnlich erkennbaren Leib gebunden, und wir können nicht irren, wenn wir diesen konkreten Leib als den Träger der Funktionen ansehen, die wir nach und nach an ihm wahrnehmen. Sehen wir heute ein Tier aus halbjährigem Winterschlaf erwachen, so wissen wir, daß die Lebensäußerungen demselben Wesen angehören, welches vor einem halben Jahr in gleicher Weise tätig war, daß der Schlaf eine Unterbrechung bestimmter Lebenstätigkeit, nicht des Lebens war, und daß die Zustände des Schlafes und Wachens rhythmisch wiederkehrende Perioden desselben Lebens sind.

Von der Krankheit dagegen, selbst wenn sie in ganz palpablen, aber inneren Veränderungen begründet ist, und mehr noch, wenn die Veränderungen sich unserer sinnlichen Wahrnehmung entziehen, erkennen wir nur die äußeren, oft nur sympathischen Erscheinungen, nicht den organischen Grund. Zugegeben also, daß die Krankheit oder der pathologische Prozeß zu den Symptomen in demselben Verhältnis stehe wie der gesunde Organismus zu den Lebensäußerungen, so kann es immerhin zweifelhaft bleiben, inwieweit sämtliche wahrnehmbare pathologische Erscheinungen der Entwicklung eines und desselben pathologischen Prozesses angehören, und demnach, ob gewisse, mehr oder minder wiederkehrende Phänomene Perioden einer Krankheit, oder selbständige Krankheiten sind. Man hat selbst das Wechselfieber nicht als eine Krankheit mit periodischen Anfällen, sondern als eine Reihe von 2—3tägigen Fiebern betrachten wollen. Bei Krankheitsfällen, die sich in größeren Pausen, nach einem, zwei oder drei Jahren wiederholen, ist die Frage empirisch kaum zu lösen. Eine andere Schwierigkeit liegt noch darin, daß dieselbe Krankheit durch verschiedenartige Symptome, oder an verschiedenen Stellen sich äußern kann, z. B. Gicht oder Podagra, Hirnentzündung, Hämorrhoiden usw., so daß also auch die Vergleichung der Symptome unzureichend ist, das einzige sonst, wodurch wir auf gleiche Ursache und also auf Fortdauer der Ursache schließen können.

Durch diese Bemerkungen glaube ich den Grad der Sicherheit bezeichnet zu haben, der den Untersuchungen über die Lebensverhältnisse der Krankheit zukommt.“

Tabelle 1. Die Gewebsreaktionen.

Form	Biologische Einstellung	Aufbau	Schicksal
1. Alterative Reaktion, a) elementar b) sekundär (=Verkäsg.)	Jungfräulichkeit oder schwerstes Darniederliegen der Abwehrkräfte. Massige Bacillenüberschwemmung, hochgradige Virulenz oder Giftproduktion (als Variable der *Giftempfindlichkeit*). Beispiel: Anfänge des Primäraffekts, Sepsis acutissima, Terminalstadium. Häufig besonders in der Leber ausgesprochen.	Nekrose der Parenchymzellen mit Auflösung. Längeres Erhaltenbleiben der weniger differenzierten Stützzellen u. -fasern. Bacillenreichtum. Spezifische Strukturen erst sekundär durch „Tuberkulisation" des Herdrandes. *Sekundär*: Die alterative Komponente des Verkäsungsvorganges (Kerntrümmer, fettiger Detritus).	Verkäsung. Tuberkulisation (Einschmelzung?) (Verkalkung?)
2. Exsudat. Reaktion, a) elementar, b) sekundär (= Verkäsung)	Jungfräulichkeit oder anaphylaktoide Allergieform. Überwiegen von Giftempfindlichkeit (Erregerangriff). Beispiele: Primäraffekt auf dem Höhepunkt, Sekundärstadium (Stad. incrementi desselben), akutere Formen von Meningitis und Miliartuberkulose. Quartäre Aspirationspneumonien und ähnl.	Flüssiges oder zelliges Exsudat. Vorwiegen von autochthonen oder aus den Gefäßen ausgewanderten Leukocyten sowie von Makrophagocyten (Ausdruck schwerer mesenchymatischer Reizung mit Bildung stoffwechselträger Dauerformen, die von Monocyten, Clasmatohistiocyten, auch Alveolarepithelien und Septenfibrocyten abzuleiten sind.) *Sekundär*: Fibrinoidbildung in verkästen Massen.	Aufsaugung. Verkäsung. Tuberkulisation des Herdrandes. Karnifikation d. Gesamtherdes. Schrumpfung u. Eindickung. Erweichung. Verkalkung. Verknöcherung.
3. Produktive Reaktion, a) elementar b) sekundär (= Bindegewebsbildung)	Partielle Immunität. Überwiegen von Fremdkörperwirkung über Giftwirkung (Giftempfindlichkeit). Meist nicht unmittelbar, sondern nach einem oft auch noch morphologisch erfaßbaren indifferenten (alterativ-exsudativen) Vorstadium bis zur Einstellung von Virus und Gewebe. Beispiele: Primäraffekt im Reparationsstadium, Sekundärstadium bei chronischer Generalisation (Stad. decrementi desselben). Tertiäre Lungenphthise auf ihrem Höhepunkt.	*Vorstadium*: Makrophagocytenbildung, ortsständige Gewebsschädigungen. Leukocytenproduktion. Phagocytosen. Monocytare Syncytien. Lebhafter Bacillenabbau durch Vorriesenzellen. *Einstellung*: Epithelioidzellbildung aus fixen Gewebszellen als stoffwechselaktive, vorwiegend fibrocytische und retikulo-endotheliale Elemente (Vitalspeicherung). Angioplastische Riesenzellen von typischer Gestalt. Formung des bacillenarmen Tuberkels und tuberkulocytogenen Bindegewebes.	Verkäsung. Erweichung. Fibrose. Verkalkung.

Tabelle 2. Die Ablaufsphasen der tuberkulösen Gesamthandlung.

Phase	Entstehungsweise Morphologie	Ausbreitung	Allergieform
I. Primärkomplex	Gewöhnliche Inhalations-Infektion durch wenige *einzelne* Bacillen (evtl. *einen* Bacillus). Zum Organherd obligatorisch zugehöriger Lymphabflußgebietsherd: Gleichsinnige, aber intensivere und extensivere Lymphknotenerkrankung. Lungenaffekt meist rund, in der Einzahl, verkäst, verkalkt oder verknöchert. Geringe Nachbarschaftsveränderungen: Lage des Herdes in ruhendem Gewebe. Sehr selten in der Lungenspitze, meist caudaleren Abschnitten.	Wachstum per *continuitatem* und mit *Bildung von Appositionsherden*, dann lymphogen zum örtlichen Lymphknoten (RANKEsche Lymphangitis). (In selteneren Fällen direkte Propagation des Affektes, primäre Kaverne, käsige Aspirationspneumonien durch massive Bacillenverschleppung auf dem Weg bronchogener Aspiration im Gegensatz zur feinen Inhalation, wie sie zum Affekt selbst führt. Diese Vorgänge schon zu II gehörig.)	Zunächst Jungfräulichkeit (Normergie), dann Allergie I: sklerotisierende Allergie. Neigung zu Statik, Reparation und Latenz. *Infektionsart und Anamnese von maßgeblicher Bedeutung.*
II. Sekundärstadium.	Grobe oder feine Virusverschleppung auf den *Blut-* und *Lymphwegen.* Reihe mit allen Übergängen von Miliartuberkulose bis zu singulären Fernmetastasen (evtl. nur klinisch erfaßbar). Stets in einem ausgesprochen allergischen Organismus (mit Ausnahme der Sepsis acutissima). Grobe Einbrüche in Blut- und Lymphbahnen (Drüseneinbrüche) od. schubweise Bacillenverschleppung (evtl. von einem Gefäßherd oder Herz- und Aortentuberkulose aus). Stadium *extremistischer Reaktionen* (flüchtige, rasch resorbierte Infiltrierung und Kavernenheilung auf der einen, floride käsige Pneumonien, Miliartuberkulose auf der anderen Seite). Das gewebliche Tertium: *die heftige perifokale Reaktion.*	*Alle* Wege stehen offen. Besonders bevorzugt wird der Blutweg. *Stadium incrementi*: Rasche Entwicklung zum Höhepunkt der Empfindlichkeit. Vorwiegen akuter grober Metastasen. Verkäste Kartoffeldrüsen. Heftige schwielige Periadenitis. *Stadium decrementi*: Chronische Generalisation. Pseudotertiärformen mit vereinzelten oft terminalen hämatogenen Metastasen nicht abortiven Charakters. Großzellige Hyperplasie oder nicht veränderte Düsen.	Allergie II. Überempfindlichkeitsallergie. Starke Eigentuberkulinisierung als Folge bzw. Funktion hoher oder allmählich abfallender Giftempfindlichkeit. (Durch exogene Tuberkulinisierung bzw. Superinfektion nachahmbar oder auslösbar). Entwicklung humoraler Immunität *Anamnese von entscheidender Bedeutung.*
III. Tertiärstadium.	Exogene Superinfektion oder (endogene) Metastase bei Vorhandensein bestimmter Allergie und Organdisposition auf dem Boden sekundärer Reagibilität (Pubertätsphthise,	Isolierte Organphthise (Lungenphthise, Nephrophthise) Nichthumorale, *intracanaliculäre Virusverschleppung.* Abortive Blut- und Lymphwegmetastasen. In den Drü-	Allergie III. Partialimmunität. Humorale Giftunempfindlichkeit. *Anamnese und Disposition von maß-*

Phase	Entstehungsweise Morphologie	Ausbreitung	Allergieform
	infraclaviculäres Infiltrat, Rundkaverne, Stadieninterferenz) oder diskontinuierlich bei latentem oder lange zurückliegendem II. Stadium (vielleicht vom PUHLschen Herd aus?). Endogen von hämatogenen Sekundärherden aus (Spitzenherden) oder vom Primäraffekt aus. (Möglichkeit terminaler Rückkehr zu anaphylaktoiden Reaktionsformen = 4. Stadium)	sen abortive Spättuberkel und Sinuskatarrh. Ausbreitung vorwiegend abhängig von mechanischen u. *dispositionellen* Momenten. (Gröbere humorale Metastasen, käsige Kartoffeldrüsen als Ausnahme: posttertiäre Generalisation.)	*geblicher Bedeutung.*

Tabelle 3. GHONscher Herd (Primäraffekt) und PUHLscher Herd.

	Zahl	Form	Lage	Lymphknoten	Beschaffenheit
GHONscher Herd	Meist einfach	Meist rund und regelmäßig	Sehr selten in der Spitze, meist caudal im Oberlappen, häufig in den Unterlappen, auch an der Lungenbasis, gewöhnlich subpleural	Stets gleichsinnig erkrankt (käsige Kartoffeldrüse)	Käsig pneumonisch, in ruhendem Gewebe, mit wenig ausgesprochener unspezifischer, deutlicher spezifischer Kapsel. Sehr häufig verknöchert
PUHLscher Herd	Oft mehrfach	Oft unregelmäßig	Spitzengebiet, nicht streng subpleural	Niemals gleichsinnig erkrankt (abortive Spättuberkel)	Käsig pneumonisch oder produktiv acinös-nodös), in fortschreitend erkranktem, atelektatisch-induriertem Lungengewebe gelegen, ausgesprochene unspezifische und spezifische Kapsel. Fast nie verknöchert.

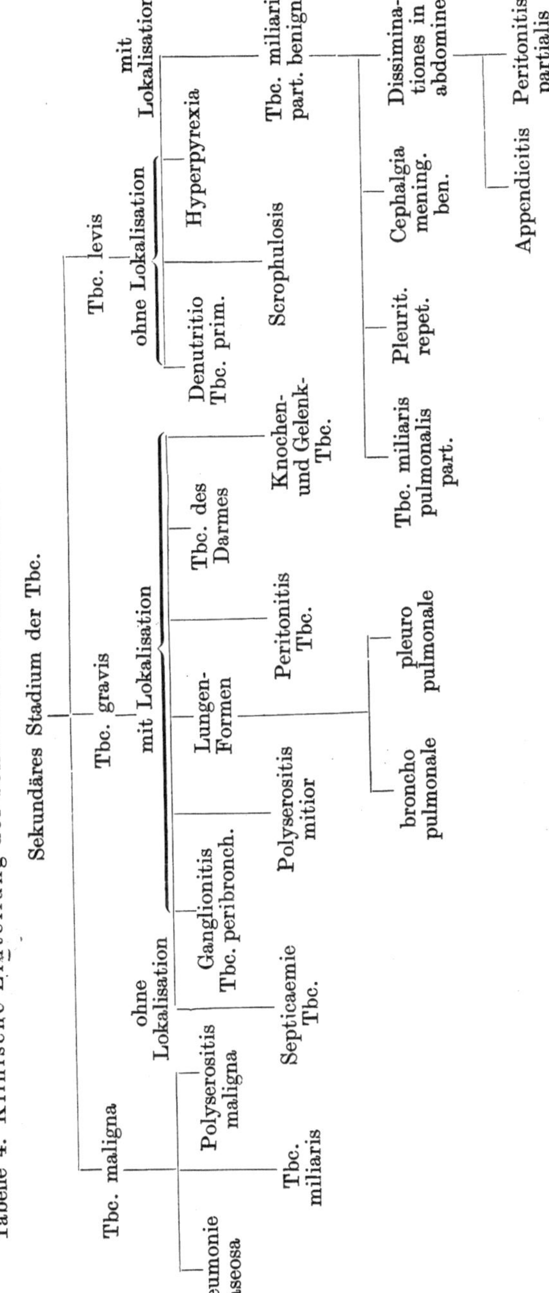

Tabelle 4. Klinische Einteilung der sekundären Tuberkulose nach IGNATOWSKI und LEMEŠIĆ.

Tabelle 5. Nomenklatur und Einteilung der Lungenphthise vom pathologisch-anatomischen und klinischen Standpunkt nach ASCHOFF-NICOL.

A. Hämatogen disseminierte Miliartuberkulose		**B. Bronchogene Lungenphthise**				
Formale Pathogenese		I. Qualitative formale Pathogenese	II. Sekundär-prozesse	III. Quantitative Ausdehnung und Lokalisation	IV. Reaktions-zustand	V. Bacillen-befund
1. interstitielle Form	**2. acinöse Ausscheidungsform**					
a) rein tuberkuläre Form		**I. Produktive Formen:** vorwiegend indurierend mit langsamer Progredienz				
	a) acinös-produktive Form	a) **cirrhotische** Form: b) **acinös-nodöse** Form: (produktiv-nodöse Form) → cirrhotisch-nodöse Form, nodös-cirrhotische Form				
b) tuberkulär-exsudative Form			α) **ohne Kavernen** β) **mit Kavernen**	I. **Oberteil (kranialer T.)** mit **Spitzenteil (apikaler T.)** II. **Mitteltteil (medialer T.)** III. **Unterteil (kaudaler T.)**	a) **latent** b) **zur Latenz neigend** c) **stationär** d) **progredient**	αα) geschlossen ββ) offen
	b) acinös-exsudative Form	**II. Exsudative Formen:** vorwiegend ulcerierend mit rascher Progredienz				
		a) **käsig-bronchopneumonische** Form (lobuläre Form)				
		b) **käsig-pneumonische** Form				

Literatur.

ABRIKOSOFF: Über die ersten anatomischen Veränderungen bei Lungenphthise. Virchows Arch. f. pathol. Anat. u. Physiol. Bd. 178, S. 173 und Zentralbl. f. allg. Pathol. u. pathol. Anat. 1903. S. 369. — AIDELSBURGER: Über den Reinfekt bei Organphthise. Brauers Beitr. Bd. 61. 1925. — ALBRECHT, E.: Thesen zur Frage der menschlichen Tuberkulose. Frankfurter Zeitschr. f. Pathol. Bd. 1. 1907. — DERSELBE: Pathologie der Zelle. Ergebn. d. allg. Pathol. u. pathol. Anat. 1902. — DERSELBE: Zur klinischen Einteilung der Tuberkuloseprozesse in den Lungen. Frankfurt. Zeitschr. f. Pathol. Bd. 1, S. 361. — ALBRECHT, H.: Über Tuberkulose des Kindesalters. Wien. klin. Wochenschr. 1909. — ALBRECHT und ARNSTEIN: Histologische Untersuchung über die Häufigkeit der Tuberkulose der tracheobronchialen Lymphdrüsen bei Kindern. Zentralbl. f. allg. Pathol. u. pathol. Anat. Bd. 23. 1912. — ALFEJEW: Über die embryonale Histogenese der kollagenen und retikulären Fasern des Bindegewebes bei Säugetieren. Zeitschr. f. Zellforsch. u. mikroskop. Anat. Bd. 3, H. 2. 1926. — ANDRAL: Grundriß der pathologischen Anatomie. Übers. von F. W. BECKER, Reutlingen 1832. — DERSELBE: Recherches sur les modifications de proportion de quelques principes du sang dans les maladies. 1842/43. — AQUILAR, W. DE: Fibrinbildung in Produkten der Tuberkulose. Arb. a. d. Geb. d. pathol. Anat. u. Bakteriol. a. d. pathol. Inst. Tübingen. Bd. 2. 1897. — ARETAIOS: *περὶ αἰτιῶν καὶ σημείων χρονίων πάθων* I, 8. *περὶ φθίσεως* ed. Boerhaave Lugduni Batav. 1781. — ARNDT, H. J.: Vergleichend histologische Beiträge zur Kenntnis des Leberglykogens. Virchows Arch. f. pathol. Anat. u Physiol. Bd. 253. 1924. — DERSELBE: Glykogenablagerung in infektiösen Granulomen. Berlin. tierärztl. Wochenschr. 1925. Nr. 20. — DERSELBE: Vergleichend-Pathologisches zur Cholesterinesterverfettung. Dtsch. pathol. Ges. 20. Tagung. 1925. — ARNOLD: Beiträge zur Anatomie des miliaren Tuberkels. Virchows Arch. f. pathol. Anat. u. Physiol. Bd. 82. 1880. — ASCHOFF, L.: Über die natürlichen Heilungsvorgänge bei der Lungenphthise. 2. Aufl. München u. Wiesbaden 1922. — DERSELBE: Bemerkungen zur Physiologie des Lungengewebes. Zeitschr. f. d. ges. exp. Med. Bd. 50. 1926. — DERSELBE: Das retikuloendotheliale System. Ergebn. d. inn. Med. u. Kinderheilk. Bd. 26. 1924. — DERSELBE: Die gegenwärtige Lehre von der Pathogenese der menschlichen Lungenschwindsucht. „Die Tuberkulose". 1923. Nr. 4. — Vorträge über Pathologie. Jena: G. Fischer 1925. — ASKANAZY: Zeitschr. f. klin. Med. Bd. 32, 1897. — DERSELBE: Rev. méd. de la Suisse romande. 1906. Nr. 12. — DERSELBE: Äußere Krankheitsursachen in ASCHOFFs Lehrbuch. 5. Aufl. 1923. — DERSELBE: Die Gefäßveränderungen bei der akuten tuberkulösen Meningitis. Arch. f. klin. Med. Bd. 99. 1910. — ASSMANN: Über eine typische Form isolierter Tuberkulose-Lungenherde im klinischen Beginn der Erkrankung. Brauers Beitr. Bd. 60. — AUCLAIR: Les poisons du bacille tuberculeux humain. La dégénérescence caséeux. Rev. de la tubercul. 1898. — AUFRECHT: Pathologie und Therapie der Lungenschwindsucht. Wien 1905. 2. Aufl. 1916. — BABES: Ursprung der Riesenzellen. Anat. Ges. Bukarest 1900. — DERSELBE: Über epitheliale Knospenbildung und Riesenzellen. Dtsch. pathol. Ges. 1904. — BABES et GOLDENBERG: Sur la fibrine et la graisse dans la tuberculose pulmonaire. Bull. de la soc. biol. 23. 2. 1912. Ref.: Zentralbl. f. Tuberkul. Bd. 6. p. 638. — BAIL: Wien. klin. Wochenschrift. 1904. Zeitschr. f. Immunitätsforsch. u. exp. Therapie, Orig. Bd. 4 u. 12. — DERSELBE: Wien. klin. Wochenschr. 1905. Nr. 9 u. 46. — BAILLIE, M.: Anatomie pathologique des organs les plus importants du corps humain. Trad. pas M. Guerbois. Paris 1815. — BAKACS: Beitrag zur Lehre der tuberkulösen Riesenzellen. Virchows Arch. f. pathol. Anat. u. Physiol. Bd. 260. 1926. — BALDWIN, E. R. and L. N. GARDNER: Reinfection in tuberculosis. Experimental arrested tuberculosis and subsequent infections. Americ. review of tubercul. Vol. 5, p. 429. 1921. — BALÍNT: Tuberkulosesepsis. Wien. Arch. f. inn. Med. Bd. 10, S. 165. 1925. — BALLIN: Der tuberkulöse „primäre Komplex" im Röntgenbild der Lunge. Brauers Beitr. Bd. 51, H. 2. — DERSELBE: Kritisches zur exogenen Reinfektion. Zeitschr. f.

Tuberkul. Bd. 39. 1923. — Barbacci: Über die pathologische Histologie des Konglomerattuberkels im Gehirn. Zentralbl. f. allg. Pathol. u. pathol. Anat. 1902. S. 833. — Bartel: Zur Frage der Infektionswege der Tuberkulose und der Immunisierungsversuche gegen Tuberkulose. Wien. klin. Wochenschr. 1909. — Derselbe: Das Stadium lymphoider Latenz im Infektionsgange der Tuberkulose. Wien. klin. Wochenschr. 1913. Nr. 13. — Bartel und Neumann: Über experimentelle Inhalationstuberkulose beim Meerschweinchen. Wien. klin. Wochenschr. 1906. Nr. 7 u. 8. — Bartel und Spieler: Wien. klin. Wochenschr. 1905, S. 218. 1906, S. 25. 1907. S. 38. — Dielelben: Pathogenese der Tuberkulose. Berlin u. Wien 1918. — Bartels: Das Lymphgefäßsystem. Jena 1909. — Baumgarten: Über den Beginn und das Fortschreiten des tuberkulösen Prozesses bei der Lungenphthise. Beitr. z. pathol. Anat. u. z. allg. Pathol. Bd. 69. 1921. — Derselbe: Zur Histogenese des Tuberkels. Zentralbl. f. allg. Pathol. u. pathol. Anat. Bd. 30, Nr. 11. 1919. — Derselbe: Experimentelle und pathologisch-anatomische Untersuchungen über Tuberkulose. I. Die Histogenese des tuberkulösen Prozesses. Zeitschr. f. klin. Med. Bd. 9 u. 10. 1885. — Derselbe: Lehrbuch der pathogenen Mikroorganismen. 2. Aufl. Leipzig 1911. — Derselbe: Über latente Tuberkulose. Volkmanns Vortr. 1882. Nr. 218. — Derselbe: Zur Kritik der Lehre von den Infektionswegen der Tuberkulose. Virchows Arch. f. pathol. Anat. u. Physiol. Bd. 254. 1925. — Derselbe: Über Lupus und Tuberkulose, besonders der Conjunctiva. Virchows Arch. f. pathol. Anat. u. Physiol. Bd. 82. 1880. — Derselbe: Über die pathologisch-histologische Wirkung und Wirksamkeit des Tuberkelbazillus. Dtsch. pathol. Ges. 1902. — Derselbe: Über Tuberkel und Tuberkulose. Arbeiten a. d. Geb. d. pathol. Anat. u. Bakteriol. a. d. pathol. Inst. Tübingen. Bd. 1. 1891/92. — Bayle: Recherches sur la phthisie pulmonaire. Paris 1810. — Behring: Leitsätze betr. die Phthiseogenese bei Menschen und Tieren. Berlin. klin. Wochenschr. 1904. Nr. 4. — Derselbe: Phthiseogenetische Probleme der Gegenwart in historischer Beleuchtung. Tuberkulosis. Bd. 4, S. 371. — Derselbe: Beiträge zur experimentellen Therapie. 1902. H. 8 u. 1905. H. 10. — Derselbe: Brauers Beitr. Bd. 3. — Derselbe: Mitteilg. d. Behringwerke. H. 1. — Beitzke: Über Untersuchungen an Kindern in Rücksicht auf die von Behringsche Tuberkuloseinfektionstheorie. Berlin. klin. Wochenschr. 1905. Nr. 2. — Derselbe: Über die Häufigkeit der Tuberkulose am Leichenmaterial des Berliner pathol. Institutes. Berlin. klin. Wochenschr. 1909. Nr. 9. — Derselbe: Über primäre Intestinaltuberkulose usw. Virchows Arch. Bd. 194, Suppl. — Derselbe: Häufigkeit, Herkunft und Infektionswege der Tuberkulose beim Menschen. Ergebn. d. allg. Pathol. u. pathol. Anat. 1910. — Derselbe: Über die Reinfektion bei der Tuberkulose. Brauers Beitr. Bd. 56. — Derselbe: Über den Weg der Tuberkelbazillen von der Mund- und Rachenhöhle zu den Lungen usw. Virchows Arch. f. pathol. Anat. u. Physiol. Bd. 184. — Derselbe: Zur Frage der Infektionswege. Zeitschr. f. Tuberkulose. Bd. 47, S. 18. 1927. — Derselbe: Über die Infektionswege der Tuberkulose. Zeitschrift f. Tuberkul. Bd. 42, 4, S. 257. 1925. — Derselbe: Die pathologisch-anatomischen Unterlagen für die Diagnose Hilustuberkulose. Handb. d. Tuberkulosefürsorge. Bd. 1. München 1926 u. Zeitschr. f. Tuberkul. Bd. 32, S. 329. 1920. — Derselbe: Über das Verhältnis der kindlichen tuberkulösen Infektion zur Schwindsucht des Erwachsenen. Berlin. klin. Wochenschr. 1921. S. 912. — Belgardt: Über Regenerationserscheinungen in der Leber des tuberkulösen Meerschweinchens. Inaug.-Diss. Leipzig 1905. — Benda: Die akute Miliartuberkulose vom ätiologischen Standpunkte. Ergebn. d. allg. Pathol. u. pathol. Anat. Bd. 5. 1898. Dtsch. pathol. Ges. 1899. — Derselbe: Akute Miliartuberkulose. Berlin. klin. Wochenschr. 1899. — Derselbe: Zur Kenntnis der Histiogenese des miliaren Tuberkels. Orth-Festschrift. — Benedict, H.: Über metatuberkulöse Krankheitszustände. Orvósi Hetilap. 1913. Nr. 19 u. 20. Ref.: Zentralbl. f. Tuberkul. Bd. 8, S. 305. — Beneke, R.: Untersuchungen über gleichzeitige peritoneale Transplantation verschiedener Organstücke. Beitr. z. pathol. Anat. u. z. allg. Pathol. Bd. 74. 1925. — Bergel, S.: Die Lymphocytose; ihre experimentelle Begründung und biologisch-klinische Bedeutung. Berlin 1921. — Berger: Contribution à l'étude de la pleurésie interlobaire d'origine tuberculeuse et particulièrement de la forme sèche. Thèse. Paris 1908. — Bergmeister, R.: Ein Beitrag zur Histologie des Konglomerattuberkels der Chorioidea nebst einigen klinischen Bemerkungen über diese Erkrankung. Beitr. z. Augenheilk. Bd. 79. 1911. — Betke, R.: Über das Auftreten von Tuberkelbacillen in der Lymphe des Ductus thoracicus. Frankfurt. Zeitschr. f. Pathol. Bd. 5. 1910. — Bianchi, C.: Experimentelle Untersuchungen über Lungentuberkulose. Tuberculosis. Vol. 5, 1913. — Biber: Über Hämorrhagie und Gefäßveränderungen bei tuberkulöser Meningitis. Frankfurt. Zeitschr.

f. Pathol. Bd. 6. 1911. — BIRCH-HIRSCHFELD: Über den Sitz und die Entwicklung der primären Lungentuberkulose. Dtsch. Arch. f. klin. Med. Bd. 64. 1899. — BLUMENBERG, W.: Die Tuberkulose des Menschen in den verschiedenen Lebensaltern auf Grund anatomischer Untersuchungen. Brauers Beitr. Bd. 62, H. 5 u. 6; Bd. 63, H. 1. 1926. — BOCK, C. E.: Lehrbuch d. pathol. Anat. Leipzig 1847. — BOERHAAVE: Aphorismi de cognoscendis et curandis morbis. Opera omnia. Venetiis 1766. — BONETUS: Sepulchretum anatomicum. Genevae 1700. — BOQUET et NEGRE: Rev. de la tubercul. 1926. — BORREL: Tuberculose pulmonaire experimental. Ann. de l'inst. Pasteur. Tome 7. 1893. — BOSSART: Zit. KRAUS. Ref. Dtsch. pathol. Ges. 6. Tag. 1903. — BOYMANN: F.: Über den Einbruch miliarer Tuberkel in die Lungengefäße (Inaug.-Diss. Zürich 1912). Virchows Arch. f. pathol. Anat. u. Physiol. Bd. 206. — BRÄUNING: Die Ansteckung mit Tuberkulose und ihre Verhütung. Leipzig 1925. — BRODEN: Recherches sur l'histogenèse du tubercule et de l'action curative de la tuberculine. Arch. de méd. exper. et d'anat.-pathol. 1899. — BRODOWSKY: Über den Ursprung sog. Riesenzellen. Virchows Arch. f. pathol. Anat. u. Physiol. Bd. 63. — BRUNS: Struma tuberculosa. Brun's Beitr. z. klin. Chirurg. Bd. 10. 1893. — BROSCH: A.: Zur Frage der Entstehung der Riesenzellen aus Endothelien. Virchows Arch. f. pathol. Anat. u. Physiol. Bd. 144. 1896. — BUDAY: Experimentell-histologische Studien über die Genese des Nierentuberkels. Virchows Arch. f. pathol. Anat. u. Physiol. Bd. 186, 1906. — BUGGE: Angeborene Tuberkulose. Beitr. z. pathol. Anat. u. z. allg. Pathol. Bd. 19. 1896. — BUHL: Lungenentzündung, Tuberkulose und Schwindsucht. Zwölf Briefe an einen Freund. München 1872. — DERSELBE: Zeitschr. f. ration. Med. Bd. 8. 1856. —BURCKHARDT: Zeitschr. f. Hyg. u. Infektionskrankh. Bd. 53. 1906. — CASTRÉN: Studien über die Struktur der Fibroblasten, Epithelioidzellen und Riesenzellen des tuberkulösen Gewebes beim Menschen. Arb. a. d. pathol. Inst. Helsingfors Bd. 3, $^1/_2$. Jena 1923. — CEELEN: Über Karnifikation in tuberkulösen Lungen. Virchows Arch. Bd. 214. 1913. — CELSUS: De medicina libri octo. ed. Th. J. ab Almeloveen. Lugduni Batav. 1746. — DERSELBE: übers. von SCHELLER-FRIEBOES. Braunschweig 1906. — CHANCELLOR: Beitrag zur Frage des Primäraffekts bei der Tuberkulose. Zeitschr. f. Kinderheilk. Bd. 10. 1914. — CHAUSSÉ, P.: Note sur la dégénérescence caséeuse dans la tuberculose. Bull. de la soc. biol. 12. 3. 1909. Nr. 9. — CLAUBERG, K. W.: Weitere Mitteilung zum Problem der Fettleber bei Lungenschwindsucht. Virchows Arch. f. pathol. Anat. u. Physiol. Bd. 262. 1926. — COHNHEIM: Die Tuberkulose vom Standpunkt der Infektionslehre. Leipzig 1880. — DERSELBE: Gesammelte Abhandlungen. Herausgeg. v. E. WAGNER. Berlin 1885. — COHNHEIM und FRÄNKEL: Übertragbarkeit der Tuberkulose. Virchows Arch. f. pathol. Anat. u. Physiol. Bd. 45. 1869. — CORNET: Die Tuberkulose. Wien 1907. — CORNIL, RANVIER, BRAULT et LETULLE: Manual d'histologie pathologique. Paris 1907. — CORPER, H. J. and MAX B. LURIE: The variability of localization of tuberculosis in the organs of different animals. I. Quantitative relations in the rabbit, guinea pig, dog and monkey. Americ. review of tubercul. Vol. 14, Nr. 6, p. 662—679. 1926. — DIESELBEN: The variability of localization of tuberculosis in the organs of different animals. II. The importance of the distribution of tubercle bacilli as concerns differences of susceptibility of the organs. Americ. review of tubercul. Vol. 14, Nr. 6, p. 680—705. 1926. — COST, L.: Beitrag zur Riesenzellfrage. Inaug.-Diss. Gießen 1919. Ref. aus Gefäßendothelien. — LE COUNT: Focal or insular necrosis produced by the bacillus of the tuberculosis. Journ. of exp. med. Vol. 2. 1897. — CSOKOR: Über die Tuberkulose der Lymphdrüsen an der Leberpforte des Kalbfetus. 66. Versamml. d. Naturf. u. Ärzte. Wien 1894. — CULLEN: Die Anfangsgründe der praktischen Arzneikunst. 3. Aufl. Deutsch 1800. — CUNNINGHAM, SABIN, SUGIYAMA, KINDWALL: Rôle of the monocytes in tuberculosis. Bull. of Johns Hopkins hosp. Vol. 37. 1925. — DAVIDSOHN: Berlin. klin. Wochenschr. 1907. 2. — DEMBINSKI: La phagocytose chez le pigeon à l'égard du bacille tuberculeux aviarire et du bacille humain. Ann. de l'inst. Pasteur. 1899. p. 426. — DERSELBE: Recherches sur le rôle des leucocytes dans la tuberculose expérimentale souscutanée. Thèse de Paris. 1899. — DEVAUX: Beiträge zur Glykogenfrage. Beitr. z. pathol. Anat. u. z. allg. Pathol. Bd. 41. 1907. — DIEHL: Beiträge zur Klinik der progressiven Durchseuchungsperiode bei der Tuberkulose. Brauers Beitr. Bd. 62. 1925. — DERSELBE: Beitrag zum Ablauf der Tuberkulose innerhalb der progressiven Durchseuchungsperiode. Brauers Beitr. Bd. 65. 1926. — DIETL: Ein Fall von Hauttuberkulose. Monatsschr. f. Kinderheilk. Bd. 22. 1921. — DITTRICH: Fall von Aortentuberkulose. Prag. Zeitschr. Bd. 19. 1888. — DOBROKLONSKI: Development de la tuberculose expérimentale. Arch. de méd. exper. 1890. — DOMAGK: Das Amyloid und seine Entstehung. Ergebn. d. inn. Med. u. Kinderheilk.

Bd. 28. 1925. — DOMINICI: Comptes rendus. Tome 52, p. 851. 1900. — DOMINICI et RUBENS-DUVAL: Arch. de méd. expér. Tome 18. 1906. — DOUTRELEPONT: Lupus und Miliartuberkulose. Dtsch. med. Wochenschr. 1885. — DÜRCK, H. und OBERNDORFER: Tuberkulose. Ergebn. d. allg. Pathol. u. pathol. Anat. Jg. 6. 1901. — EBNER: Die Chorda dorsalis der niederen Fische und die Entwicklung des fibrillären Bindegewebes. Zeitschr. f. wiss. Zool. Bd. 62. 1896. — EDENS: Über die Häufigkeit der primären Darmtuberkulose in Berlin. Berlin. klin. Wochenschr. 1905. Nr. 49. — ELIASBERG und NEULAND: Die epituberkulöse Infiltration der Lunge bei tuberkulösen Säuglingen und Kindern. Jahrb. f. Kinderheilk. Bd. 93. 1920. — DIESELBEN: Zur Klinik der epituberkulösen und gelatinösen Infiltration. Jahrb. f. Kinderheilk. Bd. 94. 1921. — ENGEL, ST.: Die okkulte Tuberkulose im Kindesalter. Tuberkulosebibliothek. Leipzig 1923. — DERSELBE: Die Topographie der bronchialen Lymphknoten und ihre präparatorische Darstellung. Brauers Beitr. Bd. 64. 1926. — EPPINGER: Über eine neue pathogene Cladothrix und eine durch sie hervorgerufene Pseudotuberkulose. Beitr. z. pathol. Anat. u. z. allg. Pathol. Bd. 9. 1891. — ERNST, P.: Pathologie der Zelle. Handb. d. allg. Pathol. herausgeg. v. KREHL-MARCHAND Bd. 3. 1915. — ESSER: Beiträge zur Frage der atypischen Tuberkulosen. 1. u. 2. Mitt. Brauers Beitr. Bd. 63, Nr. 6 u. 7. 1926. — EVANS, BOWMAN and WINTERNITZ: An experimental study of the histogenesis of the miliary tubercle in vitaly stained rabbits. Journ. of exp. med. Vol. 19. 1914. — FALK: Über die exsudativen Vorgänge bei der Tuberkelbildung. Virchows Arch. f. pathol. Anat. u. Physiol. Bd. 139. 1895. — FIEANDT: Beiträge zur Kenntnis der Pathogenese und Histologie der experimentellen Meningeal- und Gehirntuberkulose beim Hunde. Arb. a. d. pathol. Inst. Helsingfors. Bd. 3. 1911. — FISCHER, B.: Die Bedeutung der Darminfektion für die Lungentuberkulose und ihren Verlauf. Frankfurt. Zeitschr. f. Pathol. Bd. 5. 1910. — DERSELBE: Die Eintrittspforten der Tuberkulose. Münch. med. Wochenschr. 1904. Nr. 34. — FISCHER, W.: Über einen eigenartigen Fall schwerster Tuberkuloseinfektion. Brauers Beitr. Bd. 60. 1925. — DERSELBE: Über großknotige tumorähnliche Tuberkulose der Leber, wahrscheinlich kombiniert mit Syphilis. Virchows Arch. f. pathol. Anat. u. Physiol. Bd. 188, S. 21. 1907. — FLEMMING: Über die Entwicklung der kollagenen Bindegewebsfibrillen bei Amphibien u. Säugetieren. Arch. f. Anat. u. Physiol., anat. Abteil. 1891. — FLEISCHNER: Beitrag zur Frage der exsudativen Form der Lungentuberkulose. Brauers Beitr. Bd. 61. — FOCKE: Über cartilaginöse Pleuraschwielen. Brauers Beitr. Bd. 59, S. 228. 1924. — FOOT: Studies on endothelial reactions. II. The endothelial cell in experimental tuberculosis. Journ. of exp. med. Vol. 32. 1920. — FRANK, R.: Ein Beitrag zur Chemie gesunder und pathologisch veränderter Lunge. Zeitschr. f. d. ges. exp. Med. Bd. 36. 1923. — FRAENKEL, E.: Virchows Arch. f. pathol. Anat. u. Physiol. Bd. 121. 1890 u. Dtsch. med. Wochenschr. Bd. 19. 1891. — DERSELBE: Über geschwulstartige Lebertuberkulose. Zeitschr. f. Tuberkul. Bd. 27. 1917. — FRÄNKEL und TROJE: Pneumonische Form der Lungentuberkulose. Zeitschr. f. klin. Med. Bd. 24. 1893. — v. FRANQUÈ: Zur Histogenese der Uterustuberkulose. Sitzungsber. d. phy.-med. Ges. Würzburg 1894. — FRIEDEMANN, U.: Ein Fall von nekrotisierender Tuberkulose des Retikuloendothelialsystems mit sekundärer Miliartuberkulose. Arch. f. Verdauungskrankheiten. Bd. 37. 1926. — FRIEDENBERG: Über die rückbildungsfähigen Lungeninfiltrationen bei der kindlichen Tuberkulose usw. Zeitschr. f. Kinderheilk. Bd. 40. 1926. — FRIEDMANN, F. FR.: Die Gaumentonsille als Eingangspforte. Beitr. z. pathol. Anat. u. z. allg. Pathol. Bd. 28. 1900. — FRIEDRICH und NOESSKE: Lokalisierung der Tuberkelbazillen. Beitr. z. pathol. Anat. u. z. allg. Pathol. Bd. 26. 1899. — FÜRST, L.: Die intestinale Tuberkuloseinfektion mit besonderer Berücksichtigung des Kindesalters. Stuttgart 1905. — GAULE: Anatomische Untersuchungen über Hodentuberkulose. Virchows Arch. f. pathol. Anat. u. Physiol. Bd. 69. — GEIPEL: Über Säuglingstuberkulose. Zeitschr. f. Hyg. u. Infektionskrankh. Bd. 53. — GEISLER, O.: Über Arterientuberkulose. Virchows Arch. f. pathol. Anat. u. Physiol. Bd. 186, S. 135. — GERLACH und FINKELDAY: Zur Frage mesenchymaler Reaktionen. I. Die morphologisch faßbaren biologischen Abwehrvorgänge der Lunge normergischer und hyperergischer Tiere. Krankheitsforsch. Bd. 4. 1927. — GHON, A.: Der primäre Lungenherd bei der Tuberkulose der Kinder. Berlin-Wien 1912. — DERSELBE: Einiges zum primären Komplex bei Tuberkulose. Beitr. z. pathol. Anat. u. z. allg. Pathol. Bd. 69. 1921. — DERSELBE: Zur anatomischen Nomenklatur der Lungen. Med. Klinik. Bd. 21. 1925. — DERSELBE: Über Sitz, Größe und Form des primären Lungenherdes bei der Säuglings- und Kindertuberkulose. Virchows Arch. f. pathol. Anat. u, Physiol. Bd. 254. 1925. — DERSELBE: Über kavernöse Säuglingstuberkulose. Zeitschr. f. Tuberkul. Bd. 43. — GHON und KUDLICH: Zur Reinfektion bei der menschlichen Tuberkulose. Zeitschr. f. Tuberkul.

Bd. 41. — GHON, KUDLICH und SCHMIEDL: Zur Reinfektion der Tuberkulose beim Menschen. Dtsch. pathol. Ges. 21. Tag. Freiburg 1926. — GHON und POTOTSCHNIG: Über den Unterschied im pathologisch-anatomischen Bilde primärer Lungen- und primärer Darminfektion bei Tuberkulose der Kinder. Brauers Beitr. Bd. 40. 1918. — DIESELBEN: Ibidem. Bd. 41. 1918. — GHON und ROMAN: Pathologisch-anatomische Studien über die Tuberkulose bei Säuglingen und Kindern, zugleich ein Beitrag zur Anatomie der lymphatischen Abflußbahnen der Lunge. Sitzungsber. d. Akad. Wien, mathem.-naturw. Kl. III, 132. 1913. — GHON und TERPLAN: Zur Kenntnis der Nasentuberkulose. Zeitschr. f. Laryngol., Rhinol. u. ihre Grenzgeb. Bd. 10, H. 5. — GHON und WINTERNITZ: Zur Frage über die Häufigkeit der primären pulmonalen und extrapulmonalen Tuberkuloseinfektion beim Säugling und Kind. Zeitschr. f. Tuberkul. Bd. 39, H. 6. — GIEGLER, G.: Über die Vorgänge der Reinigung und Heilung der Kavernen bei der Lungenphthise und deren prognostische Bedeutung. Brauers Beitr. Bd. 60. 1924. — GIERKE, E. v.: Das Glykogen in der Morphologie des Zellstoffwechsels. Beitr. z. pathol. Anat. u. z. allg. Pathol. Bd. 37. 1905. — DERSELBE: Physiologische und pathologische Glykogenablagerung. Ergebn. d. allg. Pathol. u. pathol. Anat. Bd. 11, 2. 1907. — GIRARDET: Doppelte Perforation eines Tuberkelknotens in die Aorta und die Bifurkation der Trachea. Dtsch. med. Wochenschr. 1914. Nr. 28. — GOERDELER: Die Kriterien der abgelaufenen Tuberkulose der Lungen und Lymphdrüsen. Zeitschr. f. klin. Med. Bd. 76. — DERSELBE: Die menschliche Tuberkulose in ihren selteneren Erscheinungsarten. Brauers Beitr. Bd. 22, 1913. — GOLDMANN: Die innere und äußere Sekretion des gesunden und kranken Organismus im Lichte der vitalen Färbung. Dtsch. pathol. Ges. 15. Tag. 1910 u. Beitr. z. pathol. Anat. u. z. allg. Pathol. Bd. 7. 1896. — GOLDSCHMID: Frankfurt. Zeitschr. f. Pathol. Bd. 1. 1907 u. Bd. 4. 1910. — GOTTSTEIN, A.: Statistik der Tuberkulose. Handbuch der Tuberkulose BRAUER-SCHRÖDER-BLUMENFELD. Bd. 1. Leipzig 1924. — GOUGEROT, H.: Le follicule tuberculeux. La signification. Bull. soc. d'étud. scientif. sur la tubercul. Juni 1911. Ref.: Zentralbl. f. Tuberkul. Bd. 6. S. 244. — DERSELBE: Bacillotuberculose non folliculaire. Paris 1907/08. — DERSELBE: Classification des Bacillo Tuberculoses aigues. Rev. de méd. 1912. p. 788. — GRAANBOOM: Zur quantitativ chemischen Zusammensetzung einiger menschlicher Organe bei verschiedenen pathologischen Zuständen. Arch. f. exp. Pathol. u. Pharmakol. Bd. 15. 1881. — GRÄFF: Pathologisch-anatomische und klinische Forschung der Lungenphthise. Zeitschr. f. Tuberkul. Bd. 34. — DERSELBE: Über die Bedeutung der Einteilung der Lungenphthise nach pathologisch-anatomischen Gesichtspunkten. Ebenda. — GRÄFF und KÜFFERLE: Brauers Beitr. Bd. 44 und selbständiger Atlas: Die Lungenphthise. Berlin 1923. — GRANCHER et BARBIER: Traité de méd. et thérap. Paris 1895. — GRASS, H.: Über das Verhältnis der kindlichen Tuberkuloseinfektion zur Schwindsucht der Erwachsenen. Berlin. klin. Wochenschr. 1921. Nr. 42. — GRASS, H. und SCHEIDEMANDEL: Abheilung tuberkulöser Primär- und Reinfekte und bronchogener Metastasen in der Lunge und ihre Beziehungen zur tertiären Lungenphthise. Klin. Wochenschr. 1922. Nr. 35. — GRASS, H. und E.: Beobachtungen über die Lungentuberkulose des Schulkindes in ihrer Beziehung zur Stadieneinteilung nach RANKE. Brauers Beitr. Bd. 51. 1922. — GROSS, FR.: Über die alveoläre Reaktion der Lunge gegenüber Ruß-, Quarzstaub und Phthisebazillen und die hier herrschenden Lokalisationsgesetze. Beitr. z. pathol. Anat. u. z. allg. Pathol. Bd. 76. 1926. — GRUBER, M.: Münch. med. Wochenschr. 1919. S. 1266. — DERSELBE: Zur Frage der kindlichen Lungen- und Lymphdrüsenphthise auf Grund von Beobachtungen an Negern. Zeitschr. f. Kinderheilk. Bd. 28. 1921. — GUILLERY: Über toxische tuberkuloide Strukturen. Zeitschr. f. Tuberkul. Bd. 38. 1922. — DERSELBE: Experimentelle Sympathisierung des Kaninchenauges. Arch. f. Augenheilk. Bd. 94. 1924. — DERSELBE: Weitere Erfolge in der Sympathisierung des Kaninchenauges. Ibidem. Bd. 97. 1926. — GUTHERZ: Der Partialtod in funktioneller Betrachtung. Ein Beitrag zur Lehre von den unspezifischen Reizwirkungen. Jena: G. Fischer 1926. — GUYOT, G.: Die Implantationstuberkulose des Bauchfells, ihre Entstehung und Beziehungen zu der Entzündungslehre. Virchows Arch. f. pathol. Anat. u. Physiol. Bd. 179. 1905. — HAIM: Brauers Beitr. Bd. 60. 1925. — HAMBURGER: Die Tuberkulose des Kindesalters. 2. Aufl. Leipzig u. Wien 1912 und im Handb. d. Kinderheilk. von PFAUNDLER und SCHLOSSMANN. — DERSELBE: Über Tuberkuloseimmunität. Brauers Beitr. Bd. 12. 1909; ferner Bd. 16 u. 17. — HAMBURGER und SLUKA: Beitrag zur Kenntnis der Tuberkulose im Kindesalter. Jahrb. f. Kinderheilk Bd. 62. 1918. — HANAU: Beiträge zur Lehre von der akuten Miliartuberkulose. Virchows Arch. f. pathol. Anat. u. Physiol. Bd. 108. 1887. — HANAU und SIGG: Beiträge zur Lehre von der akuten

Miliartuberkulose. Mitt. a. d. klin. u. med. Inst. d. Schweiz. Bd. 4. 1896. — HANSEMANN: Berlin. klin. Wochenschr. 1903. — HANSEN: Untersuchungen über die Gruppe der Bindegewebssubstanzen. I. Der Hyalinknorpel. Anat. Hefte. Bd. 27. 1905. — HARA: Experimentelle Kritik zur Frage der Inhalationstuberkulose des Meerschweinchens. Arb. a. d. Geb. d. pathol. Anat. u. Bakteriol. a. d. pathol. Inst. Tübingen. Bd. 7, 1911. — HARBITZ: Untersuchungen über die Häufigkeit der Tuberkulose mit Berücksichtigung ihres Sitzes in den Lymphdrüsen und ihres Vorkommens im Kindesalter. Kristiania 1904. — HARMS: Die Entwicklungsformen der Tuberkulose im Röntgenbilde. Brauers Beitr. Bd. 58. — HART: Die tuberkulöse Lungenphthise alter Leute. Berlin. klin. Wochenschr. 1911. Nr. 34. — DERSELBE: Über die Heilbarkeit und Heilung tuberkulöser Lungenkavernen. Zeitschr. f. Tuberkul. Bd. 35. 1922. — HAUSER: Zur Vererbung der Tuberkulose. Dtsch. Arch. f. klin. Med. Bd. 61. 1898. — HEDINGER, E.: Primäre Tuberkulose der Trachea und Bronchen. Dtsch. pathol. Ges. Bd. 7, S. 83. — DERSELBE: Miliartuberkulose der Haut bei Tuberkulose der Aorta abdominalis. Frankfurt. Zeitschr. f. Pathol. Bd. 2, S. 120. 1908. — HEDREN: Pathologische Anatomie und Infektionsweise der Tuberkulose der Kinder, besonders der Säuglinge. Zeitschr. f. Hyg. u. Infektionskrankh. Bd. 73. 1913. — HEIBERG: Initiale Tuberkelformen. Beitrag zur Kenntnis der Genese des Tuberkels beim Menschen. Zentralbl. f. allg. Pathol. u. pathol. Anat. Bd. 30. 1919. — HEIDENHAIN: Plasma und Zelle. Bd. 1 u. 2. Jena 1907—1911. — HEILMANN: Beiträge zum Studium des tuberkulösen Primäraffektes und Reinfektes der Lungen bei 150 Sektionsbefunden. Brauers Beitr. Bd. 60. 1924. — HEITZ: Transmission placentaire du bacille de Koch du foetus dans un cas de tuberculose pulmonaire à marche rapide. Rev. de la tubercul. 1902. 3. — HEITZMANN: Über das Vorkommen roter Blutkörperchen in den Miliartuberkeln der Milz. Virchows Arch. f. pathol. Anat. u. Physiol. Bd. 227. 1920. — HENLE: Pathologische Untersuchungen. Berlin 1841. — HERFF: Gießener Diss. 1855. — HERING: Histologische und experimentelle Studien über Tuberkulose. Berlin 1873. — HERZOG: Beitr. z. pathol. Anat. u. z. allg. Pathol. 1916. — HERXHEIMER: Wirkungsweise des Tuberkelbacillus bei experimenteller Lungentuberkulose. Beitr. z. pathol. Anat. u. z. allg. Pathol. Bd. 33. 1902. — DERSELBE: Zur feineren Struktur der tuberkulösen Riesenzellen. Dtsch. pathol. Ges. 17. Tag. 1914. — HERXHEIMER und ROTH: Zur feineren Struktur und Genese der Epithelioidzellen und Riesenzellen des Tuberkels. Beitr. z. pathol. Anat. u. z. allg. Pathol. Bd. 69. 1916. — HESSE: Beiträge zur Anatomie, Statistik und klinischen Diagnostik der Tuberkulose. Brauers Beitr. Bd. 58. 1924. — HEYMANN: Versuche an Meerschweinchen über Aufnahme inhalierter Tuberkelbazillen. Zeitschr. f. Hyg. u. Infektionskrankh. Bd. 60, S. 419. — HEYMANS, J. F.: Bull. de l'acad. royale de méd. de Belgique. 1904. p. 780. — DERSELBE: Sur la genèse des cellules géantes. Arch. internat. de pharmaco-dyn. et de thérapie. Tome 16. 1906. — HIPPOKRATES: ed. Littré Paris 1839—61. — HOESSLIN: Über den Fett- und Wassergehalt der Organe bei verschiedenen pathologischen Zuständen. Dtsch. Arch. f. klin. Med. Bd. 33. 1883. — HOLLÓ, JUSTIN: Sechs Tuberkuloseformen bei Erwachsenen. Ergebn. d. ges. Med. Bd. 3. — HOMEN: Studien über experimentelle Tuberkulose in den peripheren Nerven und dem Bindegewebe bei gesunden und bei alkoholisierten Tieren. Arb. a. d. pathol. Inst. Helsingfors. Bd. 3. 1911. — HUEBSCHMANN: Bemerkungen zum Artikel BEITZKE in Zeitschr. f. Tuberkul. Bd. 47. 1927. — DERSELBE: Zur Pathologie der Lungentuberkulose. Münch. med. Wochenschr. 1921. Nr. 43. — DERSELBE: Über primäre Herde, Miliartuberkulose und Tuberkuloseimmunität. Ebenda. 1922. Nr. 48. — DERSELBE: Zur Frage der Infektionswege. Zeitschr. f. Tuberkul. Bd. 45. 1926. — DERSELBE: Bemerkungen zur Einteilung und Entstehung der anatomischen Prozesse bei der chronischen Lungentuberkulose. Brauers Beitr. Bd. 55. — HUEBSCHMANN und ARNOLD: Beiträge zur pathologischen Anatomie der Miliartuberkulose. Virchows Arch. f. pathol. Anat. u. Physiol. Bd. 249. 1923. — HUECK: Über das Mesenchym. Beitr. z. pathol. Anat. u. z. allg. Pathol. Bd. 66. 1920. — HUSTEN: Über den Lungenacinus und den Sitz der acinösen phthisischen Prozesse. Beitr. z. pathol. Anat. u. z. allg. Pathol. Bd. 68. 1921. — HUTINEL: Les réactions bronchopulmonaires dans les adénopathies médiastines. Gaz. des hôp. civ. et milit. Tome 84. 1911. — JAFFÉ, R.: Pathologisch-anatomische Veränderungen nach Injektion einzelner Bestandteile des Tuberkelbacillus. Frankfurt. Zeitschr. f. Pathol. Bd. 17. — DERSELBE: Dtsch. med. Wochenschr. Bd. 47, S. 734. 1921. — JAFFÉ, I. H.: Studies on vital staining in experimental tuberculosis. Amer. review of tubercul. Vol. 13, p. 97. 1926. — JAEGER, M.: Wodurch wird die Ansiedlung der Tuberkelbacillen in der Lungenspitze bewirkt? Brauers Beitr. Bd. 61. 1925. — JANSSEN: Geheilte Meningitis. Dtsch. med. Wochenschr. 1896. — JESIONEK: Zur Pathogenese des tuberkulösen Krankheitsherdes. Zeitschr. f. Tuberkul. Bd. 41 u. 43. 1925. — IGNATOWSKI und LEMESIC: Die Klinik der sekundären Tuberkulose. Brauers Beitr. Bd. 61. 1925. — JOEST: Untersuchungen über die Tuberkulose des Ductus thoracicus und den Tuberkelbacillengehalt der Ductuslymphe bei tuberkulösen Tieren. Zeitschr. f. Infektionskrankh., parasitäre Krankh. u. Hyg. d. Haustiere. Bd. 5, 3/4. 1909. — DERSELBE: Untersuchungen über den Fettgehalt tuberkulöser Herde. Virchows Arch. f. pathol. Anat. u. Physiol. Bd. 203. 1911. — DERSELBE: Zur Frage des Vorkommens latenter Tuberkelbacillen in Lymphdrüsen. Dtsch. pathol. Ges. 15. Tag. – JOEST und EMSHOFF: Studien über die Histogenese des Lymphdrüsentuberkels und die Frühstadien der Lymphdrüsentuberkulose. Virchows Arch. f. pathol. Anat. u. Physiol. Bd. 210. 1912. — JOEST und LIEBRECHT: Jahresber. d. pathog. Mikroorg. Bd. 23, S. 492. 1907. — JUSTI, K.: Über die UNNAschen Plasmazellen in den normalen und tuberkulösen Granulationen. Virchows Arch. f. pathol. Anat. u. Physiol. Bd. 150, S. 197. — KAGEYAMA: Über die frühzeitigen Reaktionen des reticulo-endothelialen Systems bei phthisisch-tuberkulöser Infektion (zugleich eine Kritik der GOLDMANNschen Theorie über den cellulären Transport der Geflügel- und Rindertuberkelbacillen bei der Maus). Beitr. z. pathol. Anat. u. z. allg. Pathol. Bd. 74. 1925. — KALBFLEISCH, H. K.: Beitrag zur Kritik der Lehre von der Tuberkuloseimmunität (nach Experimenten in Anlehnung an den KOCHschen Grundversuch). Dtsch. pathol. Ges. 21. Tag. Freiburg. 1926. — KAUP, M.: Über Gefäßtuberkulose der weichen Hirnhöhle mit tödlicher intracerebraler Blutung. Frankfurter Zeitschr. f. Pathol. Bd. 34. 1926. — KAWAMURA: Die Cholesterinesterverfettung. Jena: G. Fischer 1911. — KELBER, E.: Über die Wirkung toter Tuberkelbacillen. Arb. a. d. Geb. d. pathol. Anat. u. Bakteriol. a. d. pathol. Inst. Tübingen. Bd. 2, S. 378. — KIENER: La tuberculose dans les séreuses chez l'homme et les animaux inoculés. Arch. de phys. norm. et pathol. Tome 7. 1890. — KIRCH: Über tuberkulöse Lebercirrhose, tuberkulöse Schrumpfnieren und analoge Folgeerscheinungen granulierender tuberkulöser Entzündung in Pankreas und Mundspeicheldrüsen. Virchows Arch. f. pathol. Anat. u. Physiol. Bd. 225. 1918. — KIYONO: Die vitale Karminspeicherung. Jena 1914. — KLAPSCH: Miliartuberkulose und Eröffnung eines erweichten polypösen Tuberkels des linken Vorhofs. Inaug.-Diss. Gießen 1915. — KLEBS: Die kausale Behandlung der Tuberkulose. Hamburg u. Leipzig: Voß 1894. — KLEINSCHMIDT, H: Kindertuberkulose. Im Handbuch d. Tuberkul. v. BRAUER, SCHRÖDER, BLUMENFELD. 1924. — KLETT: Über die Wirkung toter Tuberkelbazillen. Arb. a. d. Geb. d. pathol. Anat. u. Bakteriol. a. d. pathol. Inst. Tübingen. Bd. 8. 1912. — KMENT: Zur Meningitis tuberculosa mit besonderer Berücksichtigung ihrer Genese. Leipzig 1924. Tuberkul.-Bibl. — KOCH: Die Ätiologie der Tuberkulose. Berlin. klin. Wochenschr. 1882 u. 1883. — KOCH, R.: Mitt. d. kaiserl. Gesundheitamts. Bd. 2. 1884. Dtsch. med. Wochenschr. 1891, 1901 u. 1902. — KOCH und BAUMGARTEN: Die experimentelle Erzeugung der Halslymphdrüsentuberkulose durch orale und conjunctivale Infektion und ihre Beziehungen zu den Erkrankungen der übrigen Organe. Zeitschr. f. Hyg. u. Infektionskrankh. Bd. 97. 1923. — KOCKEL: Beitrag zur Histogenese des miliaren Tuberkels. Virchows Arch. f. pathol. Anat. u. Physiol. Bd. 143. 1896. — KONSCHEGG: Gefäßveränderungen bei käsiger Pneumonie. Virchows Arch. f. pathol. Anat. u. Physiol. Bd. 260. 1926. — KONSCHEGG und LEDERER: Beiträge zur Klinik und Pathologie der Lungentuberkulose beim Säugling. Monatsschr. f. Kinderheilkunde, Orig. Bd. 12. — KOOPMANN: Über die Häufigkeit der menschlichen Tuberkulose und einige mit dieser zusammenhängende Tuberkulosefragen. Brauers Beitr. Bd. 64, 1926. — KORTEWEG und LÖFFLER: Allergie, Primäraffekte und Miliartuberkulose. Frankfurt. Zeitschr. f. Pathol. Bd. 31. 1925. — KORTUM: Comment de vitio scrophuloso, quique inde pendent morbis secundariis. Lemgoviae. 1789. Bd. 1. — KOSTENITSCH: De l'évolution de la tuberculeuse par les bacilles morts. Arch. de méd. exp. Tome 5. 1893. — KOSTENITTSCH et WOLKOW: Récherches sur le développement du tubercule expérimental. Arch. de méd. exper. et d'anat.-pathol. 1892. — KÖSTER: Über fungöse Gelenkentzündungen. Virchows Arch. f. pathol. Anat. u. Physiol. Bd. 48. 1869. — KRAEMER: Experimentelle Beiträge zum Studium der Hodentuberkulose. Wien. med. Wochenschr. 1900. S. 2121 u. Verhandl. d. dtsch. pathol. Ges. 3. Tag. — KRAUS, FR.: Fettdegeneration und Fettinfiltration. Ref.: Verhandl. d. dtsch. pathol. Ges. Kassel 1903. — KRETZ: Über frühe Formen der hämatogenen Lungentuberkulose. Verhandl. d. dtsch. pathol. Ges. 13. Tag. Leipzig 1909. — DERSELBE: Zur Frage der latenten Tuberkelbazillen. Diskussionsbemerkung. — KROMPECHER, E.: Über die Beteiligung des Endothels und des Blutes bei der Bildung tuberkulöser und sonstiger intravaskulärer Riesenzellen. Zeitschr. f. Tuberkul. Bd. 27. — KRÜCKMANN, E.: Über Fremdkörpertuberkulose und Fremdkörperriesenzellen. Virchows Arch. f. pathol. Anat. u. Physiol. Bd. 138. — Kuczynski, E.: Goldmanns Untersuchungen über celluläre Vorgänge im Gefolge des Verdauungsprozesses. Virchows Arch. f. pathol. Anat. u. Physiol. Bd. 239. 1922. — Kudlich: Zur primären Tuberkuloseinfektion der Bindehaut des Augenlides. Zeitschr. f. Tuberkul. Bd. 43. 1925. — Kusonoki: Lipoidsubstanzen in der Milz und im Leichenblut. Beitr. z. pathol. Anat. u. z. allg. Pathol. Bd. 59. 1914. — Kuss: De l'hérédité parasitaire de la tuberculose humaine. Thèse de Paris. 1898. — Laennec: Abhandlung von den Krankheiten der Lungen und des Herzens und der mittelbaren Auskultation. Übers. v. Meissner. Leipzig 1832. — Laguesse: Zit. nach Alfejew. — Landois: Ein Beitrag zur klinischen und forensischen Beurteilung der chronischen Meningoencephalitis tuberculosa. Dtsch. med. Wochenschr. 1907. Nr. 1. — Landouzy: Journ. de méd. et chirurg. prat. 1885 u. Presse méd. 1908. Rev. de méd. 1908. p. 765. Sem. méd. 1891. p. 225. — Lang, F. J.: Über Gewebskulturen der Lunge. Ein Beitrag zur Histologie des respiratorischen Epithels und zur Histogenese der Alveolarphagocyten. Arch. f. exp. Zellforschung. Bd. 2. 1926. — Derselbe: The reaction of lung tissue to tuberculous infection in vitro. Journ. of infect. dis. Vol. 37. 1925. — Lange, B.: Untersuchungen über orale, nasale und conjunctivale Infektion mit Tuberkelbazillen. Zeitschr. f. Hyg. u. Infektionskrankh. Bd. 103. 1924. — Derselbe: Die Infektionswege der Tuberkulose. Ref.: Tuberkulosetagung Düsseldorf. 1926. Brauers Beitr. Bd. 65. 1926. — Lange, B. und Keschischian: Experimentelle Untersuchungen über die Bedeutung der Tröpfcheninfektion bei der Tuberkulose. Zeitschr. f. Hyg. u. Infektionskrankh. Bd. 104. 1925. — Lange, B. und Nowosselsky: Experimentelle Untersuchungen über die Bedeutung der Staubinfektion bei der Tuberkulose. Zeitschr. f. Hyg. u. Infektionskrankh. Bd. 104. 1925. — Lange, M.: Der primäre Lungenherd bei der Tuberkulose der Kinder. Zeitschr. f. Tuberkul. Bd. 38. — Langer, H.: Die Spezifität rückbildungsfähiger Lungeninfiltrate bei der kindlichen Tuberkulose. Zeitschr. f. Kinderheilk. Bd. 34. 1922. — Langhans: Über Riesenzellen mit wandständigen Kernen in Tuberkeln und die fibröse Form des Tuberkels. Virchows Arch. f. pathol. Anat. u. Physiol. Bd. 72. 1868. — Lebert: Physiologie pathologique. Paris 1845. — Lebküchner: Zwei Fälle von weit vorgeschrittener Tuberkulose im frühesten Kindesalter. Arb. a. d. Geb. d. pathol. Anat. u. Bakteriol. a. d. pathol. Inst. Tübingen. Bd. 3. 1902. — Lebküchner und Wyss: Übertragung der Tuberkulose. Virchows Arch. f. pathol. Anat. u. Physiol. Bd. 40. 1867. — Lederer: Wien. Arch. f. klin. Med. Bd. 5. 1922. — Lehmann: Brauers Beitr. Bd. 30. 1914. — Leiner und Spieler: Haut bei Miliartuberkulose. Ergebn. d. inn. Med. u. Kinderheilk. Bd. 2. 1911. — Leray: Tuberculose de l'homme et tuberculosa aviaire. Arch. de méd. exp. Tome 7. 1895. — Leupold, E.: Amyloid und Hyalin. Ergebn. d. allg. Pathol. u. pathol. Anat. Bd. 21, 1. 1926. — Levy, E.: Über die Erzeugung von tuberkulösen Lungenkavernen im Tierexperiment und deren Bedeutung. Zentralbl. f. Bakteriol., Parasitenk. u. Infektionskrankheiten, Abt. I, Orig. Bd. 51. 1909. — Lewandowsky, F.: Die Tuberkulose der Haut. Berlin: Julius Springer 1916. — Lewis and Willis: The epitheloid cells of tuberculous lesions. Bull. of Johns Hopkins hosp. Vol. 36. 1925 und Tubercle. Vol. 6. 1925. — Liebermeister: Tuberkulose. Berlin: Springer 1921. — Derselbe: Studien über Komplikationen der Lungentuberkulose und die Verbreitung der Tuberkelbacillen in den Organen und im Blut der Phthisiker. Virchows Arch. f. pathol. Anat. u. Physiol. Bd. 197. 1909. — Derselbe: Gefäßtuberkulose in Löwensteins Handbuch d. Tuberkulosetherapie. Berlin u. Wien 1923. — Lombard: Essai sur les tubercules. Thèse de Paris 1826. — Loeschcke: Die Morphologie des normalen und emphysematösen Acinus der Lunge. Beitr. z. pathol. Anat. z. u. allg. Pathol. Bd. 68. 1921. — Derselbe: Über den Bau des Lungenacinus und die Lokalisation der Tuberkulose in ihm. Brauers Beitr. Bd. 56. 1923. — Louis: Recherches anatomiques pathologiques et thérapeutiques sur la phthisie. 2. ed. Paris 1843. — Löwenstein, E.: Über das Verhalten von Eiterzellen verschiedener Herkunft gegenüber der Tuberkelbazillen. Zeitschr. f. Immunitätsforsch. u. exp. Therapie, Orig. Bd. 3, S. 388. 1910. — Derselbe: Vorlesungen über Bakteriologie, Immunität, spezifische Diagnostik und Therapie der Tuberkulose. Jena: G. Fischer 1920. — Lubarsch: Entstehungsweise, Infektions- und Verbreitungswege der Tuberkulose. Zeitschr. f. ärztl. Fortbild. Bd. 15. Nr. 7. — Derselbe: Zur Pathologie der Tuberkulose im Säuglings- und Kindesalter. Reichsmed. Anz. 1918. Nr. 9. — Derselbe: Beiträge zur Pathologie der Tuberkulose. Virchows Arch. f. pathol. Anat u. Physiol. Bd. 213. 1913. — Derselbe: Arb. a. d. pathol. Inst. Posen. 1901. — Derselbe: Kapitel: Entzündung im Aschoffschen Lehrbuch. — Derselbe: Zur Kenntnis der Strahlenpilze. Zeitschr. f. Hyg. u. Infektionskrankh. Bd. 31. 1899. —

Derselbe: Zur vergleichenden Pathologie der Tuberkulose. Dtsch. med. Wochenschr. 1909. S. 1921. — Derselbe: Über den Infektionsmodus bei der Tuberkulose. Fortschr. d. Med. 1904. S. 669. — Derselbe: Über den primären Krebs des Ileums nebst Bemerkungen über das gleichzeitige Vorkommen von Krebs und Tuberkulose. Virchows Arch. f. pathol. Anat. u. Physiol. Bd. 111. — Lubimow: Zur Frage der Histogenese der Riesenzellen in Tuberkeln. Virchows Arch. f. pathol. Anat. u. Physiol. Bd. 75. — Mafucci: Ätiologie der Tuberkulose. Zentralbl. f. allg. Pathol. u. pathol. Anat. Bd. 1. 1890. – Manasse: Pathologische Anatomie der Tubsrkulose der oberen Luftwege. Zeitschr. f. Hals-, Nasen- u. Ohrenheilk. Bd. 15. 1926. — Marcantonio: Über einige durch Tuberkelgifte hervorgebrachte Läsionen. Giorn. int. sc. med. 1901. Fasc. 5. — Masugi, M.: Über die Beziehungen zwischen Monocyten und Histiocyten. Beitr. z. pathol. Anat. u. z. allg. Pathol. Bd. 76. 1927. — Masur und Kockel: Wirkung toter Tuberkelbacillen. Beitr. z. pathol. Anat. u. z. allg. Pathol. Bd. 16. 1894. — Matsuura: S.: Über die Färbung mit Kongorot. Folia anat. japon. Bd. 3. 1925. — Maximow: Über undifferenzierte Blutzellen und mesenchymale Keimlager im erwachsenen Organismus. Klin. Wochenschr. Bd. 47. 1926. — Derselbe: Tuberculose des tissus de mammifères en culture. Ann. d'anat.-pathol. et d'anat. norm. med. chirurg. Tome 3. 1926. — Mebius: Über die formale Genese der heterotopen pericalcären Knochenbildung. Virchows Arch. f. pathol. Anat. u. Physiol. Bd. 255. 1925. — Meinertz: Tuberkulose und Blutströmung. Untersuchungen ihrer experimentellen Nierentuberkulose unter geänderten Zirkulationsverhältnissen (venöse Hyperämie der einen Niere durch Unterbindung ihres Ureters). Virchows Arch. f. pathol. Anat. u. Physiol. Bd. 192. 1908. — Meszaros, K.: Richtlinien in der Therapie der chriurgischen Tuberkulose mit besonderer Berücksichtigung der Histiogenese des Tuberkels und der Pathologie der chirurgischen Tuberkulose. Arch. f. klin. Chirurg. Bd. 141. 1926. — Metschnikoff: Über die phagocytäre Rolle der Tuberkelriesenzellen. Virchows Arch. f. pathol. Anat. u. Physiol. Bd. 113. 1888. — Michael: Über einige Eigentümlichkeiten der Lungentuberkulose im Kindesalter. Jahrb. f. Kinderheilk. 1885. S. 43. — Miller, J.: Die Histiogenese des hämatogenen Tuberkels in der Leber des Kaninchens. Beitr. z. pathol. Anat. u. z. allg. Pathol. Bd. 31. 1902. — Miller, W. Sn.: Studies on the normal and pathological histology of the lung. Americ. review of tubercul. Vol. 11. 1925. — Moll: Säuglingstuberkulose. Ihre Verhütung und Bekämpfung. Fortschr. d. Med. Bd. 45. 1924. — Möllendorff, W. v.: Über das Zellnetz im lockeren Bindegewebe und seine Stellung zum reticuloendothelialen Stoffwechselsystem. Münch. med. Wochenschr. Bd. 73. 1926. — Möllendorff, W. v. und M. v. Möllendorff: Das Fibrocytennetz im lockeren Bindegewebe, seine Wandlungsfähigkeit und Anteilnahme am Stoffwechsel. Zeitschr. f. Zellforsch. u. mikroskop. Anat. Bd. 3. 1926. — Morton: Phthiseologia s. Exercitationes de phthisi libri III. Londini 1689. — Most: Topographie des Lymphgefäßapparates des menschlichen Körpers und seine Beziehungen zu den Infektionserregern der Tuberkulose. Bibl. med. Abt. C, 1908. H. 21. — Mügge: Über das Verhalten der Lungengefäße bei akuter Miliartuberkulose. Virchows Arch. f. pathol. Anat. u. Physiol. Bd. 76. 1879. — Müller, Fr.: Über die Bedeutung der Selbstverdauung bei einigen krankhaften Zuständen. Kongr. f. inn. Med. Wiesbaden 1902. — Nager: Über Nasenrachentumoren. Zentralbl. f. Tuberkul. 1909. S. 40. — Naegeli: Über Häufigkeit, Lokalisation und Ausheilung der Tuberkulose. Virchows Arch. f. pathol. Anat. u. Physiol. Bd. 160. — Neufeld, F.: Dtsch. med. Wochenschrift. 1903. Nr. 37. — Derselbe: Über Immunität gegen Tuberkulose. Zeitschr. f. Tuberkulose. Bd. 34. 1921. — Neumann: Klinik der beginnenden Tuberkulose Erwachsener. I—III. Wien 1925/26 und Wien. klin. Wochenschr. 1920. Nr. 51. — Nicol: Die Entwicklung und Einteilung der Lungenphthise. Brauers Beitr. Bd. 30. — Noesske: Zur Kenntnis der Wirkung abgetöteter Tuberkelbacillen. Med. Klinik. Bd. 16. 1908. — Oppenheimer, R.: Experimentelle Beiträge zur Histogenese des miliaren Lebertuberkels. Virchows Arch. f. pathol. Anat. u. Physiol. Bd. 194. 1908. Beih. — Orth: Über Fütterungstuberkulose. Virchows Arch. f. pathol. Anat. u. Physiol. Bd. 76. 1879. — Derselbe: Ätiologisches und Anatomisches über Lungenschwindsucht. Berlin: August Hirschwald 1887. — Derselbe: Welche morphologischen Veränderungen können durch Tuberkelbacillen erzeugt werden. Ref.: Verhandl. d. dtsch. pathol. Ges. Hamburg 1902. — Derselbe: Käsige Pneumonie. Festschr. f. Virchow. 1891. — Derselbe: Histologie und Ätiologie der Lungenschwindsucht. Göttinger Nachr. 1901. — Derselbe: Beiheft zu Virchows Arch. f. pathol. Anat. u. Physiol. Bd. 190. — Orth und Rabinowitch: Experimentelle enterogene Tuberkulose. Virchows Arch. f. pathol. Anat. u. Physiol. Bd. 194. 1908. — Ortner: Die Lungentuberkulose als Mischinfektion. Leipzig 1893. — Ott: Die chemische Pathologie der Tuberkulose.

Berlin: August Hirschwald 1907. — PAGEL, W.: Zur Morphologie der zirkumfokalen Veränderungen bei Lungentuberkulose. Brauers Beitr. Bd. 59. 1924. — DERSELBE: Zur Frage der Pubertätsphthise. Brauers Beitr. Bd. 60. 1925. — DERSELBE: Zur Frage der Abstammung der großen Exsudatzellen bei käsiger Pneumonie. Brauers Beitr. Bd. 61. 1925. — PAGEL, W. u. M.: Zur Histochemie der Lungentuberkulose mit besonderer Berücksichtigung der Fettsubstanzen und Lipoide. Virchows Arch. f. pathol. Anat. u. Physiol. Bd. 256. 1925. — DERSELBE: Über eine eigentümliche Erscheinungsform des mutmaßlichen „Superinfektionsherdes" der Lunge bei Tuberkulose. Brauers Beitr. Bd. 62. 1925. — DERSELBE: Die Gewebsreaktionen des Meerschweinchens bei der experimentellen Infektion mit Tuberkelbacillen. Beitr. zur Pathohistologie der Meerschweinchentuberkulose. 1. Mitt. Brauers Beitr. Bd. 61. 1925. — DERSELBE: Untersuchungen über die Histologie des tuberkulösen Primäraffektes der Meerschweinchenlunge. Beitr. 2. Mitt. ebenda. — DERSELBE: Bemerkungen über Versuche einer Beeinflussung der Meerschweinchentuberkulose, die Kavernenfrage und Gefäßwandreaktionen (Siegmundschen Intimagranulome). Brauers Beitr. Bd. 63. 1926. — DERSELBE: Der tuberkulöse Primäraffekt der Meerschweinchenlunge. Krankheitsforsch. Bd. 2. 1926. — DERSELBE: Allgemein-pathologisch bemerkenswerte Züge im Bilde der experimentellen Meerschweinchentuberkulose. Verhandl. d. dtsch. pathol. Ges. 21. Tag. Freiburg 1926. — DERSELBE: Zur Entstehungsgeschichte des Milztuberkels. Zentralbl. f. allg. Pathol. u. pathol. Anat. Bd. 38. 1926. — DERSELBE: Meerschweinchentuberkulose und Metallvergiftung. Krankheitsforsch. Bd. 3. 1926. — DERSELBE: Vergleichende Betrachtungen zur Tuberkulosemorphologie von Mensch und Versuchstier. Frankfurt. Zeitschr. f. Pathol. Im Druck. — DERSELBE: Die Krankheitslehre der Phthise in den Phasen ihrer geschichtlichen Entwicklung. Brauers Beitr. Bd. 66. 1927. — DERSELBE: Über die Herdbildung bei intratrachealer Infektion des Kaninchens und Meerschweinchens. Brauers Beitr. Im Druck. — PARROT: Cpt. rend. de la soc. de biol. Paris 1876. — PERTIK: Pathologie der Tuberkulose. Ergebn. d. allg. Pathol. u. pathol. Anat. Bd. 8. 1904. — PETRI, E.: Über Blutzellherde im Fettgewebe des Erwachsenen und ihre Bedeutung für die Neubildung der weißen und roten Lymphknoten. Virchows Arch. f. pathol. Anat. u. Physiol. Bd. 259. 1925. — PILLIET: Études sur la tuberculose expérimentale et spontanée du foie. Thèse de Paris 1892. — PINKUSSOHN, L.: Chemie der Lunge. OPPENHEIMERS Handb. d. Biochemie. Bd. 2, 2. Jena 1909. — PIORY: Über die Krankheiten der Luftwege. Übers. v. G. KRUPP. Leipzig 1844. — PIRQUET: Münch. med. Wochenschr. 1906. Wien. klin. Wochenschr. 1906. Nr. 17. — PIRQUET und SCHICK: Die Serumkrankheit. Wien 1905. — POLLACK: Über Knochenbildungen in der Lunge. Virchows Arch. f. pathol. Anat. u. Physiol. Bd. 165. 1901. — PONCET: Arthrite chronique et rheumatisme tuberculeux. Presse méd. Tome 25. 1913. — DERSELBE: La tuberculose inflammatoire. Rev. de méd. 1913. Nr. 3. — PONCET et LERICHE: Tuberculose inflammatoire et cancers épithéliaux. Rev. de chirurg. Tome 45. 1912. — PONFICK: Berlin. klin. Wochenschr. 1877. Nr. 46. — PORTAL: Über Natur und Behandlung der Lungenphthise. Übers. v. M. MUHRY. 1799. — PREISIGK und HEIM: Zentralbl. f. Bakteriol., Parasitenk. u. Infektionskrankh., Abt. I, Orig. Bd. 31, S. 712. — PREUSS: Tuberculorum pulmonis crudorum analysis chemica. Diss. Berol. 1835. — PRUDDEN: A study of experimental pneumonitis in the rabbit, induced by the infection of dead tubercle bacilli. New York med. journ. a. med. record. 1891. — PRUDDEN and HODENPYL: Ebenda. — PUHL: Über die phthisischen Primär- und Reinfekte in der Lunge. Brauers Beitr. Bd. 52. 1922. — RABINOWITSCH: Experimentelle Untersuchungen über die Virulenz latenter tuberkulöser Herde. Zeitschr. f. Tuberkul. Bd. 15. 1910. — DIESELBE: Zur Frage latenter Tuberkelbazillen. Berliner klin. Wochenschr. 1907. Nr. 2. 1913. S. 116 u. 1914. S. 416. — DIESELBE: Virchows Arch. f. pathol. Anat. u. Physiol. 1908. Beiheft, S. 324. — RANKE: Brauers Beitr. Bd. 21. 1911 u. Bd. 52. 1922. — DERSELBE: Primäraffekt, sekundäre und tertiäre Stadien der Lungentuberkulose auf Grund von histologischen Untersuchungen der Lymphknoten der Lungenpforte. Dtsch. Arch. f. klin. Med. Bd. 119, 123 u. 129. 1916. — DERSELBE: Diagnose und Epidemiologie der Lungentuberkulose des Kindes. Arch. f. Kinderheilk Bd. 54. 1910. — DERSELBE: Die Tuberkulose der verschiedenen Lebensalter. Münch. med. Wochenschr. 1913. — DERSELBE: Bemerkungen zur klinischen Diagnose der Entwicklungsformen der menschlichen Tuberkulose. Münch. med. Wochenschr. 1922. — RECKLINGHAUSEN: Allgemeine Pathologie des Kreislaufs und der Ernährung. Stuttgart 1883. — REDEKER: Über die intraclaviculären Infiltrate, ihre Entwicklungsformen und ihre Stellung zur Pubertätsphthise und zum Phthiseogeneseproblem. Brauers Beitr. Bd. 63. 1926. — DERSELBE: Über die Primärinfiltrierung. Zeitschr.

f. Tuberkul. Bd. 45. 1926. — DERSELBE: Über die exsudativen Lungeninfiltrierungen der primären und sekundären Tuberkulose. Brauers Beitr. Bd. 59. 1914. — REICHE: Brauers Beitr. Bd. 32. 1914. — REID, TH.: An essay on the nature and cure of the phthisis pulmonum. Londini 1785. — REINHARDT: Würzburger Verhandl. I u. II. 1850/51. Virchows Arch. f. pathol. Anat. u. Physiol. Bd. 1. 1847. — RENNEN: Über Sepsis tuberculosa gravissima bei einem Fall von Polycythaemie. Brauers Beitr. Bd. 53. 1923. — RENNERT: Zur Kenntnis der entzündlichen Tuberkulose. Dtsch. med. Wochenschr. 1912. — RIBBERT: Über die Ausbreitung der Tuberkulose im Körper. Univ.-Progr. Marburg 1900. — DERSELBE: Dtsch. med. Wochenschr. 1902 u. 1904. — DERSELBE: Über die Miliartuberkulose. Dtsch. med. Wochenschr. 1906. H. 1. — DERSELBE: Über primäre Tuberkulose und über die Anthrakose der Lunge und Bronchialdrüsen. Dtsch. med. Wochenschr. 1906. — RICKER und GOERDELER: Gefäßnerven, Tuberkel und Tuberkulinwirkung. Zeitschr. f. d. ges. exp. Med. Bd. 4. 1916. — RIEGEL: Zit. PINCUSSOHN. — RIETSCHEL: Über kongenitale Tuberkulose. Jahrb. f. Kinderheilk. Bd. 70. 1909. — RILLIETH et BARTHEZ: Traite clinique et pratique des maladies des enfants. Paris 1843. — RINDFLEISCH: Lehrbuch der pathol. Gewebelehre mit Einschluß der pathol. Anatomie. 6. Aufl. Leipzig 1886. — ROBBERS: Histogenese des Tuberkels. Virchows Arch. f. pathol. Anat. u. Physiol. Bd. 299. 1923. — ROKITANSKY: Lehrbuch d. pathol. Anatomie. 3. Aufl. Wien 1855—1861. — RÖMER: Spezifische Überempfindlichkeit und Tuberkuloseimmunität. Brauers Beitr. Bd. 11. 1908. — DERSELBE: Weitere Versuche über Immunität gegen Tuberkulose durch Tuberkulose. Zugleich ein Beitrag zur Phthiseogenese. Brauers Beitr. Bd. 13. 1909. — RÖMER und JOSEPH: Die tuberkulöse Reinfektion. Ebenda. Bd. 17. 1910. — ROSENTHAL: Zit. KRAUS. — RÖSSLE: Über eine chronische tuberkulöse Meningitis. S. pathol. Gesellsch. 17. Tagung. München 1924. — RUF, C.: Über die Unterschiede im pathologisch-anatomischen Bilde primärer Tonsillen- und primärer Lungeninfektion der Kinder. Brauers Beitr. Bd. 62. 1925. — SACK: s. ASCHOFFs Vortr. über Pathologie. Jena 1925. — SALZER: Beiträge zur Kenntnis der Tuberkulose der Tränendrüsen. v. Graefes Arch. f. Opth. Bd. 46. — SAMUEL: Handbuch der allgemeinen Pathologie als pathologische Physiologie. Stuttgart 1879. — SANARELLI, G.: Die biologische Entwicklung der Tuberkulose beim Menschengeschlecht. Il Ramazzini. 1912. Nr. 18. — SATA: Die Bedeutung der Mischinfektion bei Lungenschwindsucht. Beitr. z. pathol. Anat. u. z. allg. Pathol. Suppl. 1899. — SCHERER, A.: Die Tuberkulose des Rückbildungsalters. „Die Tuberkulose.“ 1925. Nr. 2. — SCHIECK, F.: Über die ersten Stadien der experimentellen Tuberkulose der Kaninchencornea. Beitr. z. pathol. Anat. u. z. allg. Pathol. Bd. 20. 1896. — SCHLEUSSING, H.: Beitrag zur Histogenese des Lebertuberkels. Brauers Beitr. Bd. 63. 1926. — SCHMAUS: Verhalten der elastischen Fasern in tuberkulösen Lungenherden. Kongr. f. inn. Med. Wiesbaden 1895. — SCHMAUS und ALBRECHT: Über Karyorrhexis. Virchows Arch. f. pathol. Anat. u. Physiol. Bd. 138. — DIESELBEN: Untersuchungen über die käsige Nekrose tuberkulösen Gewebes. Virchows Arch. f. pathol. Anat. u. Physiol. Bd. 144. Suppl. 1896. — SCHMAUS und USCHINSKY: Über den Verlauf der Impftuberkulose bei Einwirkung von Alkalialbuminat. Virchows Arch. f. pathol. Anat. u. Physiol. Bd. 136. 1894. — SCHMINCKE: Sekundärstadium der Tuberkulose vom pathologisch-anatomischen Standpunkt. Tuberkulosetagung Danzig 1925. Brauers Beitr. Bd. 62. S. 1. — DERSELBE: Über einige grundsätzliche Tuberkulosefragen. Münch. med. Wochenschr. 1925 u. 1926. S. 1223. — SCHMITZ: Experimentelle Untersuchungen über die Virulenz latenter tuberkulöser Herde beim Menschen, Rind und Schwein. Frankfurt. Zeitschr. f. Pathol. Bd. 3. — SCHMOLL: Zit. nach FR. MÜLLER. — SCHMORL: Münch. med. Wochenschr. 1902. — DERSELBE: Tuberkulose der Placenta. Dtsch. pathol. Ges. 1904. — DERSELBE: Beginn der Lungentuberkulose. Münch. med. Wochenschr. 1901. — SCHMORL und GEIPEL: Münch. med. Wochenschr. 1904. — SCHMORL und KOCKEL: Tuberkulose der menschlichen Placenta. Beitr. z. pathol. Anat. u. z. allg. Pathol. Bd. 16. 1894. — SCHOLZ: Die Formen der durch Tuberkelbacillen verursachten Sepsis. Sepsis tuberculosa acutissima und Miliartuberkulose. Berlin. klin. Wochenschr. 1918. Nr. 48. — SCHÖNLEIN, J. L.: Allgemeine und spezielle Pathologie und Therapie. Nach seinen Vorlesungen. 4. Aufl. St. Gallen 1839. — SCHRÖDER, G.: Jahresbericht der neuen Heilanstalt Schömberg 1902. — SCHRÖDER, G. und FR. MENNES: Über die Mischinfektion bei der chronischen Lungentuberkulose. Bonn 1898. — SCHÜPPEL: Untersuchungen über Lymphdrüsentuberkulose. Tübingen 1871. — SCHÜRHOFF: Pathogenese der allgemeinen Miliartuberkulose. Zentralbl. f. allg. Pathol. u. pathol. Anat. Bd. 4. 1893. — SCHÜRMANN: Ablauf und anatomische Erscheinungsformen der Tuberkulose des Menschen. Brauers Beitr. Bd. 57. 1923. — DERSELBE: Über einige Besonderheiten im anatomischen Bild der Tuberkulose bei protrahierter progressiver Beschränkung. Brauers Beitr. Bd. 62. 1925. — DERSELBE: Der Primärkomplex RANKEs unter den anatomischen Erscheinungsformen der Tuberkulose. Virchows Arch. f. pathol. Anat. u. Physiol. Bd. 260. 1926. — SCHWARZ: Zentralbl. f. Tuberkul. 1905 u. Virchows Arch. f. pathol. Anat. u. Physiol. Bd. 107. 1882. — SEEMANN: Zur Biologie des Lungengewebes. Beitr. z. pathol. Anat. u. z. allg. Pathol. Bd. 74. 1925. — SELLE: Rudimenta pyretologiae methodicae. Berolinae 1786. — SIBELAY: The nature of the giant cells of tubercle. Journ. of anat. Vol. 24. 1890. — SIEGEN, H.: Untersuchungen über den primären tuberkulösen Komplex unter besonderer Berücksichtigung der Reinfektion der Lungen. Brauers Beitr. Bd. 63. 1925. — SIEGMUND, H.: Das Retikuloendothel und seine Leistungen im Lichte der Vitalfärbung. Jahreskurse f. ärztl. Fortbild. 1927. S. 5. — DERSELBE: Untersuchungen über Immunität und Entzündung. Verhandl. d. dtsch. pathol. Ges. 19. Tag. Göttingen 1923. — DERSELBE: Über einige Reaktionen der Gefäßwände und des Endokards bei experimentellen und menschlichen Allgemeininfektionen. Verhandl. d. dtsch. pathol. Ges. 20. Tag. Würzburg 1925. — DERSELBE: Über das Schicksal eingeschwemmter Retikuloendothelien (Bluthistiocyten) in den Lungengefäßen. Ein weiterer Beitrag zur Entstehung von Gefäßwandgranulomen. Zeitschr. f. d. ges. exp. Med. Bd. 50. 1926. — SILBERGLEIT: Beiträge zur Entstehung der akuten allgemeinen Miliartuberkulose. Virchows Arch. f. pathol. Anat. u. Physiol. Bd. 179. 1905. — SIMON und REDEKER: Praktisches Lehrbuch der Kindertuberkulose. Leipzig: Kabitzsch 1926. — SIMPSON: The experimental production of macrophages in the circulating blood. Journ. of med. research. Vol. 43. 1922. — SITZENFREY: Die Lehre von der kongenitalen Tuberkulose mit besonderer Berücksichtigung der Placentartuberkulose. Berlin 1909. — SOCIN: Zit. nach FR. MÜLLER. — SORGO und SUESS: Über Endokarditis bei Tuberkulose. Wien. klin. Wochenschr. 1906. Nr. 7. — SPRECHER: Sui cosi detti corpi inclusi della cellula gegante del tobercolo. Arch. per le scienze med. Vol. 26. 1902. — SPRING: Die Leber bei Tuberkulose. Frankfurt. Zeitschrift f. Pathol. Bd. 32. 1925. — STERNBERG: Wirkung toter Tuberkelbazillen. Zentralbl. f. allg. Pathol. u. pathol. Anat. 1902. S. 753. — STILLING: Über Thrombose (Tuberkelbildung) im Ductus thoracicus. Virchows Arch. f. pathol. Anat. u. Physiol. Bd. 88. 1882. — STÖRK, O.: Über experimentelle Lebercirrhose auf tuberkulöser Grundlage. Wien. klin. Wochenschr. 1907. H. 34ff. — STRASSMANN: Über Tuberkulose der Tonsillen. Virchows Arch. f. pathol. Anat. u. Physiol. Bd. 96. 1884. — STRAUS: La tuberculose et son bacillus. Paris 1895. — STRAUS et GAMALEIA: Recherches expérimentelles sur la tuberculose. Arch. de méd. exp. Tome 3. 1891. — STRAUSS, J.: Über die Resorption der Tuberkelbacillen aus dem Darm. Frankfurt. Zeitschr. f. Pathol. Bd. 5. 1910. — STUBENRAUCH: Über einen Fall von tuberkulöser Parotitis. Langenbecks Arch. Bd. 47. — STUDNICKA: Das Mesenchym und das Mesostroma der Froschlarven und deren Produkte. Anat. Anz. 1912. — SYLVIUS: Opera medica. Amstelodami 1779 bes. S. 691b. — TAPPEINER: Inhalationstuberkulose. Virchows Arch. f. pathol. Anat. u. Physiol. Bd. 74 u. 82. — TENDELOO: Studien über die Ursachen der Lungenkrankheiten. Wiesbaden 1902. — DERSELBE: Pathologie der Tuberkulose: Handb. v. BRAUER, SCHRÖDER, BLUMENFELD. 3. Aufl. Bd. 1. 1923. — DERSELBE: Formen, Fälle und Verlauf der Lungentuberkulose. Krankheitsforsch. Bd. 1. 1925. — DERSELBE: Primäre, sekundäre und tertiäre Lungentuberkulose. Krankheitsforsch. Bd. 2. 1926. — TIMOFEJEWSKI und BENEWOLENSKAJA: Explantationsversuche von weißen Blutkörperchen mit Tuberkelbacillen. Arch. f. exp. Zellforsch. Bd. 2. 1925. — DIESELBEN: Zur Frage über die Reaktion von Gewebskulturen auf Tuberkuloseinfektion. Virchows Arch. f. pathol. Anat. u. Physiol. Bd. 255. 1925. — TITZE und WEIDANZ: Infektionsversuche an Hunden mit Tuberkelbacillen des Typus bovinus und des Typus humanus. Arb. a. d. kaiserl. Gesundheitsamt 1908. — TOMITA: Einige Fälle von operativ behandelter Ileocöcaltuberkulose. Wien. klin. Wochenschr. Bd. 19. 1906. — TÖPPICH, G.: Der Abbau der Tuberkelbacillen in der Lunge durch Zellvorgänge und ihr Wiederauftreten in veränderter Form. Krankheitsforsch. Bd. 3. 1926. — TOYOSUMI, H.: Intimatuberkel in kleinen Lungenarterien. Virchows Arch. f. pathol. Anat. u. Physiol. Bd. 191. 1908. — TROJE und TANGL: Arb. a. d. Geb. d. pathol. Anat. u. Bakteriol. a. d. pathol. Inst. Tübingen. Bd. 1. — ULRICI: Klinische Einteilung der Lungentuberkulose nach den anatomischen Grundprozessen. Brauers Beitr. Bd. 51. 1921. — DERSELBE: Über die Rolle der Superinfektion bei der Entstehung der teriären Tuberkuloseformen. Die Tuberkulose. Sonderheft 1924. S. 48. — DERSELBE: Diagnostik und Therapie der Lungen- und Kehlkopftuberkulose. Berlin: Julius Springer 1924. — DERSELBE: Die Formen der Lungentuberkulose. Klin. Wochenschrift. 1926. Nr. 22. — VERAGUTH, C.: Experimentelle Untersuchungen über Inhalationstuberkulose. Arch. f. exp. Pathol. u. Pharmakol. Bd. 17. 1883. — VETTER: Aphorismen aus der pathologischen Anatomie. Wien 1803. — VILLEMIN: Études sur la tuberculose. Preuves rationelles et expérimentales de la spécificité et de son inoculabilité. Paris 1868. — VIRCHOW, R.: Die krankhaften Geschwülste, bes. Bd. 2. Berlin 1868. — DERSELBE: Würzburger Verhandlungen. 1. 1850. — DERSELBE: Virchows Arch. f. pathol. Anat. u. Physiol. Bd. 1. 1847. — DERSELBE: Über Phymatie, Tuberkulose und Granulie. Eine historisch kritische Untersuchung. Virchows Arch. f. pathol. Anat. u. Physiol. Bd. 34. 1865. — DERSELBE: Die Cellularpathologie in ihrer Begründung auf physiologische und pathologische Gewebelehre. 4. Aufl. Berlin 1871. — VISSMANN: Wirkung toter Tuberkelbacillen. Virchows Arch. f. pathol. Anat. u. Physiol. Bd. 129. 1892. — VOGEL: Die pathologische Anatomie des menschlichen Körpers. 1. Abt. Leipzig 1845. — WAGNER: Die Tuberkulose der Leber. Wagners Arch. d. Heilk. 1861. — DERSELBE: Das tuberkelähnliche Lymphadenom. Leipzig 1871. — WAKABAYASHI, T.: Über feinere Struktur der tuberkulösen Riesenzellen. Virchows Arch. f. pathol. Anat. u. Physiol. Bd. 204. 1911. — WAKUSHIMA: Über das Verhalten der Tuberkulose im Säuglingsorganismus. Arb. a. d. Geb. d. pathol. Anat. u. Bakteriol. a. d. pathol. Inst. Tübingen. Bd. 7. 1912. — WALDENBURG: Die Tuberkulose, die Lungenschwindsucht und Skrofulose. Berlin 1869. — WALLGREN: Beitrag zur Kenntnis der Pathogenese und Histologie der experimentellen Lebertuberkulose. Arb. a. d. pathol. Inst. Helsingfors. Bd. 3. 1911. — WARBURG: Über den Stoffwechsel der Tumoren. Berlin: Julius Springer 1926. — WATANABE, K.: Versuche über die Wirkung in die Trachea eingeführter Tuberkelbacillen auf die Lunge von Kaninchen. Beitr. z. pathol. Anat. u. z. allg. Pathol. Bd. 31. 1902. — WECHSBERG: Beiträge zur Lehre von der primären Einwirkung der Tuberkelbacillen. Beitr. z. pathol. Anat. u. z. allg. Pathol. Bd. 29. 1901. — WELCKER: Phagocytäre Rolle der Riesenzellen. Beitr. z. pathol. Anat. u. z. allg. Pathol. Bd. 18. 1895. — WELEMINSKY: Zur Pathogenese der Lungentuberkulose. Berlin. klin. Wochenschr. 1903. Nr. 37 u. 1905. Nr. 24. — WEICHSELBAUM: Bacillen im Blute bei allgemeiner Miliartuberkulose. Dtsch. med. Wochenschr. 1884. — DERSELBE: Zusammenfassende Berichte über Ätiologie der Tuberkulose. Zentralbl. f. Bakteriol., Parasitenkunde u. Infektionskrankh., Abt. Ref. Bd. 3. 1888. — WEIGERT: Zur Theorie der tuberkulösen Riesenzellen. Dtsch. med. Wochenschr. 1885. — DERSELBE: Pathogenese der Tuberkulose. Dtsch. med. Wochenschr. 1883. — WEIGERT: Tuberkulose in Lungenarterien. Virchows Arch. f. pathol. Anat. u. Physiol. Bd. 104. 1886. — DERSELBE: Die Entstehung der akuten Miliartuberkulose. Dtsch. med. Wochenschr. 1897. — DERSELBE: Virchows Arch. f. pathol. Anat. u. Physiol. Bd. 77. 1879; Bd. 88. 1882 u. Jahrb. f. Kinderheilk. N. F. Bd. 21. 1884. — WEILL, P.: Zur Kenntnis der Milztuberkulose beim Meerschweinchen. Brauers Beitr. Bd. 41. 1919. — WESTHUES: Beitr. z. pathol. Anat. u. z. allg. Pathol. Bd. 70. 1922. — WILD: Entstehung der Miliartuberkulose. Virchows Arch. f. pathol. Anat. u. Physiol. Bd. 149. 1897. — WIETHOLD: Die großen Exsudatzellen bei Meningitis und käsiger Pneumonie. Frankfurt. Zeitschr. f. Pathol. Bd. 26. 1922. — WOLFF-EISNER: Tuberkulose-Diagnostik und Therapie. 3. Aufl. Leipzig 1921. — WUCHERPFENNIG: Der Sitz des phthisischen Primärkomplexes und seine Beziehungen zur tertiären Phthise. Brauers Beitr. Bd. 61. 1925. — WURM, H.: Beiträge zur pathologischen Anatomie der Tuberkulose. Brauers Beitr. Bd. 63. 1926. — DERSELBE: Über Spätveränderungen an alten tuberkulösen Primärkomplexen und Reinfekten. Beitr. z. pathol. Anat. u. z. allg. Pathol. Bd. 75. 1926. — YERSIN, A.: Études sur le development du tubercule experimentale. Ann. de l'inst. Pasteur. Tome 2. 1888. — ZANCAN: Un caso de tuberculosi muscolare primitivo a forma pseudoneoplastica. Policlinico. 1911. Nr. 50. Ref.: Zentralbl. f. Tuberkul. 1912. S. 370. — ZARFL: Zur Kenntnis der primären tuberkulösen Lungenherde. Zeitschr. f. Kinderheilk. Bd. 5. 1913. — ZIEGLER: Über die Herkunft der Tuberkelelemente. Würzburg 1875. — DERSELBE: Über pathologische Bindegewebs- und Gefäßneubildung. Würzburg 1876. — DERSELBE: Über Tuberkulose und Schwindsucht. Volkmanns klin. Vortr. Bd. 151. 1878. — DERSELBE: Eulenburgs Realenzyklop. Bd. 24. 1900. — DERSELBE: Lehrb. d. allg. Pathol. u. pathol. Anat. Jena 1901. 10. Aufl. — ZIEGLER, K.: Die Milzveränderungen bei experimenteller Impftuberkulose des Meerschweinchens und ihre Beziehungen zur menschlichen Pathologie. Arch. f. exp. Pathol. u. Pharmakol. Bd. 115. 1926. — ZIEGLER, O.: Pathologisch-anatomische Vorgänge und klinisches Bild der Lungentuberkulose. Brauers Beitr. Bd. 65. 1926. — ZIELER: Zur Spezifität der Tuberkulinreaktion mit besonderer Berücksichtigung ihrer histologischen Grundlage. Brauers Beitr. Bd. 64. 1926. — ZYPKIN: Pseudoleukämie, Lymphosarkomatose, Lymphogranulomatose und ihre gegenseitigen Beziehungen. Fol. haematol. Bd. 32. 1925.